医患必读

临床医药说文解字

Linchuang Yiyao Shuowen Jiezi

主编 李定国

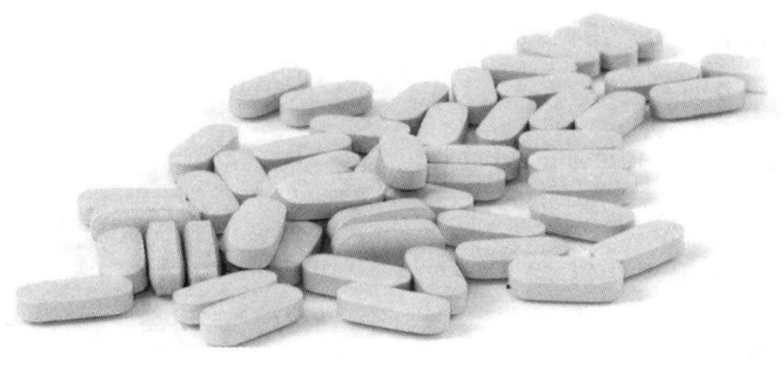

長江出版傳媒
Changjiang Publishing & Media
湖北科学技术出版社
HUBEI SCIENCE & TECHNOLOGY PRESS

图书在版编目（CIP）数据

临床医药说文解字 / 李定国主编. —武汉：湖北科学技术出版社，2020.12

ISBN 978-7-5706-0126-4

Ⅰ. ①临… Ⅱ. ①李… Ⅲ. ①临床医学—汉字—研究 Ⅳ. ① R4

中国版本图书馆 CIP 数据核字（2020）第 184190 号

策　　划：熊木忠

责任编辑：黄国香　　封面设计：喻　杨

出版发行：湖北科学技术出版社　　电话：027-87679468

地　　址：武汉市雄楚大街 268 号　　邮编：430070

（湖北出版文化城 B 座 13-14 层）

网　　址：http://www.hbstp.com.cn

印　　刷：武汉中科兴业印务有限公司　　邮编：430071

700 毫米 ×1000 毫米　1/16　21 印张　248 千字

2020 年 12 月第 1 版　　2020 年 12 月第 1 次印刷

定价：48.00 元

《临床医药说文解字》

编委会

主　　编　李定国

参编人员　李定国　蔡惠玲　李　文　李　宁

李国玉　陈少君　李翰霆　刘佳霖

王东安　邱　峥　林　黎　张梦琼

王继芳　蔡惠玉　陈　宁　王乃民

郭亿儿　陈少贤　宋利华　林　丰

前　言

中国人必须热爱和熟悉汉字，这是爱国情怀的具体表现。作为救死扶伤而为患者服务的医务工作者，更应熟练地掌握祖国的母语与患者交流，从中了解患者的病情，指导患者遵嘱诊治，力求尽快地解除患者的伤痛。

以往的医生和药师，开始从业前就要诵读“三”“百”“千”——《三字经》《百家姓》《千字文》作为认识汉字的启蒙课本。而当今有些医科大学毕业生，甚至“海归”且已掌握双语的大夫，对许多汉字却颇为陌生，读错写错者比比皆是。生僻字自不必说，就是一些常用字也会误读误写；有的医生，书写病历和处方“龙飞凤舞”，俨若“天书”，使患者或药师难于辨认，极易发生差错，这种状态实乃从事医药护技人员的文化知识尚存缺陷之表现，有必要进行“补课”。

有鉴于此，笔者编纂了一册《临床医药说文解字》供临床工作者参考。对于在医药院校、护校就读的学生，在掌握汉语的正规应用方面也甚有裨益。但愿读者能从中改错纠谬，正确地读、写汉字，更好地为患者服务。

作者谨识

于祖居　柏志楼

目　录

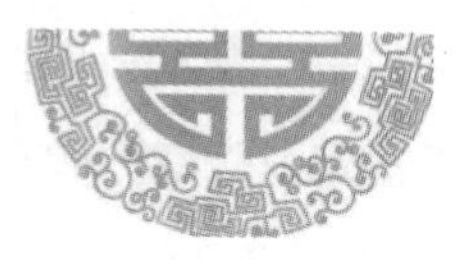

第一集　求医记趣

No.1　阿端哥延医记

诗曰：城里店面招牌多，哪有大夫尊姓何？只有一家酱料铺，老板却是阿端哥。

关于“阿端哥”的故事，有多个版本，笔者选录其中之一“阿端哥延医记”转述如下。

话说民国期间，有位乡绅患病，他派家丁去县城请何大夫出诊。他嘱咐家丁说：“何大夫的诊所挂有‘何瑞奇醫科’的招牌，可按此招牌进去邀请。”两个时辰（相当于四个小时）后家丁独自一人回来，回话说：“走遍整个县城也没有见到那块招牌，只有一块招牌写着‘阿端哥醬料’，料想是卖酱菜调料之类的副食店，于是我就回来了……”原来，招牌上的五个字——“何瑞奇醫科”的“相貌”跟“阿端哥醬料”相似，难怪家丁认错。从此，那位家丁便被人起了“阿端哥”的绰号。

No.2　贪官治咳轶闻

据说有位贪官因为咳嗽前往医院就诊。医生问他咳嗽多久？答曰：“已有一周。”又问：“痰有多少？”贪官误听为“贪有多少？”不禁心头一惊，暗想这医生咋会知道我有贪腐行为？兴许他对每个来看病的官员都“例行”追问是否廉政，于是赶紧答道：“一点贪都没有！”其实他不仅咳嗽，而且咳痰不少。医生接着告诉他：“有痰不吐出来，将有不少麻烦！”贪官以为医生警告他要把所贪的钱物“吐”出来，于是向医生再三说明自己确实没有贪（痰）。医生根据患者只咳嗽无咳痰的主诉，按干咳给他开了咳必清让他服用，可是服用多日均不见效……原来，咳必清只有镇咳作用。咳嗽有痰必须通过祛痰才能止咳。所以说，用药“不对路”，咳嗽止不住。

（镇咳与祛痰之指征及镇咳药与祛痰药的应用原则及方法，可参阅“第十三集 处方术语 No.6 非干咳必须化痰止咳”。）

No.3　主治医师的妙批

主治医师审阅新来医生写的病历，病历中将“肛门发炎”误写成“肛门发言”。主治医师见此颇为生气，挥朱笔批曰：屁话！

笔者评曰：此二字朱批，看似呵斥，却具有不同部位“发声”的专业属性，张口发言谓之说话，肛门发言岂非屁话耶？

No.4　名人诊后改名

据说，有位名人原名叫马芮（ruì）。他是因为一次看病之后改名的。

有一次马芮得了重感冒，就来到一家医院就诊。在挂号室，他费了好大的一番周折才让负责挂号的职员在他的病例和挂号单上写下“马芮”两字。

来到门诊室，就有护士提前拿走了他的病历和挂号单，马芮就排在队伍后面，等着人家叫自己的名字和号。因为是秋冬交替季节，人容易感冒，所以，当时患病前来就诊的人有很多。

眼见前面的人越来越少，终于就要轮到他看病了。值班护士走出门诊室，来到走廊上，仰起脖子高喊了两声“马丙！马丙！”然后也不管有没有人答应就回门诊室了。马芮左右前后张望了一圈，见无人应答，心想，肯定是护士把“芮”看成“丙”了，自己就当一回“马丙”吧。他走进诊室，值班医生头也没抬就问：“你叫马内？”马芮一听，心想，我又被改名了，

“芮”的“艹”头给丢了，“马内”就“马内”吧，这跟英语中“钱”“money”的发音差不多，还挺吉利的，于是马芮只好将错就错地说：“是的，我就是‘马内’。”医生很快给看完了，然后他又来到了化验室。十多分钟过去了，只听化验员大声喊道：“马苗！谁是马苗？马苗的血化验好了。”呵，这又被改名了，这回“艹”头是有了，但是“芮”下面的“内”被换成“田”了，他只好又当了回“马苗”。

诊治、化验总算结束了，他拿着处方到药房取药，药剂师又喊了：“马茵！”名字又改了，“田”改“因”了。最后来到注射室，护士小姐一拿过注射单就笑了，心想：“哟，这个病号的名字很新潮，叫什么不好，叫马肉。”于是护士喊了：“马肉同志，该你打针了！”马芮这回想啊，这一针可真是打到“马肉”上了。

有了这一次打针的经历，马芮想，不能再叫这个名了，不改的话，以后自己还不知会叫什么呢。

No.5 “查乃超”并非“查B超”

上面提到马芮改名的轶事，其实，将“芮”字念错，往往更多是把“芮”姓念错成别的音；在我国“芮”也是一个姓氏，这个姓也就常常被人念错。在《百家姓》中，有的姓氏由于系多音字而容易被念错。比如“查”，作为姓氏应当念“渣”（zhā）。据说有位名叫“查乃超”的男士在候诊室候诊，由于门诊病历封面上的姓名填写“乃”字不规范，写得像英文字母“B”，导医护士又将“查”念作检查的“查”（chá），于是高声喊道：“查B超”——“查B超”……有几个等候检查B超的都前来“报到”。导医护士见状觉得有误，发现B字可能是“乃”，接着改喊“查（chá）乃超”，查（zhā）君知道导医护士在喊自己，因为他常常被人叫作查（chá）先生，遂随护士赴诊室就诊，并跟医生和护士说明：“本人姓查（zhā）不姓查（chá），在下的本名叫乃超，不是B超……”

No.6 容易念错的姓氏

医护人员常常要叫喊患者的姓名，有的患者的名字是生僻字，在此就不一一罗列介绍。这里就将比较容易念错的姓氏收集常见者，供医护人员参考——

谌，读（chén），不读（shèn）；如羽毛球运动员谌龙。朴，读（piáo），不读（pǔ），此姓朝鲜族多见，如被弹劾的前韩国总统朴槿惠。区，读（ōu），不读（qū），如柳宗元《童区寄传》中的区寄、欧阳山《三家巷》中的区桃。阚，读（kàn），不读（hǎn），如女明星阚清子。缪，读（miào），不读（móu）。句，读（gōu），不读（jù），如宋代进士句克俭；复姓句龙的“句”，也读（gōu）。仇，读（qiú），不读（chóu），如明代著名画家仇英。贲，读（bēn），不读（pēn）。单，读（shàn），不读（dān），如《说唐》中的单雄信。解，读（xiè），不读（jiě），如明代才子解缙。查，读（zhā），不读（chá），如作家金庸原名查良镛。华，读（huà），不读（huá），如数学家华罗庚。

No.7 谐诗妙联辨姓名

古今有关于念错别人的姓名的调侃诗联，笔者曾经在《龙门阵》杂志2008年第10期发表过一篇“谐诗妙联辨姓名”的杂文，兹转录如下以共娱。

古今有五则调侃别人写错或叫错自己“姓”“名”的诗联，吟之颇为有趣。一则是黄霁青的“辨姓诗”，另三则分别是吴趼人、夏鼐的辨名诗和朱夏的“辨姓诗”，第五则是何秋辇的“辨名联”。

首先说说黄霁青的“辨姓诗”——在我国，王和黄是两个大姓，很多人两姓不分。清代潮州太守黄霁青，为人风趣幽默。有一天，他收到友人来信，误将黄写作王。于是他便写了一首七言律诗戏答友人：

江夏琅琊未结盟，廿头三画最分明。

他家自接周吴郑，敝姓曾连顾孟平。

须向九秋寻鞠有，莫向四月问瓜生。

右军若把涪翁换，辜负笼鹅道士情。

此诗的首联（第一、二句）：古代“江夏”是黄姓郡望，而“琅琊”是王姓郡望。而“廿头”和“三画”是民间区分两姓的主要说法。颔联（第三、四句）：乃引用百家姓中“周吴郑王”“顾孟平黄”两句。颈联（第五、六句）：乃《礼记·月令》中《季秋之月》有“鞠有黄华”，“鞠”通“菊”，“黄华”指菊花；又《孟夏之月》有“王瓜生”之句，王瓜块根可以入药，与用作蔬菜的黄瓜不同。尾联（第七、八句）：“右军”指东晋书法家王羲之，“涪翁”指北宋诗人黄庭坚。“笼鹅”指王羲之以字换鹅之轶事。

No.8　吴趼人“正名”打油诗

《二十年目睹之怪现状》作者吴沃尧，字趼人，不少人误写或者误称他为“吴研人”，有的写为“妍人”。他一时兴起，便写了一首打油诗为自己“正名”，诗曰：“姓名从来自有真，不曾顽石证前生。古端经手无多日，底事频呼作研人。”又云：“偷向妆台揽镜照，阿侬原不是妍人。”诗中“古端”指古砚。诗的后两句意思是说，我用古砚的时间并不长，为什么接二连三地称呼我为“研人”呢？吴沃尧原来字小允，又字茧人，后改为趼人。趼人者乃辛苦人的意思，而“研”乃细磨、研究之意，两者根本不搭界，大概因作者身为文人总和笔砚打交道，他人便望文生义错把“趼人”当“研人”了。趼，音（jiǎn），同‘茧’的读音（jiǎn），乃手掌或脚掌上因摩擦而生成的硬皮，也说“老趼”。“趼人”，意为“百舍重趼而不敢息”，即千里跋涉，脚掌磨起老茧仍然奋进不息。不是常磨砚的“研人”（磨墨也叫研墨）。后面的两句的意思是，你们叫我是“妍人”（漂亮的女人），我偷偷照照镜子，原来我并不是美人啊！

No.9　夏鼐竟然成夏鼎

“文革”期间，担任《人民日报》总编辑的某君在一次宴会上与著名考古学家、中国社会科学院副院长夏鼐（nài）先生同席，一见桌上名单，他便打招呼称对方为“夏鼎（dǐng）同志。”弄得场面十分尴尬。此事传出，作家白夜写了首打油诗。

夏鼎同志你可好？夏鼐听了吓一跳。

偷我头上一个乃，还来同我打交道！

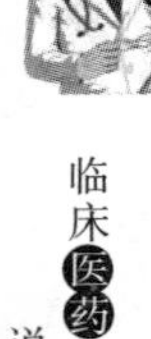

No.10　朱夏何曾断“脊梁”

20 世纪末，南京某报登载学部委员名单时，把我国著名的石油地质学家朱夏委员误排成“失夏”。朱夏先生见报后，苦笑不已，戏作打油诗一首：

铮铮铁骨何曾断，小小头颅尚喜留。

从此金陵无酷暑，送春归去便迎秋。

第一句说的是把“朱”字的“脊梁骨”（一竖）都搞断了。第二句说的是幸亏“朱”字的“脑袋”（上部）还保留着。后面两句是说既然“失夏”，那就没有夏天啰。那么长江“三大火炉”之一的南京（金陵）便从春天直接进入秋天，多凉爽啊！

No.11　夫夫竟作非非想

何秋辇为晚清新疆巡抚。当时有一外国留学生致书何秋辇，误书“辇”（niǎn）字为“辈”字，又将研究之“究”字误作“宄”（guǐ）字，何秋辇遂作联嘲之：

辇辈同车，夫夫竟作非非想；

究宄共盖，九九难将八八除。

其时，又有粤人唐某，乃系一位留学生而得翰林者。此君致书何秋辇中丞（明清巡抚亦称中丞），谈有关宪法研究会的事，称何秋辇为“秋辈老伯”；函中将“草菅人命”写作“草管人命”。何秋辇又作联嘲之。

辇辈同车，夫夫竟作非非想；

管菅为官，个个多存草草心。

两比谐联，幽默风趣，令人解颐。

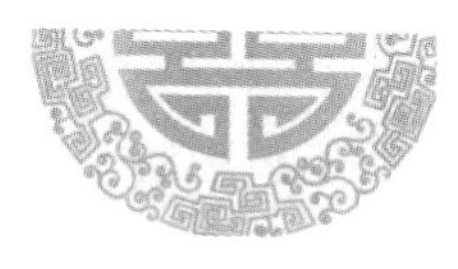

第二集　汉 字 特 色

No.1　点赞汉字诗

炎黄子孙创造的汉字，有甚多特色，不仅文字优美，音韵动听，而且可以使用毛笔书写成艺术作品，为世界诸多国家的图书馆所收藏。兹写一首《七律·点赞汉字》：

行文别效ABC，
汉字音义更适宜。
横竖撇捺姿方俊，
平上去入韵亦奇。
一字多用随文意，
多音异义盖九维。
字字玑珠成佳句，
声声吟哦令人迷。

No.2　成年男人缘何称为“汉子”

有一相声段子，说到汉字有一大特点是“一字多义”，兹将其转录如下。

话说有一位原在医院当书记的干部，五年前平调到市文化部门供职当处长，单名叫胡字，他的毛笔字写得非常差劲，工作业绩也颇为不佳。该庸官对上级来的文件阅后只会批上“同意”“不同意”，并签上大名交差。当官多年，只有“同意”“不同意”和自己的单名“胡字”即

“不”“同”“意”“胡”“字”这五个字写得颇有水平；由于天天书写，五个字写得异常“娴熟有型”，几乎达到“炉火纯青”的地步。

某年五月，日本某一民间汉字书法协会发来邀请函，建议在名古屋举行一次书法交流会。鉴于胡字喜欢出国，于是也作为该市我国书法家随行。人们认为他只是作为代表团成员凑数参加，见见世面。可胡君却不是那么想，他也要在交流现场露露脸。人们都为他担心，怕他只有五个字可以见人，让他展示汉字书法必然会出丑。

岂料，书法交流会现场，轮到胡君上场，他却毫无惧色。但见他拿起毛笔，醮满墨汁，举臂悬腕，挥毫题写了一幅“墨宝”，状若高山流水，题字一气呵成。这幅题字，不仅字迹龙飞凤舞，而且书明汉字的特点，胡君题字曰：“字同意不同，意同字不同；同字不同意，同意字不同。——胡字”。胡君只用他天天写的五个字题写了这一条幅，书法和含义俱佳，围观者无不啧啧称赞。

上面转述这一相声段子，说明汉字的特点之一是“一字多义”。关于这方面的例子甚多。“汉”字就是其中一例。“汉”是几朝皇帝的“国号”，是我国的数大水系之一，是多个地区的代称，甚至它还是银河的别名。如汉朝，汉水及武昌、汉阳、汉口这三镇的简称；天上的银河叫作“河汉”“银汉”“霄汉”（“天津”“天河”这些名称，实际上就是“银河”）等。这些，都是众所周知的常识，在此就不作详细介绍了。这里要讲的是“男子”为何也叫“汉”？

在我国，人们称呼男性青壮年为“男子汉”，称老年男人为“老汉”。这是什么由来呢？笔者查阅有关资料，原来男子称“汉”始于汉武帝时期，当时因汉朝将士作战勇猛，匈奴兵便将汉兵称为“汉儿”和“好汉”。

南北朝时有称男子为“汉子”的。北齐文宣帝因任命魏恺为青州长史，他固辞不就，便对人说：“何物汉子，我与官不肯就。”关于“好汉”这一称谓，后来是指男子中的“佳士”（司马光《资治通鉴》语）。如《新唐书》称张柬之为奇男子。唐武则天临朝时，让狄仁杰推荐“一好汉任使”，被荐者是荆州长史张柬之。苏轼有诗论及此事：“人间一好汉，谁似张长史。”宋元以后，“好汉”常被用来称誉“仗义疏财，扶危济困”之人，如《水浒传》中的人物。随着时间的推移，“汉子”、“好汉”与“男子”相混合而构成“男子汉”一词。

我们在日常用语中，“壮汉”乃表示身体强壮的男子；“硬汉”表示坚强不屈的男子，也称为“硬汉子”；“铁汉”指坚强的人，也叫“铁汉子”；“恶汉”指坏蛋（坏男人）；“浪汉”指四处游荡、不务正业的人；“粗汉”指性情粗野、动不动就翻脸的男人；“饿汉”指饥饿的人。“饱汉不知饿汉饥”是我们经常使用的俗语。

此外，“汉奸”一词很多人用错，①把所有国家的奸细都叫作“汉奸”。②将凡是出卖某部门或某系统利益的行为都叫作“汉奸”或“汉奸”勾当。③把“汉奸”的“汉”都以为是专指男性败类。

所谓“奸细”（jiānxì）乃是给敌人刺探消息的人。若是某国的奸细，比如为日寇效力的中国人才能叫作“汉奸”。

“汉奸”，原指出卖汉族利益的败类，后引申为背叛中国投敌、罪无可赦之人，不只限于汉族。例如抗日战争时期中国出现了大量为日本人卖命的汉奸伪军。

大多情况下泛指背叛中华民族，投靠侵略者，充当其走狗，出卖国家和民族利益的败类，也即通敌或叛国的中国人。《辞海》的解释是：“原指汉族的败类，现泛指中华民族中投靠外国侵略者（并非单指日本，而包括日本在内的世界上所有国家），甘心受其驱使，或引诱外国入侵中国，出卖祖国利益的人。”

其实，各国都有为敌人刺探情报的奸细。例如，俄罗斯人为法西斯德国卖力的奸细就叫作“俄奸”。各个国家中卖国而为敌人做奸细的都称为“某国奸细”，如“英奸”“法奸”“德奸”“印奸”“越奸”等。

No.3　重男轻女之“丁”

汉字之“丁”，乃常用字。虽说“丁”字可以代表男女，但是往往“重男轻女”。

“丁”是人数，通常说的“人丁”就是“人数”。一个家庭人口众多，通常说“人丁兴旺”。新年的对联就有“人丁兴旺福满门”的联句。过年的祝福语也有“添丁发财”的祝词，这里说的“丁”主要是指男孩。有些职业的“丁”也是包括男女的，如园丁、庖丁（厨师）等（虽然庖丁多为男人，但也有女性。“庖丁解牛”故事中的庖丁就是男性）。

我们把识字不多的或者文盲称为“白丁”，汉语有“目不识丁”之成语，有人认为“目不识丁”的“丁”原来是“个”字，意思是“不识一个字”。不论是“丁”还是 “个”都是形容文化水平极度低下者。唐代学者刘禹锡的《陋室铭》便有“谈笑有鸿儒，往来无白丁”之句。《陋室铭》中的“白丁”虽然男女皆可，但这里多指男性。

以往青壮年的男子叫作“壮丁”，因此“壮丁”绝对是男子汉。川剧有《抓壮丁》剧目，“壮丁”都是男子汉。带“丁”字的词语，均指的是男性。如“双丁”，系指一家之内的两个成年男子；“门丁”，乃旧时给官府或大户人家看门的人；“家丁”，乃旧时大地主或官僚家里雇来保护自己并供差使的仆役；“船丁”，乃指船夫等。

No.4 “公”事“公”办

公（gōng），从“八”从“厶”，平分也。“厶”（sī）古同“私”。“公”主要的意思是正直无私，为大家利益。“公”字既有与“私”相反的意思（比如“公事”“公务”“大公无私”等），它还有与“母性”相反而表示“父性”（男性）之意。

有些单位的党政、财务办公室门口往往张贴告示：“办公重地，非公莫入”，“非公”的原意是“不是公事”；但“公”也有“雄性”之意。据说竟有人把“公”跟性别扯上了关系。民间便有句歇后语：丈夫打老婆——“公”事“公”办。于是女士们提出抗议：为何实行“公”有制，为何只有“公”馆，为何只有“公”园，为何只有“公”厕。其实，这里的“公”是“公共”的意思。殊不知，当妻子的称呼丈夫，便是一声一个“老公”，她却觉得很顺口，很亲切。

有一次著名漫画家方成前往某办事处，看见门口贴有“办公重地，非公莫入” 的告示。他幽默地对该办事处的领导说，这张告示可以贴在男浴室：“浴室重地，非‘公’莫入”。笔者认为同样可以在前列腺检查室门口贴上告示：“男科重地，非‘公’莫入”……

No.5 痛苦为何叫作“难过”

爱因斯坦来到柏林哈顿街工人学校讲学，一个青年工人好奇地问：“爱因斯坦先生，听说您创立的相对论，世界上只有十几个人懂得，是吗？”“唉，那不过是夸张的说法。”爱因斯坦风趣地说，“打个比方来说吧，如果你坐在一个漂亮姑娘旁边，坐了两个小时，觉得只过了片刻；如果你紧挨着一个火炉，只坐了片刻，却觉得过了一小时。这就是相对论。”

有趣的是，我们日常言谈中有些也跟爱因斯坦上面的比喻相类似。例如，把“痛苦”说成“难过”，因为在痛苦状态下，也就像紧挨着一个火炉坐着一样，觉得时间过得很慢，也就是“难于度过”这痛苦的时刻。与“难过”相对的是“愉快”“快乐”“欢快”“痛快”“快活”等词汇，词中的“快”，实际就是在愉悦的状态下，觉得时间一下子过去了。便好像你坐在一个漂亮姑娘旁边一样的感觉。

钱钟书的《管锥编》曾经论及“快活”一词，他说：“常语称欢乐曰‘快活’，已直探心源；‘快’，速也，速，为时短促也，人欢乐则时光短而逾迈速，即‘活’得‘快’。” 钱钟书在其散文《论快乐》中也深刻地揭示了人类的这种心理状态：“譬如快活或快乐的‘快’字，就把人生一切乐事的飘瞥难留，极清楚地指示出来。”

从爱因斯坦和钱钟书的上述比喻，就可以感觉到人们在痛苦状态下是十分“难过”的。

No.6　“利”益与外“快”

经常有人问：“外快”这一词汇是啥意思，它是从何而来的？我告诉他们说，我国有句俗语：“磨刀不误砍柴工”，意思是磨刀花费时间，但不耽误砍柴。比喻事先做好充分准备，就能使工作加快。其实，磨刀就是把砍柴的刀磨利，砍柴便砍得快，便可提高效率。

我国把刀“利”说是刀“快”，因为快捷便会“得利”，遂把刀利说为“刀快”。刀的利与钝，在功效得益上便有差异，往往是利者得益，遂有“利益”一词。本来，刀“利”是指镰刀，因为“利”字的偏旁是“禾”。下地收割过稻子的人都深有体会，镰刀磨得利（快）者，割稻的速度也快。而“钝”就有“慢”的含义，如说某人对事物的反应慢，便叫作“迟钝”，“迟”与“速”相对，表示缓慢的意思。再如“快”与“捷”都有“快速”的含义，于是便有“捷足先登”“先下手为强”等成语，故“捷”也就含有“胜利”的意思了。字典上“捷”的基本字义：快、迅速，战胜，战胜所获。因此，“快捷”也就是得利了。我们把胜利的消息进行宣传，往往说是“捷报”，就是这个道理。

既然“利”与“快”有相近的意思，因此，“外快”也就是“外利”；这“利”（快），乃正式收入（工资）之外的收益（额外收入），这就是外快（外利）。

No.7　“打雅”轶闻

动词“打”是汉语中引申义最多、最复杂的一个字（词），也是最受学者们重视的一个字（词），远可溯至欧阳修，近可追至刘半农、符淮青、胡明扬、俞敏等名家。他们都对其进行了深入、细致的分析和论述。

“龙的传人”喜欢用“打”来称呼各种动作和想法。诸如打算、打主意是想法；打腹稿是准备构思写文章；打量是察言观色；打眼色、打暗号是传递信息；打比方是用比喻来讲解；打分是评判成绩；打人、打架是不良行为；打欠条、打证明是留下存根；打麻将、打游戏机是娱乐；打篮球、打高尔夫球是运动；打官司是解决案件；打算盘、打计算机是计数；打工、打井、打铁是劳动；打水、打扫是勤务；打酒是买醉；打鱼是做菜；打蜡、打粉、打扮是美容；打假、打黑是整刹歪风；打活结是为方便松解；打胎是计划生育；打情骂俏是风流；打靶是训练；打仗、打游击是战事；打颤、打哆嗦是害怕或发冷；打针、打点滴是治病；打麻药是开刀；打退堂鼓是临阵撤退；打秋风是敲竹杠；打的是赶路；打卡是报到；打盹是瞌睡；打埋伏是隐蔽；打江山是想当王……还有——打发；打赏；打甲地到乙地；打小学起；打大旗；打光棍；打赤膊；打赤脚；打摆子；打近路；打枪；打炮；打气；打酱油；打招牌；打飞机；打字；打孔；打眼；打听；打尖；打牙祭；打转；打叉叉；打岔；打草席；打草鞋；打耳光；打巴掌；打屁股；打板子；打鸡血；打起精神；打石头；打功夫；打石膏；打马虎眼等就不作注解了。

刘半农先生曾撰《打雅》一文，他说：“‘雅’是阵列的意思。”他罗列了 101 个“打”的字义，称其为“意义含混的‘混蛋字’”。胡明扬先生《说“打”》一文把“打”的动词义分析为“捶击、攻战、挥动手臂、虚化的动词”四大类 98 义。符淮清先生《“打”义分析》一文把“打”字归为 29 义；朱星《汉语词义简析》把“打”从多义词中划分出来，特称之为“泛义词”；俞敏《“打”雅》一文，析为七大类 32 义。另外，“《现代汉语词典》（1978 年版）收单字 1 万多个，单字义项在 10 个以上的有 25 个，其中 24 个字的义项在 10 ~ 20 个，而‘打’字义项为 24 个，排名第一。”可见，“打”确实是多义动词之最，不但本身意义众多，学者们对其分析的结果也是众说纷纭。

临床医药的“打”字应用也很广泛，且看下面的告示，每句话都离不开“打”字。

社区居民要按时打预防针，应经常打电话向卫生部门打听和咨询。有病应及时跟医生打交道，听从医生问、打、叩、听的检查。病后有无打颤、打哆嗦，有无咳嗽、打喷嚏，有无打嗝、打屁，有无头晕、打瞌睡，都要

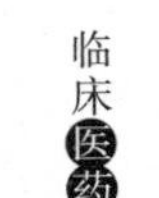

实打实地向医生陈诉，让医生判断你的病情打紧不打紧。

医生交待打针，不论是打肌肉针、打点滴、打头皮针都要遵守，不宜另打主意。医生常常打比喻向患者讲解。他说治病离不开“打”：肚子有虫要打虫；面瘫要打针灸；跌打损伤要打绷带，有的还要打石膏；开刀还要打麻药；手术离不开缝合打结；有时要在有的器官上打眼、打孔，以便打开通道进行引流；有的产妇需要打胎；有的骨折需要打钢钉固定等。

中老年养生保健也离不开“打”：中老年人尽量避免光身打赤膊，走路打赤脚；养生保健主要是打气功、打太极拳；打高尔夫球要量力而行；打牌、打麻将不要熬夜；老夫老妻和睦相处不打嘴仗；共同精打细算过日子；外出聚会可适当打扮；腿脚不便就打的；不可尽打小算盘；小打小闹有时反而吃大亏。

发生急症拨打120，发生火灾拨打119。打算长寿应打好养生持久战。买保健品要注意打假，提防不法分子打着假招牌行骗……

No.8　汉字形象与医药用字

这个话题首先从苏东坡为什么流放到琼岛（海南岛）儋州说起。不久前赴琼岛旅游，参观了儋州的东坡书院。不禁想起苏学士流放到儋州，是当时的宰相章惇（字子厚）拿汉字象形搞的恶作剧。本来苏轼与章惇是要好的朋友，后因章站在王安石一边，且其乃刚愎之人，遂致苏、章交恶。而苏轼（字子瞻）因“乌台诗案”等事件而屡遭贬谪，曾经贬至黄州、惠州。东坡在惠州，作诗曰“为报诗人春睡足，道人轻打五更钟”。诗传京师，章惇又不高兴了，嫌老朋友在逆境中仍能快活，于是便出主意将苏流放到琼岛儋州。据罗大经《鹤林玉露》载：“苏子瞻谪儋州，以瞻与儋字相近也。子由谪雷州，以雷字下有田字也。黄鲁直谪宜州，以宜字类直字也。”这都是子厚的主意，他拿这些有文化的人开涮，让他们遭受心理上的奇耻大辱。子由乃苏轼的弟弟苏辙（字子由），黄鲁直乃苏轼的好友黄庭坚（字鲁直），均是反对王安石新法的一派。

在古代，将汉字之象形赋予另类含义来调侃他人的事例不少。据清代褚人获撰《坚瓠七集·西斋》记述：明代有个叫杨南峰的进士，机智诙谐。一次，一个做铁匠的邻居发了横财，盖了一幢新厦，暴发户想学别人附庸风雅，遂请杨南峰给新厦取个雅号。杨南峰就给铁匠取了“西斋”两个字。大家都不明白意思，遂前来请教杨南峰，先生答曰：“西字横看是个风箱，竖看是个铁墩。岂非打铁工具，正合主人身世”。闻者为之绝倒。

“西”的左边加“三点水”的偏旁“氵”就是“酒”字。昔时酒店都用四方形的红纸写个“酒”字贴在酒罐上，陈列在柜台出售。中华人民共和国成立初期，某酒店仍在酒中掺水，为了掩人耳目，店家却在酒罐旁边写有“请提意见”四字。某君尝到该店掺水的酒后，随即用摆在柜台上的笔墨将每个酒罐上的“酒”字左边的“氵”加粗，成为“氵西”字，过往行人一见“三点水”那么粗大，知道该店酒中掺水，来者尽皆却步，生意陡变萧条。

“甾”是古代的一种大肚小口的盛酒瓦器(酒坛子)，“甾”读音为(zāi，灾)，也叫作“缶”，“缶”字读音为(fǒu)。想不到这个字因为形似“类固醇类物质”的化学结构而被用在药物上。在抗炎解热镇痛类药物中，分为甾体类和非甾体类。其实“甾体”在国际上被称为“类固醇类物质”，将其称为“甾体”乃中华儿女把“类固醇类物质”的化学结构用汉字象形来进行简化表达。原来这类物质具有一个四环的母核，这个母核像“田”字，并且在C10和C13处各有一个角甲基，在C17处有一侧链，这样在母核上的三个侧链像“巛”字，“甾”字十分形象地表示了这类化合物。甾体类抗炎药为皮质激素类，如可的松、强的松等；非甾体类抗炎药，即非激素类，有阿司匹林、消炎痛、萘普生、布洛芬等。

“象形”作为汉字的特色之一，有众多字例，国人常用汉字的形状来给某一事物取名。比如国字脸、八字胡、丁字裤、人字拖等；雨伞的“伞”字，不论是简体字（伞）还是繁体字（傘）都是非常形象的。再如农村的小女孩叫作“丫头”，其实就是“丫字头”，因为小女孩往往扎个丫字形的小发型而得名。还有一个是时下使用率甚高的称呼——“老板”。其实老板的“板”应写作“闆”。“闆”字是很有意思的，当老闆要有店铺的门面，要有货物（待销品）。“闆”字既有“門”（门面）又有货（“品”），显示了两者皆具备，于是就可以当“老闆”了。

我们在医药学上，除了“甾体”“非甾体”外，还有不少以汉字形象来命名的解剖、病名或治疗手段。小儿头顶上有“囟门”。这“囟”字就是前后囟门的“示意图”，头顶上还有“人字缝”活灵活现地展现在小伢头顶上。面部的“目”“口”“鼻”皆以形似而名之（“鼻”字本为“自”，下面的“畀”为读音，人们说本人，往往用食指指着鼻子说“是我”）。面部有五个孔（眼 2 鼻 2 口 1），于是面部有“面孔”之称。

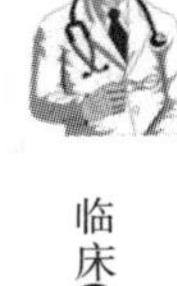

汉字的“齿”字，繁体字为“齒”，是象形字，上部为一个“止”，下部乃下颌之上的上下两列牙齿，其中的四个尖端朝上的类似“人”字，表示牙齿的形状。有人戏把这“人”字，改为“八”字，四个“八”共三十二，成人的牙齿“编制”就是 32 颗，长够 32 颗为“止”。

位于大肠末端、直肠之上的一段结肠称为“乙字状结肠”，因为该段结肠呈“乙”字状，故有此称。其实，最早是国外以英文字母“S”的形状来命名的，称之为“S 状结肠”。而我国为将“S 状”汉语化，遂将“S 状”改称为“乙字状”并简称为乙状结肠。

“网”字是简化汉字，其形象活像一张渔网。以网状命名的器官颇多，如大网膜、小网膜、视网膜、蛛网膜及网状青斑症等，其命名取自器官之网状结构，且与“网”字相似。

古时“弓”字呈半月形，故人体姿势讲究站如松，坐如钟，卧如弓。寝卧的姿势取侧卧呈“弓”状（半月形）最符合生理要求。汉字的“弓”字在医药学上亦见应用，如弓形虫，其形状即呈“弓”形（半月状）。破伤风的典型症状之一——角弓反张，也就是以反“弓”字的形状（反半月状）来显示其体征的。

汉字的“月”字，在古代及篆书均呈弯月形状。以月亮的形态（圆缺）表明生理、病理表现的例子也不少。解剖上有半月板，库欣综合征或长期服用糖皮质激素可出现“满月脸”，指甲根的“月牙”可反映某些疾病。

太阳的汉字书写为“日”，“日”字显然是圆形中间加上圆心中的一点。脑积水之“落日征”是非常典型的以汉字“日”字反映的病征。

某某状凸起或某某状凹陷之“凹凸”，汉字与器物十分形象。人体器官有甚多某样凹陷或某样凸起，在此便不一一列举了。

大家都经常谈到“冠状动脉”，但是冠状的“冠”字字形与实体有别。提到“冠状”，有不少人以为是帽子状，其实是桂树叶编织的“桂冠”（源于希腊神话），我们可在奥运会冠军头上戴的“桂冠”见及。冠状动脉围绕心脏行走，似乎给心脏戴上“桂冠”。

汉字象形在诊疗学上颇为常用，例如手术切口有一字形切口、十字形切口、八字形切口等。肠寄生虫中常见者有蛔虫、绦虫，蛔虫被排出来后盘个圈其形状真如一个“回”字；“绦”是带子的意思，排出的绦虫节片其形状恰如带子状。

埃及的金字塔，外国人称它为角锥（即三角形锥状物），而我国却以汉字“金”字的形状给它命名，老外不懂“金”字是啥意思，但也许会理解“金”字的形状就是“角锥”状。以“金字塔”比喻的事物甚多，在医药、饮食等方面的比拟非常常见。

No.9　汉字笔画与寿龄别称

在我国，有以汉字的笔画和结构作为寿龄的别称。大家比较熟悉的是“四寿”——喜寿、米寿、白寿和茶寿。这几种别称在中日两国都是通用的。在日语汉字中，这种类型的别称比我国更多。中日皆称七十七岁为“喜寿”，乃书写“喜”字的草体为连笔带下七十七而成。中日相同的“米寿”均系表示八十八岁，乃“米”字的结构是中间一个“十”，上下各有一个“八”，从上往下读就是八十八。中日皆以“白寿”表示九十九岁，乃因“白”字为“百”字缺一画，100-1=99。“茶寿”表示一百零八岁，乃“茶”字的下半部形似“八十八”，加上上半部的“艹”代表二十，故 88+20=108。

在日语汉字中，日本人还有不少应用日语汉字或以被“改造”过的“汉字”为年岁取别称者。“破瓜”是女性16岁，男性64岁，乃汉字的“瓜”可以“破开”成为两个“八”，女性乃“二八”一十六，男性则是“八”“八”六十四。日本人称六十一岁为“華寿”，乃系“華”字有三个二十（两个“艹”和一个二十）再加一画构成，故为61岁。“華寿”又称“華甲”（乃因中日皆谓六十岁为“花甲”之故）。

日本人称八十岁为“伞寿”，日语汉字“伞”的简化字为“仐”，形似八十。八十一岁称“半寿”，因为“半”字从上往下可分解为“八”“十”“一”。九十岁别称为“卒寿”，“卒”的简化字为“卆”。一百一十一岁别称为“皇寿”和“川寿”，前者“白”（＝99）、“一”“十”“一”相加共一百一十一岁；后者乃“川”字似阿拉伯数字111。“頑寿”为119岁，“頑”的左半边（元）可分解为“二”“八”、右半边（頁）可分解为“百”“一”“八”，2+8=10，100+1+8=109，再将两者相加，共119。“昔寿”为一百二十岁，廿（＝20）+百，共一百二十。一千零七岁为“毛寿”，乃“毛”字为“千”与“七”字。一千零八十二岁为“科寿”，将科字分解为“千”“八”“十”“二”（“斗”字乃“十”加两点，此两点当作“二”），相加即为1082。二千零一十八岁为“栞寿”，“栞”字的读音为（kān），乃“刊”字的古体。栞字可以分解为“千”“千”“十”“八”，故为2018。事实上，所谓“毛寿”“科寿”“栞寿”只是文字游戏而已。

No.10 同结构的汉字举偶

汉字中，有些字的结构相同或相近，其含义可以相同也可以相近，有的含义却有所差别。这是汉字的一个特点。兹举例如下。

1. “拾”字与“拿”字

汉字“拾”，是数词兼动词。作为数词，它是“十”，也是“十”的繁体字，人民币10元的纸币，正面便有“拾圆”的字样。但是，“拾”字也可作为动词，它和“拿”字的结构成分相似。“拾”字是“手”与“合”的“二人转”，“拿”也是“手”与“合”的“二人转”，只不过两个字的“姿势”略有不同罢了。捡东西要把手合拢，因此，“拾”和“拿”都含“合手”之意。“拾”字是提手偏旁“扌”与“合”组成。“拿”是上“合”下“手”相配。佛教徒“双手合拾”既是动词又是数词，因为他们对施主双手合起来乃表示尊敬，而双手合起来正好十（拾）个手指头。

“拾”和“拿”虽然相似，但是，“拾”多是表示拾取掉在地下的东西。而“拿”则有取各处物件之动作的意思。

此外，“拿”字尚有如下这些意思——①用手或用其他方式抓住、搬动（东西）：他手里～着一把扇子；把这些东西～走。②用强力取；捉：～下敌人的碉堡；～住一个小偷；凭他多年的教学经验，这门课他～得下来。③掌握：～权；～事；这事儿你～得稳吗？④刁难；要挟：这件事谁都干得了，你～不住人。⑤装出；故意做出：～架子；～腔作势。⑥领取；得到：～工资；～一等奖。⑦强烈的作用使物体变坏：这块木头让药水～白了；碱搁得太多，把馒头～黄了。⑧引进所凭借的工具、材料、方法等，意思跟“用”相同：～尺量；～眼睛看；～事实证明。⑨引进所处置或所关涉的对象：别～我开玩笑。

2.“裸”字与“裹”字

在汉字中，裸体的“裸”字与包裹的“裹”字的构成成分也是相同的。都是由“衣”与“果”组合而成。“裹”是衣服包裹着身体或物件（包括衣服裹着肉体），故“衣”字中间有个“果”字。肉体或物件被衣服（或外包装）遮盖着就是“裹”字。“裸”是衣字偏旁“衤”与“果”的组合；把衣服脱掉放在一边，肉体（果）与衣服分离而暴露胴体就是“裸”。男士裸上身一般不叫“裸胸”，而习惯称为“赤膊”或“打赤膊”。女士若上身的衣服脱光，一般就称为“裸胸”或“裸乳”，全身不穿衣服则称为裸体。而男士则要“打赤膊”＋“光屁股”才能称为裸体。

至于“裹”字，最常用的是包裹，大家都有这样的经历，过去到邮局寄包裹是一件麻烦的事，现在“快递”非常方便，而且快速，深受人们欢迎。“裹”字有多种含义，以往有一句形容令人乏味的长篇报告的歇后语“老太太的裹脚布——又臭又长”。

查阅资料，“裹”字还有下列意思。①包；缠绕：~脚；把这包糖~好；~足不前。②夹带；夹杂：不该把次货~进去卖；好人坏人~在一起一时分不清。③俚语方言：湖北省武汉周边城市及江汉平原地区群众生活中“裹”常被引用。仙桃话沔阳腔中的形容最具特色俚语方言的权威解释：形容主观与客观相互间的代沟，必然会有不同观点建议，起初两者间很难接受采纳一方建议来协同，可能错的一方换个立场角度又会成为对的，只能随着时间的流逝慢慢磨合，最终要么形同陌路要么相互扶持。④嫌啰嗦：紧~；太~了；你们都太~了，不要每次我回到家就紧~我了。⑤贬指；或在两人以上参与的场合中废话太多，严重跑题。近似故意浪费大家宝贵时间，在其他人眼里感觉是总在自言自语，重复论述一件微不足道的事物。⑥蔑称，~神；~精；~婆；~死人；紧~打鬼；身处局外却对某个进行中的事物积极地不间断给出对或错的建议，从而被当局者厌烦。

3.“戋”字和“少”字

“戋”（jiān，繁体为戔），含少，细微之意。有不少汉字由“戋”组成，“戋”=“少”。如沙（水少），江河水少处即现沙滩，浅（也是江河水少处）；古代以竹简为书写用具，而用含竹少的竹浆制出的纸张称为“笺”；我们说便宜叫作“贱”，乃钱（贝）少也（如贵贱、贱卖、贫贱）；含金少的叫“钱”（如铜钱），纸币含金更少，故称为“钞”或“钞票”。有灯有罩者叫“灯”，用简易小碟或短矮的器皿盛油而无灯罩的灯具叫作“盏”（灯盏）。用简单的竹木搭成的储存货物或供旅客住宿的房屋叫作“货栈”“客栈”。

在日常生活用品中，经常使用的“盏”，乃一种器皿，盛装液体的日常器具，材质通常为陶瓷、木、竹、金属等。常用物品如茶盏、油盏、灯盏。汉字释义：①小杯子：酒~；茶~；把~。②指油灯盛油的浅盆：灯~。③量词，指灯：一~灯。

No.11 汉字简－繁对照表

【A】

爱→愛 碍→礙 袄→襖 肮→骯

【B】

罢→罷 坝→壩 摆→擺、襬 办→辦 板→闆 帮→幫 宝→寶

报→報 贝→貝 备→備 笔→筆 币→幣 毕→畢 毙→斃

边→邊 变→變 标→標 表→錶 别→彆 宾→賓 卜→蔔

补→補 布→佈

【C】

才→纔 参→參 惨→慘 蚕→蠶 灿→燦 仓→倉 层→層

产→產 搀→攙 谗→讒 馋→饞 缠→纏 忏→懺 尝→嘗

偿→償 厂→廠 长→長 床→牀 车→車 彻→徹 陈→陳

尘→塵 衬→襯 唇→脣 称→稱 惩→懲 痴→癡 迟→遲

齿→齒 冲→衝 虫→蟲 丑→醜 筹→籌 处→處 触→觸

出→齣 础→礎 刍→芻 疮→瘡 辞→辭 从→從 聪→聰

丛→叢 窜→竄

【D】

达→達 呆→獃 带→帶 担→擔 胆→膽 单→單 当→當

档→檔 党→黨 导→導 灯→燈 邓→鄧 敌→敵 籴→糴

递→遞 淀→澱 点→點 电→電 垫→墊 冬→鼕 东→東

冻→凍 栋→棟 动→動 斗→鬥 独→獨 断→斷 对→對

队→隊 吨→噸 夺→奪 堕→墮

【E】

恶→惡、噁 尔→爾 儿→兒

【F】

发→發、髮 范→範 矾→礬 飞→飛 奋→奮 粪→糞 坟→墳

风→風 丰→豐 凤→鳳 妇→婦 复→復、複 麸→麩 肤→膚

【G】

盖→蓋　干→幹、榦、乾、乹　赶→趕　个→個　巩→鞏　沟→溝

过→過　构→構　购→購　谷→穀　顾→顧　雇→僱　刮→颳

挂→掛　关→關　观→觀　冈→岡　广→廣　归→歸　龟→龜

柜→櫃　国→國

【H】

汉→漢　号→號　合→閤　轰→轟　哄→閧、鬨　后→後　胡→鬍

护→護　壶→壺　沪→滬　画→畫　划→劃　华→華　怀→懷

坏→壞　欢→歡　环→環　还→還　回→迴　会→會　秽→穢

汇→匯、彙　伙→夥　获→獲

【J】

迹→跡、蹟　几→幾　机→機　击→擊　际→際　剂→劑　济→濟

挤→擠　积→積　饥→飢　鸡→鷄、雞　极→極　继→繼　家→傢

价→價　夹→夾　艰→艱　荐→薦　戋→戔　坚→堅　歼→殲

监→監　见→見　茧→繭　舰→艦　鉴→鑒、鑑　拣→揀　姜→薑

碱→鹼、鹻　将→將　奖→獎　浆→漿　桨→槳　酱→醬　讲→講

胶→膠　借→藉　阶→階　节→節　疖→癤　秸→稭　杰→傑

尽→盡、儘　紧→緊　仅→僅　进→進　烬→燼　惊→驚　竞→競

旧→舊　举→舉　剧→劇　据→據　巨→鉅　惧→懼　卷→捲

觉→覺

【K】

开→開　克→剋　壳→殼　垦→墾　恳→懇　夸→誇　块→塊

矿→礦　亏→虧　昆→崑、崐　捆→綑　困→睏　扩→擴

【L】

腊→臘　蜡→蠟　来→來　兰→蘭　拦→攔　栏→欄　烂→爛

劳→勞　痨→癆　乐→樂　类→類　累→纍　垒→壘　泪→淚

厘→釐　里→裏　礼→禮　厉→厲　励→勵　离→離　历→曆、歷

隶→隸　俩→倆　帘→簾　联→聯　恋→戀　怜→憐　炼→煉

练→練　粮→糧　两→兩　辆→輛　了→瞭　疗→療　辽→遼
猎→獵　临→臨　邻→鄰　灵→靈　龄→齡　岭→嶺　刘→劉
浏→瀏　龙→龍　楼→樓　娄→婁　录→錄　陆→陸　虏→虜
卤→鹵、滷　卢→盧　庐→廬　泸→瀘　芦→蘆　炉→爐　乱→亂
仑→侖　罗→羅　屡→屢　虑→慮　滤→濾　驴→驢

【M】

麻→蔴　马→馬　买→買　卖→賣　迈→邁　麦→麥　脉→脈
猫→貓　蛮→蠻　门→門　黾→黽　么→麼　霉→黴　梦→夢
蒙→濛、矇、懞　弥→彌、瀰　面→麵　庙→廟　灭→滅
蔑→衊　亩→畝

【N】

难→難　鸟→鳥　恼→惱　脑→腦　拟→擬　酿→釀　聂→聶
镊→鑷　疟→瘧　宁→寧　农→農

【O】

欧→歐

【P】

盘→盤　辟→闢　苹→蘋　凭→憑　朴→樸　仆→僕　扑→撲

【Q】

栖→棲　齐→齊　气→氣　弃→棄　启→啟　岂→豈　千→韆
迁→遷　佥→僉　签→簽、籤　牵→牽　纤→縴　蔷→薔　枪→槍
墙→墻、牆　枪→槍　乔→喬　侨→僑　桥→橋　窍→竅
窃→竊　亲→親　寝→寢　庆→慶　穷→窮　琼→瓊　秋→鞦
区→區　曲→麯　趋→趨　权→權　劝→勸　确→確

【R】

让→讓　扰→擾　热→熱　认→認　荣→榮

【S】

洒→灑　伞→傘　丧→喪　扫→掃　啬→嗇　涩→澀　杀→殺
晒→曬　伤→傷　舍→捨　摄→攝　沈→瀋　审→審　渗→滲

声→聲　升→陞、昇　胜→勝　圣→聖　绳→繩　湿→濕　适→適
时→時　实→實　势→勢　师→師　兽→獸　属→屬　数→數
术→術　树→樹　书→書　帅→帥　双→雙　松→鬆　苏→蘇、囌
肃→肅　虽→雖　随→隨　岁→歲　孙→孫　笋→筍

【T】

它→牠　态→態　台→臺　檯→颱　摊→攤　滩→灘　瘫→癱
坛→壇、罎　叹→嘆、歎　汤→湯　誊→謄　体→體　条→條
椭→橢　粜→糶　铁→鐵　听→聽　厅→廳　头→頭　图→圖
涂→塗　团→團、糰

【W】

袜→襪、韤　洼→窪　万→萬　弯→彎　网→網　为→為、爲
伪→偽、僞　韦→韋　卫→衛　稳→穩　乌→烏　务→務
无→無　雾→霧

【X】

牺→犧　席→蓆　系→係、繫　戏→戲　习→習　吓→嚇　虾→蝦
绣→繡　锈→銹　献→獻　咸→鹹　显→顯　宪→憲　县→縣
向→嚮　响→響　乡→鄉　协→協　写→寫　胁→脅　泻→瀉
亵→褻　衅→釁　兴→興　须→鬚　选→選　旋→鏇　悬→懸
学→學　寻→尋　逊→遜　凶→兇

【Y】

压→壓　亚→亞　哑→啞　艳→艷、豔　严→嚴　岩→巖　盐→鹽
厌→厭　养→養　痒→癢　样→樣　阳→陽　尧→堯　钥→鑰
药→藥　页→頁　叶→葉　爷→爺　业→業　医→醫　异→異
义→義　仪→儀　艺→藝　亿→億　忆→憶　隐→隱　阴→陰
蝇→蠅　应→應　营→營　拥→擁　佣→傭　踊→踴　涌→湧
痈→癰　优→優　犹→猶　邮→郵　忧→憂　余→餘　鱼→魚
御→禦　吁→籲　郁→鬱　与→與　誉→譽　屿→嶼　渊→淵
远→遠　园→園　愿→願　跃→躍　岳→嶽　云→雲　运→運

韵→韻　酝→醞

【Z】

札→剳、劄　扎→紮、紮　杂→雜　灾→災　赃→臟　灶→竈

凿→鑿　枣→棗　斋→齋　战→戰　占→佔　毡→氈　赵→趙

这→這　折→摺　征→徵　症→癥　证→證　郑→鄭　只→衹、隻

帜→幟　职→職　致→緻　制→製　执→執　滞→滯　质→質

种→種　众→眾　钟→鐘、鍾　肿→腫　周→週　昼→晝　朱→誅

筑→築　烛→燭　注→註　专→專　庄→莊　壮→壯　装→裝

妆→妝　状→狀　桩→樁　准→準　浊→濁　总→總　纵→縱

钻→鑽

No.12　日语汉字说略

日语词汇大致由和语词、汉字词、外来词、混合词四部分构成。和语词从狭义上讲是指日本民族语言中原有的词汇，日常用语、表示气候季节变化、地理、植物等方面的词多为和语词，例如，やと（yado）/ 旅馆、さくら（sakura）/ 樱花等。而日语中的汉字词则是指源于中国，传入日本后被当地语音借用的汉语词汇，例如，感动（kandou）/ 感动、安心（anshin）/ 安心、面子（mentsu）/ 面子等。外来词是指从除中国以外的国家传入日本的词汇，这些词汇多用该词的外语发音用片假名表达，如收音机ラジオ、咖啡コーヒー、计算机 コンピュータ等。

由于日语当中存在着大量的汉字，中国人在看到日语文章时，因为其中大量的汉字使我们甚至可以猜出句子或者文章的大致意思，可是这些汉字读起来却和我国当今使用的汉字大相径庭，有些在字形和字义上也发生了很大改变。

在字形方面，日语汉字有三种情况：其一是中日相同的汉字，中日完全相同的汉字有许多，例如留、学、生、教、企、雨、湖、森、左、右、名、静、客、美等。其二是日本人简化的汉字（括号外为简化字），日本人对

汉字的简化最早可以追溯到1909年，其中，我国的很多简化字来自日本。例：痴（癡）、昼（晝）、虫（蟲）、点（點）、党（黨）、灯（燈）、当（當）、独（獨）、麦（麥）、蛮（蠻）、余（餘）、与（與）、誉（譽）等。其三是日本人自创的汉字，例如峠（指山口）、畑（指田地）、辻（指十字路口）、働（指工作）。这些字虽然未出现在现代汉语中，但是也有一些当今用得很广泛的字收入到了现代汉语中，例：腺、癌、鳕等。

古汉语传入日本对日语的形成过程带来很大的影响，在现代日语中有着大量的日语汉字被使用，日语汉字在其读音方面有着自身的特点。在日语汉字中大部分汉字都兼有音读和训读两种读音，也有少数的汉字只有其中一种读音。日语汉字的音读指源自汉字的读音，与中文的汉字发音近似，根据传入时间与发音特点的不同可细分为吴音、汉音、唐音三类。日语汉字的训读是指与中文读音无关联的汉字读法，是为了标示原来存在的日文词汇而加上联系的汉字，可说是为了解决原本日文词汇有音无字的现象。汉音是现行日语汉字音读中使用较为广泛的一种，在日语汉字音读的使用中占较大比例。日语音读中汉音的主要特点是去鼻音化与浊音清化，如日语汉字中馬（バ）、泥（デイ）的读音，以及定（吴音：ヂャウ→汉音：テイ）的读音变化。

日语汉字中，有些是你认识的字，但是，其含义却与汉语有别。兹举一些例子便可知，见到日语词汇切勿用中文来加以解释。新聞—报纸（注意不是中文的新闻的意思，日语中的新闻是：ニュース）；汽車—火车（注意不是中文的汽车）；丈夫—结实（注意不是中文的丈夫这个身份）；娘—女儿（注意不是中文的妈妈的意思）；喧嘩—吵架（注意不是中文的吵闹的意思）；看病—照顾，照看（注意不是中文的去医院看病的意思）；老婆—老太婆（注意不是中文的妻子的意思）；販売—销售、出售（注意不是中文的贬义的贩卖东西）；勉强—学习（注意不是中文的不情愿的意思）；謝る—道歉（注意并不是感谢的意思）；人参—萝卜（注意不是价格昂贵的人参）；青色—蓝空（注意并不是青草的颜色）；泥棒—小偷（注意不要以为是棒子上沾了泥）。

有些日语汉字，其含义用中文无法解释，而是日文的自造词汇。如“面倒”是“麻烦”的意思。“颜色”（kaoiro）并不是我们中文里的赤橙黄绿青蓝紫这些色彩，而是“脸色”的意思。颜值、颜饭、颜控，都带个“颜”，“颜”就是“脸”的意思啦，虽然跟现代汉语不一样，但实际上跟古汉语的含义是相同的。“油断”（yu dan）是“放松，不留神”的意思。“一生懸命”其实是说倾尽全力，拼了命去做一件事儿。

也许不少人并不知道，下面的中文词语统统都来自日语。

服务、组织、纪律、政治、革命、党、方针、政策、申请、解决、理论、哲学、原则、经济、科学、商业、干部、后勤、健康、社会主义、资本主义、封建、共和、美学、美术、抽象、逻辑、证券、总理、储蓄、创作、刺激、代表、动力、对照、发明、法人、概念、规则、反对、会谈、机关、细胞、系统、印象、原则、参观、劳动、目的、卫生、综合、克服、马铃薯。

其实，来自日语的汉语词汇还远远不止这些，可谓数不胜数。虽然日语的文字源于中文，但上面这些词语可都是日本人的创作。除了上面提到的，还有：取缔、取消、引渡、手续、积极的、消极的、具体的、抽象的、宗旨、权力、义务、当事者、第三者、场合、打消、动员令、律师、代价、亲属、继承、债权人、债务人、原素、要素、偶素、常素、法人、重婚罪、契约、卫生、文凭、盲从、同化、压力、排外、野蛮、公敌、发起、旨趣、派出所、警察、宪兵、检察官……真可谓俯拾皆是。

我国现代汉语中的日语“外来语”数量是很惊人的。据统计，我们今天使用的社会和人文科学方面的名词、术语，有70%是从日本输入的，这些都是日本人对西方相应词语的翻译，传入中国后，便在汉语中牢牢扎根。

近年在我国使用率甚高的“词汇”，部分来自日语。①解读，分析解说某项政策、观点、理论。比如，解读政策、解读谜团、解读某某。②新锐，在某一领域新出现的有影响力的人、产品，比如，新锐人物、新锐导演、新锐汽车等。③职场，工作的场所，比如，职场人生、职场技巧、职场人物等。④新人类，新人，新出现的人物，比如，常常形容“90后”的孩子是新人类。⑤视点，评论人的立场和观点，比如，专家视点。⑥亲子，父母的孩子，比如，亲子课堂。⑦达人，艺术、手艺、学术方面的大师。⑧放送，播放，比如，影视金曲大放送、新歌大放送。⑨完败，以大比分或者以明显劣势而输给对手。比如，北京国安队完败于上海申花队。⑩完胜，以大比分或者以明显优势而取胜对手。比如，北京国安队完胜于上海申花队。⑪上位，成熟，上路的意思，比如，他已经上位了。⑫量贩，大量销售商品。比如，量贩式 KTV、量贩式超市。

目前，在各大城市盛行的便当，其实，按我国的称呼也就是盒饭，只不过是由外卖送到进餐之处而已。便当（便携式食物），日语为“弁当”。便当一词最早源于中国南宋时期的俗语“便当”，本意是“便利的东西、方便、顺利”，“便当”一词传入日本后，曾以“便道”“辨道”“辨当”等表示，后反传入中国是源于日语“弁当”（音：bentou），专指盒装餐食，更多已简化翻译成 Bento 了。

中国大部分地区习惯称便当为盒饭，即盒装餐食。在中国台湾地区一般称为便当，通常用于午餐、外卖、工作餐等场合。“便当”与“盒饭”在用法上无细微差异，仅为用语习惯不同。

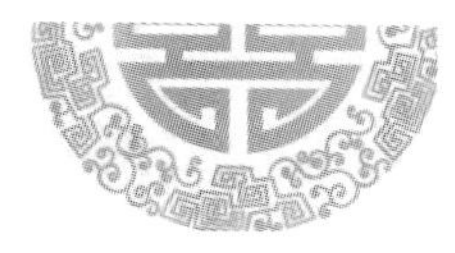

第三集　华文奇观

No.1　古代汉字之避讳

在我国封建时代，为了维护统治秩序和森严的封建等级制度，人们对皇帝、官长以及尊亲长辈的名字，不能直接说出来或写出来，而要用别的字代替，或以其他方式表示（如空字或缺笔），以示尊敬，这就是所谓的避讳。避讳，是中国古代社会特有的一种习俗，也是一种特有的文化现象。有学者对中国避讳历史进行了专门研究，出版有《中国古代避讳史》等著作。

据说，避讳之习起源于周朝。“入境而问禁，入国而问俗，入门而问讳。”（《礼记·曲礼上》）凡到他人家中，要先问其家人名讳。以免在交谈中，因犯讳而失礼。陆游在《老学庵笔记》中记述了一个故事：“田登作郡，自讳其名，触者必怒，吏卒多被搒笞。于是举州皆谓灯为火。上元放灯，许人入州治游观。吏人遂书榜，揭于市曰：‘本州依例放火三日。’”就是避讳的典型例子。了解一下我国历史上相沿上千年的避讳习俗，对于了解现代汉语中一些词语的来历很有帮助，还可以知道古代为了避讳是怎么样把本来很清楚的语言搞得乱七八糟的。

讳，又称名讳，即古代帝王或尊长者之名。“讳，忌也。”（《说文解字》）封建时代等级森严，封建礼教极端强调等级名分，为了体现下对上、卑对尊的恭敬，严格划分“君君臣臣父父子子”等级区别，避讳便应运而生，并在统治者的提倡、推动下发展到登峰造极的地步，历经上千年有增无减，成为封建时代体现等级名分、维系礼教秩序的重要手段。

避讳的对象有四类，一是帝王，对当代在位的帝王及本朝历代皇帝之名要避讳，称之为“国讳”或“公讳”。如在刘秀时期，“秀才”被改成“茂才”；乾隆曾下诏门联中不许有“五福临门”四字，为的是避讳顺治帝“福临”之名。有时甚至还要避讳皇后之名，如吕后名“雉”，臣子们遇到“雉”要改称“野鸡”。二是长官，即下属要避长官本人及其父祖的名讳。甚至一些骄横的官员严令手下及百姓要避其名讳，称“官讳”，亦称“宪讳”。“只许州官放火，不准百姓点灯”的成语所反映的，就是避官讳。三是圣贤，称“圣讳”，主要指避至圣先师孔子和亚圣孟子的名讳，有的朝代也避中华民族的始祖黄帝之名，有的还避周公之名，甚至有避老子之名的。比如孔夫子，名“孔丘”，北宋朝廷下命令，凡是读书读到“丘”字的时候，都应读成“某”字，同时还得用红笔在“丘”字上圈一个圈。清朝尤甚，凡是天下姓“丘”的，从此以后，都要加个耳字旁，改姓“邱”字，并且不许发音为“邱”，要读成“七”字。于是，天下姓“丘”的，从此改姓“邱”了。到了今天，有姓“丘”的，也有姓“邱”的，原因就是有的改了，有的又改回原来的“丘”字了。四是长辈，即避父母和祖父母之名，称“家讳”或“私讳”。与别人交往时应避对方的长辈之讳，否则极为失礼。唐代诗人李贺之父名“晋肃”，“晋”与“进”同音，故李贺一生不能举进士。司马迁的父亲叫“司马谈”，所以《史记》里，把跟他父亲名字相同的人，一律改了名。例如“张孟谈”改为“张孟同”；“赵谈”改为“赵同”。后来《后汉书》的作者范晔也是如此，因为范晔的父亲叫“范泰”，所以在《后汉书》里，把“范泰”改为“郭泰”。

避讳这种习俗，在古书用字上造成了许多混乱，给我们阅读古籍带来了极大的不便。因此，我们学习古代文化，对古代的避讳习俗很有必要认识了解。避讳起源较早，至少在春秋就有了。据《公羊传》记载，孔子作《春秋》的一条重要原则就是“为尊者讳，为亲者讳，为贤者讳”。《左传》《礼记》及《孟子》等书对避讳也有记载和论述，但在整个先秦时代并不普遍。秦统一六国之后，帝王的地位急剧升高，避讳才逐步盛行起来。从秦汉到唐宋，避讳的趋势是愈来愈严，在宋代达到极盛。并且不少朝代的皇帝还另外规定了一些避讳的范围和方法，让臣民必须遵守使用，否则就要砍头问罪。

避讳的范围，历代并无统一规定，但一般来说，多限于国君和长辈。因此，避讳大致可以分为两大类。第一类，是避国君或帝王的名字，这是最主要的一类，古人又称这类避讳为“国讳”。秦始皇统一天下之后，第一次在全国正式实行统一的避讳。秦始皇名嬴政，全国不得用“政”及其同音字，“正月”或被改称为“端月”，或改读“正”为“征”音。秦始皇的父亲秦庄襄王的名字也要避讳，因为庄襄王叫嬴子楚，所以秦称楚国为“荆国”。西汉开国皇帝高祖名刘邦，改战国官名“相邦”为“相国”。汉文帝名刘恒，改北岳“恒山”为“常山”。汉武帝名刘彻，秦末汉初的辩士蒯彻就被改名为“蒯通”。汉宣帝名刘询，战国后期的大思想家荀卿（荀况）就被改称为“孙卿”。东汉光武帝名刘秀，改读书人“秀才”为“茂才”，鲁迅小说《阿Q正传》“我也曾问过赵太爷的儿子茂才先生”一句中“茂才”即指“秀才”。汉明帝名刘庄，改光武帝年少游学长安时的同学庄子陵为“严子陵”，庄子陵在富春江上的隐居之地至今仍被称为“严子陵钓台”。汉安帝刘祜的父亲清河孝王名刘庆，于是“庆”氏改姓为“贺”氏，现今的贺姓就是东汉庆姓的后代。到了宋代，避讳更甚。宋太祖名赵匡胤，字典中凡是和“匡”“胤”二字音同的字均不收录。宋钦宗名赵桓，改“春秋五霸”之一的齐桓公为“齐威公”，甚至连和“桓”字古音相同的“完”字，书写时也要缺笔。第二类，是避长辈的名字，古人亦称为“家讳”或“私讳”。西汉史学家司马迁的父亲叫司马谈，《史记》中就把宦官赵谈改称为“赵同”，《报任安书》有“同子骖乘，袁丝变色”的句子，“同子”即指赵谈。淮南王刘安的父亲名刘长，《老子》中“长短相形”一句，在《淮南子·齐俗训》里引用时改为“短修相形”，把“长”改为“修”。北宋司马光的父亲名司马池，司马光在给同朝士大夫韩持国写信时，将韩持国改作“韩秉国”。苏轼的祖父名苏序，苏洵写文章改“序”作“引”，苏轼为别人作序又改用“叙”字。避家讳最著名的一个例子，恐怕要数唐代诗人李贺了，李贺的父亲名晋肃，因为“晋”和“进”同音，竟因此不能考进士。韩愈为此愤愤不平，专门写了一篇《讳辩》为李贺辩解。

上述种种“字例”，不少仍然在古籍中可以见及，因此，阅读古籍时，当出现词句难于理解时，应当考虑是否“避讳字”“作梗”所致。有些现代书籍中出现的“避讳字”也要结合前后文句进行推敲，以解其中之谜。

No.2　古代医籍中的避讳

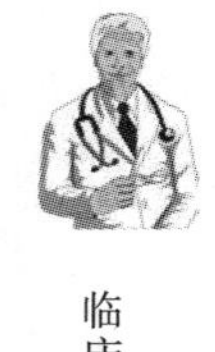

上面已经谈到，避讳是中国封建制度下的产物。兹就古代中医文献中之避讳现象概述如下。

1. 诊疗用语之避讳

汉高祖皇后名吕雉，因而讳“雉”，故将雉鸟改名为“野鸡”，致与“雉”同音的“痔”也改为“野鸡”。王焘《外台秘要》卷三十六“小儿诸疾门”中有一方名：“疗小儿野鸡，下部痒闷方。”“野鸡”乃“痔”也。秦始皇名嬴政，故讳“正”（“正”通“政”），将“正月”改为“端月”，故斯时将“正”字改为“真”字。《黄帝内经》中之“真气”“真脏脉”两个术语中的“真”应为“正”。隋杨上善撰注的《黄帝内经太素》中有注文曰：“古本有作正藏，当是秦始皇名正，故改为真耳，真、正义同也。”

治疗的“治”字，因避唐高宗李治之讳，而改为“疗”“造”“理”等，这在我国当时由政府公布的第一部药典《新修本草》即可见及。在《陶隐居序》中有这样的叙述：“下药一百二十五种为佐使，主疗病以应地。”“今诸药采造之法……不复具论其事。”“右合药分剂料理法。”在《伤寒论》和《金匮要略》等书中，常见有“某某汤主之”这一叙述程式，句中之“主”乃“治”或“主治”之意，显系避“治”字讳之故。尚志钧云：“‘主’原作‘治’，唐因避高宗李治讳，当时医书中的‘治’均改为‘主’或‘疗’。”

经络、穴位名称也有避讳的例子，如“大渊”改为“大泉”（唐因避高祖李渊讳），“丙主左手之阳明”改为“景主左手之阳明”（避李渊之父李昺讳，“昺”音“丙”，故改“丙”为“景”），“刺目匡”的“匡”字缺最后一笔（避宋太祖赵匡胤的“匡”字讳），“肩贞”穴的“贞”缺最后一笔（避宋仁宗赵祯讳）。

2. 医籍及作者之避讳

医学家、医籍作者与避讳有关的事例也不少，据《金史》本传记载："张元素……二十七试经义进士，犯庙讳下第，乃去学医。"可见，张元素在考进士时因犯了庙讳（皇帝父祖之名）而落第，只得弃仕习医。

唐代负责编纂《新修本草》的苏敬，到了宋代医书中就改为"苏恭"，乃系避宋太祖赵匡胤之祖父赵敬之讳。《证类本草》编者唐慎微，为避当时在位皇帝宋孝宗赵昚之讳，改名为"谨微"，因为"昚"是"慎"的古字，读音相同。《苏沈良方》为沈括与苏轼合编，苏轼的祖父名序，故苏东坡在作序时常将"序"改为"叙"或"引"，乃避家讳之故。唐代中期的文学家刘禹锡亦通医方，编过一本《传信方》，因其父名绪，故与"绪"同音的"序""叙"俱不使用，将《传信方》的序改为《传信方述》。《新修本草》的另一位作者李世勣本来的姓名为徐世勣，字懋功，因助唐高宗开国有功，赐其姓李，又因避唐太宗李世民之"世"字讳，删去"世"字，终于改姓简名为李勣。

3. 大家比较熟悉的方药名的避讳

中药常山，本名恒山，李时珍谓："因本植物始产于恒山，故得此名。"在《神农本草经》中，原称"恒山"，后因西汉汉文帝刘恒讳"恒"，故连地名带药名都改称为"常山"。改朝换代后，在医药典籍中，常山曾恢复了"恒山"的原名；但到了宋代，因避宋真宗赵恒的名讳，而改为缺笔的"恒"字，如"恒山汤"的"恒"字，缺去了最后一笔。

方药中的"玄"字避讳的例子不少，历时也较长。乃因北宋皇帝之始祖为赵玄朗，清圣祖（康熙皇帝）的姓名为爱新觉罗·玄烨，故讳"玄"。大中祥符七年（1014 年），宋真宗下令要避赵氏始祖之讳，故讳"玄"。因此，涉及的中药有"玄胡索"改为"延胡索"，"玄参"改为"元参"，"玄明粉"改为"元明粉"。常用方剂"真武汤"亦与讳"玄"有关，乃宋真宗避祖讳（庙讳），改"四方诸神之北方玄武神"中的"玄武神"为"真武神"，故以四方诸神命名的方剂成为青龙汤（东）、白虎汤（西）、朱雀丸（南）与真武汤（北）了。

薯蓣之名也因改朝换代而一再改动。初因唐代宗叫李豫，“豫”与“蓣”同音，便将其改名为薯药；后又因宋英宗名为赵曙，“曙”与“薯”又同音，再将其改名为山药；尔后又冠以产地名而称为怀山药、怀山或者淮山，原有名称已荡然无存了。在《本草纲目》中，黄瓜也是一味中药。本来黄瓜不管食用还是药用都叫作胡瓜，系张骞出使西域带回种子种植而得，因为来自西域胡地，所以称它为胡瓜。到了建立后赵政权的石勒，自封明帝而下令讳“胡”字，遂把“胡瓜”改称为“黄瓜”而一直沿用至今。自称明帝的石勒，他的名和字都无“胡”字，那么为什么讳“胡”呢？原来石勒是胡羯族人，并且信奉“胡天教”（袄教），因此讳“胡”。五代十国的吴越王钱镠，因为“镠”字与“榴”字同音，便把“石榴”改称为“金樱、金罂”。和钱镠同时代的杨行密，为唐淮南节度使，后受唐封为吴王。在他占据扬州时，当地人怕犯他的名讳，便把“蜂蜜”改称为“蜂糖”，至今有些地区仍然称为蜂糖。

在古代中医文献中，避讳现象时有所见，故在阅读时，遇有晦涩、费解的词句，也应考虑是否有避讳字在“从中作梗”，或能经过考释而迎刃而解。

俗话说：“一朝天子一朝臣。”那么，对于因为避讳而改名的中药来说则便是“一朝天子一朝‘名’”了。

No.3　诗文冤案文字狱

在古代，几乎历朝历代都有文字狱。它可不是一个由文字垒成的监狱，它是封建社会统治者迫害知识分子的一种冤狱。皇帝和他周围的人故意从他人的诗文中摘取字句，给作者扣上种种罪名。很多文人由此引来杀身之祸，甚至所有家人和亲戚都受到牵连。这些文人无非就是写几句诗、写点文章，却不想会因此入狱甚至丢掉性命。今天，就让我们来看几个文字狱的故事吧。

1. 赞美成辱骂

明太祖朱元璋参加过元末农民起义，元政府军在征讨朱元璋时常常使用“贼”“寇”等字眼，因此朱元璋一直十分讨厌“贼”“寇”等字眼。他又因为当过和尚，所以对“光”“秃”“僧”这些字比较忌讳。

有一次，杭州府学教授徐一夔在书上用“光天之下”“天生圣人”“为世作则”等词赞美朱元璋。朱元璋却牵强附会，硬认为“光”是指光头，“生”就是“僧”，感觉徐一夔在拐弯抹角地骂自己当过和尚，“则”与贼近音，意在骂他当过反贼。结果，朱元璋怒不可遏，一纸令下把徐一夔杀了。

2. 文字砍头

雍正年间，查嗣庭去江西做主考官，他出了一道作文题“维民所止”。这句话出自《诗经·商颂·玄鸟》。原文是“邦畿千里，维民所止”，大意是说，国家的广阔土地都是百姓所栖息、居住的，有爱民的意思。这个题目完全合乎出题规范，没有什么问题。但是，雍正听人诬告，觉得“维止”二字是“雍正”二字去了头，这不是要杀自己的头吗？

这下不得了了，雍正下令将查嗣庭全家逮捕严办。查嗣庭受到残酷折磨，含冤死于狱中。查嗣庭的儿子也惨死狱中，族人遭到流放，浙江全省士人六年不得参加举人与进士的考试。

3. 清风不识字，何故乱翻书

这两句诗出自徐述夔《一柱楼编年诗》。他自认为是状元的料，后来考了几次却都没考中，满腹牢骚。

他见到一幅紫牡丹图，题诗曰：“夺朱非正色，异种也称王。”夏天晒书，风吹书页，他作诗曰：“清风不识字，何故乱翻书？”见酒杯底上刻有万历年号，便说：“复杯又见明天子，且把壶儿搁半边。”晚上听到老鼠出来咬衣服，恨得直骂：“毁我衣冠皆鼠辈，捣尔巢穴在明朝。”

于是，上面的这些诗句被一些别有用心的人曲解，他们称这些文字是谩骂清朝统治者“夺朱（明朝皇帝姓朱）”“异种称王”“不识字”，称作者“见明天子”“壶（“胡”的同音字，胡在古代泛指居住在北方和西方的少数民族，如胡服、胡人、胡越）儿搁半边”是图谋不轨、意图造反、反清复明。

这些诗句被举报后，乾隆皇帝大怒，下令将已死的徐述夔父子剖棺戮尸，他的孙子、参与诗集编校的人被处斩，当地一批官员被革职。

在清朝，诗人在诗文中提及“明月”“清风”可要万分小心，动不动就会招来灭顶之灾。唐宋的诗人、词人要庆幸自己早生了几百年。

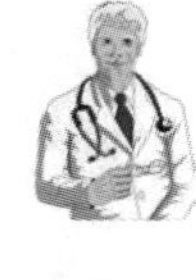

清朝大兴文字狱，许多知识分子因文字获罪被杀。在这种酷虐的专制统治下，大多数知识分子不敢参与集会，言行十分谨慎，唯恐受到牵连。他们著书立说，也只是为了自己的生计，不敢追求真理、直抒自己的见解。

针对这一现象，诗人龚自珍在《咏史》一诗中写道：“避席畏闻文字狱，著书都为稻粱谋。”这句诗的意思是“中途离席是因为怕听到有关文字狱的消息和议论，著书写作只是为了糊口而已”。龚自珍是一位激进的思想家，写这首诗讽刺那些无节文人卑躬屈膝、毫无骨气。

No.4　医用汉字偏旁部首之谜

口：口部、口字旁、口字底，作部首时可以表示和嘴巴、语言或嘴巴的动作有关的事物，还可以表示一些其他方形的东西。在医用汉字上，由“口”的偏旁部首构成的字例甚多。例如解剖上的“咽”“喉”，生理上的“吃”“咬”“咀嚼”“吞”“咽”，病征上的“呕”“吐”等。医药用品的“品”字很有意思，这三个“口”不是嘴巴，而是指物品之意，物品堆放往往打包成四方形，下部多、上部少以保证稳放不倒，故这“品”字包括“用品”“药品”“商品”。

月：月部、月字旁、月字底，作部首时可以表示和月亮、光、时间等有关的事物。肉之偏旁部首也用“月”，通常称为“肉月旁”，通常表示肉体、器官等。前者之“月”在汉字的右半边，后者之“月”（肉月）位于汉字的左半边或下半部。例如，表示日月、时间的“明”“朗”“朝”“期”“朔”“望”等的“月”位于右半边；表示躯体、器官的“肢”“肱”“股”“腿”“胸”“腰”“肺”“肝”“胃”“肾”

"臂""臀"等之"月"（肉月）位于汉字的左半边或下半部。有些病症也用"月"（肉月）为偏旁，如"臌""肿""胀""朦胧""脓"等。（朦胧虽然常常用于形容"月色"，但是应理解为视觉模糊之意，比如常用的成语——"醉眼朦胧""意识朦胧""睡意朦胧"等。）

目：目部、目字旁、目字底，作部首时可以表示和（或）眼睛的动作有关的事物。如"眉""眸""瞳""瞄""看""见（見）""盲"等。最有意思的是"看"字，目上有一只手护着，就像孙悟空的姿势。再就是"盲"字，一般乃表示眼睛瞎了，不能看见物体，但是也表示不能辨别颜色（色盲）、文字（文盲），进而不懂法规（法盲）、缺乏科学知识（科盲）等皆以带"盲"的词语来表达。将不能前进通过的管道称为"盲端"，于是小肠之末端称为"盲肠"。没有看清形势或前途也以"盲"来表达，如"盲目""盲动"等。眼睛瞎了亦称"瞽"（gǔ），也指不通达事理；没有见识亦称"瞽"，用"愚瞽"一词称谓愚昧的人，或自谦愚钝而昧于事理。

疒，读（nè）：疒部、病字头，作部首时可表示和疾病有关的事物。以"疒"为部首的字最多，大家也比较熟悉，就不必举例了。

耳：耳部，作部首时可以表示和耳朵、听觉或声音有关的事物。如听字的繁体为"聽"，聆听的"聆"，"聪""聋"等。不少人将"阝"的偏旁当作"耳"旁，乃因"阝"旁形似耳朵。其实，"阝"是"阜"与"邑"的偏旁，位于右含"邑"的意思，如都市的"都"，外城称"郭"，东边的外城曰"东郭"，南边的外城曰"南郭"，城市的附近曰"郊"。姓"陈"往往说明自己的姓是"耳东陈"，其实"陈"字左边的陈的"阝"是"阜"，含义是：①土山：高～；如山如～。②盛，多，大：物～民丰；民殷财～等意思。含"阜"之意带"阝"的字有"院""邨""阶""郡"等。

页（頁）：页部、页字底、页字旁，作部首时可以表示和头、颈、面部等有关的事物。如头顶的"顶"，"颈""项""额""颧"等。

舌：舌部、舌字旁，作部首时可以表示和舌头、嘴巴或味道有关的事物。如"甜""舔""舐""话"等。

齿：齿部、齿字旁，作部首时可以表示和牙齿有关的事物。龌龊（wò

chuò），“龌”〈形声〉从“齿”，“屋”声。双音词“龌龊”，本指齿相近，又指拘牵于小节，常用义为肮脏〈方〉①肮脏，不干净。②卑鄙。龊（chuò）〈动〉①整治；整顿。如龊灯（持灯；持灯人）；龊茶（送茶水）。②戒备。如龊巷（街巷戒严）。③局促；拘谨〈形〉。如龊龊（拘谨的样子）。故龌龊是不干净，比喻人的品质恶劣的意思。龃龉（jǔyǔ）是上下牙齿不整齐，比喻意见不和的意思。

丶冫氵：汉字左侧的“丶”（一点水），“冫”（两点水），“氵”（三点水）构成的字中，其中有表示温度的用字。古代有一副名联，上联是：冰冷酒，一点两点三点。下联是：丁香花，百头千头万（萬）头（丁香花形似钉子，花朵是按“头”计数的）。上联的“冰冷酒”三个字，其偏旁依次为一点两点三点。而“丁香花”三个字，其部首则依次为百字千字和万（萬）字的“头”。由此妙联，笔者不禁想到每年盛夏，随处都可看到销售冷饮的摊点打出“冰冻汽水”的招牌。这四个字也很有意思，它们依次为一点水、两点水、三点水，全是水。再进一步琢磨，又想起汉字中温度用字的偏旁，左边的“点”越少就越冷：“冰”字一点，“冷”“凉”“冻”两点，“温”字三点。进而汉字下部有四点者则温度更高了，不过，这四点不是“水”而是“火”，如“热”“烈”“煎”“煮”“熬”“烹”等。有人以为“燕”字与“魚”（鱼）字的下部四点也是“水”或“火”，其实这两个字的四点与水火无关，而是鱼和燕子尾巴的形状。《说文》中解释“魚”字曰：“‘魚’水虫也。”象形。魚尾与燕尾相似。

No.5　“军转民”的医用名词

现在不少人把患者叫作“病号”，有些经常得病或患有慢性病的人，往往自称是“老病号”，别人也爱称他为“老病号”。有的人病情不重或患了一点小病就请假休息，人们会说他“泡病号”。现在大家习惯把患者的饮食叫作“病号饭”，有的医院甚至把患者的食堂称为“病号食堂”。其实，“病号”一词是中华人民共和国成立后才在全国通用的。这一名词是从人民军队传播出来而为全民所接受和应用的。那么，为什么部队中把患者叫病号呢？原来病号一词起自“伤号”。

军人在作战中负伤，通常是称为“伤员”，在往后方转送时，由于有的伤员伤势过重，有的休克或昏迷的伤员不能向救护人员报告自己所在部队的番号及自己的姓名，于是，凡转送到后方去的伤员就按编号转送。救护人员按阶梯治疗的方式把伤员转往后方并按其编号交接，于是，伤员便有“伤号”之称。由于部队的伤员和病员都要休息、转后方医院和吃适合伤病人员的饮食，因此，同样也把病员称为病号，把伤病人员的饮食称为病号饭。

那么，为什么“病号”一词会在大陆各省普遍使用呢？原来，中华人民共和国成立初期，解放军接收各家医院，医院的领导基本上都是来自人民军队的干部。一些新建的医院的领导和主要干部也都是军人或转业军人，于是他们便把部队的称呼带到所在医院。这样一来，“病号”一词作为“病人”或“患者”的代称就“全国通用”了。现在，连老外也知道“病人”叫作“病号”了。在英语中，“患者”为“patient”，而“病号”则为“sick personnel”。

据说月经的委婉称谓“例假”也是“军转民”的词汇。月经的代称不少，诸如：好事情、好友、老朋友、大姨妈等。大家都知道，所谓“例假”就是例行放假的意思，比如星期日、节假日通常都是例行放假的。有人说，把月经称为“例假”是中华人民共和国成立后开始使用的词汇，其解释是：中华人民共和国成立以后，中国的妇女地位发生了翻天覆地的变化，政府对妇女正常而又需要特殊照顾的生理现象实行劳动保护，规定妇女遇到月经来潮时，如有需要，可以请几天假，工资照发，故称为“例假”。经查，不论是中华人民共和国成立初期还是现在都没有这一规定。我特别请教了几位参加过解放战争的老革命，他们说，解放战争期间，女兵就称月经为“例假”，因为部队规定女兵在行经期间可以不出操和干重的体力劳动。于是，如果出操点名时某位女兵没有来，同班的女战友会报告“某某今日例假”。

还有一个词汇是表示“伤势”的——挂彩（或挂花）。乃指战斗负伤而且流血。那是因为鲜血染红了军装，故有“彩”与“花”之称。但是，这个词只用于前线作战时发生的伤情。军人在军营中由于练兵或与歹徒搏斗负伤流血，一般却不用“挂彩”来表明伤势。我们也许还记得京剧《沙家浜》中沙奶奶的唱词：“同志们杀敌挂了花，沙家浜就是你们的家……”

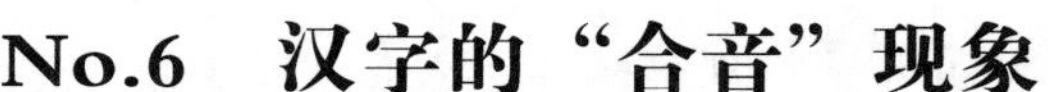

No.6 汉字的“合音”现象

合音现象也是汉字的特点之一。所谓“合音”，也称为“切脚音”，即一个汉字的读音是由两个汉字的发音拼出的字音。郭沫若发现“孔”字的发音乃系“窟窿”二字的合音，他很得意。于是曾经在他的著作中多处提及这一发现。其实，这种例子并非罕见，如大家都知道的“居心叵测”的“叵”，是“不可”的合音，“甭”是“不用”的合音等。原《大公报》资深记者吴永良先生跟我讨论“孔”字的发音时，发现“不消说”的“消”字，应该是“需要”二字的合音。我们也觉得是新发现。再就说一个人很“精”，其实“精”字是“机灵”二字的合音。

我国有两位学者是用合音取名字的，一位是语言学家王力，他曾经撰写过一本散文集《龙虫并雕斋琐语》，署名王了一，“力”就是“了一”二字的合音。另一位是钱钟书先生的夫人、著名翻译家与文学家杨绛，她原名叫季康，后按“季康”二字的合音而取名“绛”。

合二字之音为一字者。宋沈括《梦溪笔谈·艺文二》：“古语已有二声合为一字者，如不可为叵，何不为盍，如是为尔，而已为耳，之乎为诸之类。”现代方言中亦有。如北京话“不用”为“甭”。因此，所谓合音，实为相邻的两个音节融合而变为一个音节。

合音词是古汉语词汇中的一种特殊的词。在古代汉语里，由于两个单音词的经常连用，发音时又常常因为急速连读而将两个字音拼合成一个音节，借一个同音字（或音近字）来书写，这便出现了合音词这种合音假借的特殊现象。

古代汉语里，合音词的数量不多，但使用的频率很高，用得相当普遍。

常见的有：

诸（zhū）——之＋乎（于）：①虽有粟，吾得而食诸？（《论语·颜渊》）——即使有很多的粮食，我能吃得着它吗？（“诸”等于“之乎”）②投诸渤海之尾。(《列子·愚公移山》)——把它扔到渤海的边上。(“诸”等于“之于”）

盍（hé）——何＋不：①盍各言尔志？（《论语·公冶长》）——何不各人说说自己的志向呢？②盍取诸譬焉？（刘禹锡《天论中》）——何不用浅近的譬喻来加以说明呢？

耳（ěr）——而＋已：①技止此耳！（柳宗元《黔之驴》）——本事就这点罢了。②前言戏之耳。（《论语·阳货》）——刚才的话不过同他开玩笑罢了。

焉（yān）——于＋之（是）：①永之人争奔走焉。（柳宗元《捕蛇者说》)——永州的贫民都为这件事竞相奔走。②积土成山，风雨兴焉。(《荀子·劝学》）——积土成为高山，风雨就在那里兴起。

叵（pǒ）——不＋可：大耳儿最叵信。（《后汉书·吕布传》）——大耳儿最不可信赖。

那——奈＋何：早期的合音字，是一个字的读音等于与它形体毫不相干的两个字的读音的快读拼合。如“诸”由“之乎”或“之于”合成，“诸”在意义上相当于“之乎”或“之于”。合音字“诸”作为形声字，在形体上与它所合音的两个字没有什么关系。

到了后期，合音字干脆由两个字拼成，形、音、义都是拼合的。如“甭”，由“不用”二字形体拼合，音、义也都是“不用”拼合成的，即音为“不用”快读合音，义为“不用”，即“不需要”的意思。这样的字多流行于某个地区的方言字。

化学上造新字也使用了这种形、音、义拼合法，不过，不是采用完整的两个字，而只是字的主要部分或声符。

“羟”，由“氢”“氧”二字的声符组成，音也是它们的合音，读成（qiǎng），“羟基”也就是“氢氧基”。必须说明，“羟”这个字形，古已有之。《说文解字》四卷羊部“羟，羊名，从羊。但无论音、义，与现代的化学用字毫不相干，原来是个形声字，义为“羊名”，“羊”是表义的形旁。现代造的化学用字“羟”并不是形声字，而是个合音字，它们都是拼合字音的声素，意义上都代表原来他们作声旁的字（氧、氢）发挥作用。所以化学上用字“羟”，与《说文解字》中的“羟”，完全是两回事，音义都不同，不过形体相同而已。

“巯”由“氢”“硫”两字的声旁合成，读音为（qiú），化学上“巯基”就是“氢硫基”，音、义都是“氢”“硫”的拼合，而形体只是它们声符的拼合。

“羰”，由“碳”“氧”二字的声符合成，读音是“碳”“氧”的拼合（tāng），化学上“羰基”就是“碳氧基”，意思也是“碳”“氧”的组合。

此外，还有复音合体字，如“瓩”字形是“瓦”“千”的结合，语音上不拼合，仍读为“千瓦”。还有“呎”“唡”等，都是一个音（chǐ）（liǎng），又可读两个音：“英尺”“英两”。《现代汉语词典》中还收了一个特别的字：圕（tuān）、图书馆（tú shū guǎn），从音、义上它都是“图书馆”合成的，是个三字合体字。在民间某些地区也有口语之合音，如江浙及北京常可听见合音的口语，像嫑（biáo），不要。覅（fiào），勿要。甭（béng），不用。这（zhèi），这一。那（nèi），那一。介（jiè），这样等。网络用语（多起源于台语）：酱紫（jiàng zǐ），这样子。造（zào）知道。㝯（jiào），只要。

No.7　同名不同义的病症

在常见疾病中，有些病症是大夫不能治好的，因为这些疾病不是躯体之疾，而是因其病名被用在社会学、心理学和文化领域而富有非病症的含义，于是这些病症便“同名不同义”了。如有些人因具有嫉妒心理，则易患“红眼病”；有的名人因丧失气节而患了“软骨病”；建设项目或兴办企业的计划久久不能实现者谓之“难产”；城市街道的小广告称为“牛皮癣”；在国外留学而不能适应各种习惯者谓之“文化休克”……这些，都是不能用药物治好的疾病，它们与临床疾病“同名不同症”。笔者诊余，试将这些“另类”疾病14例收集成篇，兹分述如下。

【例1】红眼病

眼科有一种常见病叫作传染性结膜炎，患者会有眼睛发红的症状，俗称“红眼”，这是病理上的“红眼病”。然而，还有一种心理上的“红眼病”。那是人们把羡慕别人有名或有利而心怀妒忌的毛病，人们也称它为“红眼病”。

在生活中，常常有这样一种现象：一些人看到自己身边的人（如邻里乡亲、单位同事、亲戚朋友或兄弟姊妹）在某些方面比自己强，便情不自禁地产生一种难受的感觉，甚至迁怒于他人，出现一些消极行为。比如，眼红人家住的房子比自己大，眼红人家开着高档小汽车，眼红人家赚的钱比自己的多，眼红人家的孩子比自己的孩子有出息……自己种的菜没有邻居的菜长得好，路过邻居菜地时，忍不住对那几株长得特好的菜踹上几脚，等等。

心理上的“红眼病”，通俗地说就是嫉妒病，是心理上的毛病。这病古亦有之，《三国演义》中诸葛亮的智慧和计谋远远超过周瑜，由于周瑜心胸狭窄，诸葛亮的“三气周瑜”导致他英年早逝，令周瑜临终时慨叹道：“既生瑜，何生亮！”

【例2】软骨病

软骨病在医学上是一种骨骼疾病，通常泛指发生于软骨部位的病症。如软骨发育障碍、软骨炎、软骨瘤等。

然而有的科学家和文化名人，由于精神上缺“钙”，就会得“软骨病”，这是精神上的“软骨病”。所谓“软骨病”也就是通常说的“软骨头”——指没有气节（骨气）的人。比喻人态度不坚定，没有骨气，遇到压力就动摇。

伽利略有句名言：“当科学家们被权势吓倒，科学就会变成一个软骨病患者。”

【例 3 】寄生虫

医学上所说的寄生虫是指寄生在动物或植物体内外的小虫，如跳蚤、虱子、蛔虫、钩虫、姜片虫、绦虫等。它们寄生在人体或其他动物的身上，吸取人体或某些动物体内的血液或营养物质为生。

社会上（特别是家庭中）也有不劳而获，过寄生生活的人，人们也称他们为“寄生虫”。一些成年人可以通过自己的劳动获得报酬来过日子，但是，他们往往靠父母的收入来养活自己甚至妻儿，这类人便是家庭中的“寄生虫”，当今的称谓叫作“啃老族”。

【例 4】气管炎

气管炎是由于病毒、细菌感染或物理化学刺激等非感染因素引起的气管、支气管黏膜炎性变化，分为急性和慢性两种。

“文革”期间，全国开展“攻克老年慢性气管炎”（实为“老年慢性支气管炎”）——“老慢支”运动，由于“气管炎”与“妻管严”谐音，故人们把怕老婆的男人戏称为患了“气管炎”。

【例 5 】牛皮癣

银屑病俗称牛皮癣，是一种慢性炎症性皮肤病，病程较长，有易复发倾向，有的病例几乎终生不愈。临床表现以红斑、鳞屑为主，全身均可发病，以头皮、四肢伸侧较为常见。

城市中到处可见的违章“小广告”，严重影响着城市市容市貌，被称为城市“牛皮癣”。

【例 6】冷热病

疟疾，俗称“冷热病”“打摆子”，是疟原虫通过蚊子（按蚊）传播的人类最严重的寄生原虫感染性疾病。

明代有位幽默大师叫陈全，有一次他患了疟疾，寒热交替，痛楚难忍，遂根据亲身体会写了一首《疟疾词》（叨叨令）：“冷来时冷得冰棱上卧，热来时热得蒸笼里坐；疼时节疼得天灵盖破，颤时节颤得牙关儿搓。只被你害杀人也么哥，只被你闷杀人也么哥，真是寒来暑往人难过。”这首词生动地表现了疟疾患者发作时寒战、发冷、发热这“酷疟三部曲”的痛苦，形象生动。

“冷热病”比喻情绪忽高忽低的毛病。有些人在学习或工作中往往会随着情绪的高低而采取积极或消极的态度，这就是患了“冷热病”。

【例 7】回归热

回归热是由回归热螺旋体经虫媒传播引起的急性传染病，此病是以热型和病状特点命名的。回归热（relapsing fever）初发期持续高热及出现有关症状 1 周左右，然后体温骤降进入间歇期，一般间歇 9 天左右之后，则“后会有期”而症状复发、体温升高，进入复发期，复发期的表现与初发期相同，故称“回归热”。

香港回归是指中华人民共和国政府决定在 1997 年 7 月 1 日对香港恢复行使主权，香港从此回归到祖国怀抱。在此期间，香港及祖国内地的广大民众，掀起迎接和庆祝香港回归的热潮。港媒纷纷报道内地人民及香港市民的回归热。

【例 8】瘫痪

医学名词瘫痪，是指由于神经功能发生障碍，身体的一部分完全或不完全地丧失运动的能力。可分为面瘫、单瘫（一个上肢或下肢瘫痪）、偏瘫、截瘫、四肢瘫等，也叫风瘫。一般所说的瘫痪，是指双下肢瘫痪或四肢瘫痪。

在日常用语中，往往用“瘫痪”一词来比喻机构、交通等不能正常运转或不能正常发挥作用：如交通瘫痪、领导班子瘫痪等。以下几个例句便是以“瘫痪”一词来比喻的。①如果不供电，全世界的交通系统一定会瘫痪。②路上遇上一场连环车祸，交通完全瘫痪。③大雨造成的突发洪水一度使全市陷入瘫痪，多数交通工具被迫暂停使用，上周六晚间，8 万人滞留机场。④大火令隧道两边的交通瘫痪逾 1 小时。⑤雪灾瘫痪了空中、铁路与高速公路的交通，困住了成千上万返乡过年的旅客。

【例 9】难产

医学上指不能自然分娩。一般由孕妇骨盆狭小、胎儿过大、胎位不正或子宫收缩乏力等引起。做好孕期保健，可减低难产率。

在各行各业中，也用来比喻著作不易完成，计划、方案不易制订等。

兹选录如下新闻报道的标题作例句。

①面临毕业，论文“难产”怎么办？②审计机构受阻无法进入疫区，部分上市公司年报面临“难产”。③检察机关这项职权面临“难产”。④2009年11月21日，记者获悉，新港中路489号原毛纺厂宿舍地块有18户不肯搬迁，致可建306套保障性住房的项目面临“难产”。⑤2014年11月17日，首届路遥文学奖面临“难产”。⑥部分银行再融资面临“难产”。

【例10】流产

孕妇之所谓“流产”，是妊娠不足28周、胎儿体重不足1000克而终止妊娠。

“流产”也比喻事情在酝酿或进行中遇到意外或遭受挫折而不能实现。毛泽东《中国革命和中国共产党》第二章第四节：“远的如辛亥革命，因为那时还没有无产阶级的自觉的参加，因为那时还没有共产党，所以流产了。”沙汀《困兽记》七：“或者耐着性子打开这个僵局，免得演剧的计划流产。”

【例11】死胎（胎死腹中）

死胎是指妊娠20周以后，胎儿在子宫内死亡，称为死胎。“死胎”也就是“胎死腹中”。

胎死腹中，即子死腹中：病名。《诸病源候论》卷四十三：“下产时未到，秽露已尽，而胎枯燥，故子死腹中。”又称胎死腹中，死胎，多因跌扑闪挫，气血逆乱；母患热病，热毒伏于冲任；误服毒药，药毒伤胞；母体素虚，冲任气血虚少；胎儿脐带缠颈，气绝致死等，致胎儿死于母体内。必须急下死胎。

“胎死腹中”是一句汉语成语。原意指胎儿在未出世前就死在母亲的子宫里了，生出来的也就是死胎。可以被引申为比喻计划、方案等尚未实施就遭到失败或被取消。即比喻一件事情还在筹备阶段就夭折了。有如下例句。

①我的计划胎死腹中了。②即使是不成熟的尝试，也胜于胎死腹中的

策略。③徐贵祥《历史的天空》第 19 章："这支即将新生的部队又将面临灭顶之灾而胎死腹中了。"④熊召政《张居正》第三卷第五回："如果不向皇上说明事体取消增额，你的财政改革，恐怕就只能胎死腹中了。"

【例 12】休克

休克是 shock 的音译，原意为打击或震荡。休克是由于各种病因引起的有效循环血容量急剧减少，致全身微循环功能障碍、生命重要器官严重缺血、缺氧而引起的代谢障碍、功能减退与细胞损害的病理状态。是急危重病发展过程中重要的临床环节，死亡率高。

"休克"一词的应用至今已有 200 多年的历史，其概念起源于创伤。法国医生 Henri Francois LeDran 于 1743 年观察到由于弹伤打击造成了休克现象，在其英文翻译中使用了英语"shock"来表达患者病情危重，处于"命垂一线"的状态。

"休克"这一名词还被应用到多种领域，包括企业的破产、公司倒闭、店铺关门、团队散伙，以及留学生"水土不服"等。媒体曾经有过"房地产企业批量休克""'巨人'企业集体休克"之类的新闻报道。文化休克是由世界著名文化人类学家 Kalvero Oberg 首先提出的，他说："由于失去了自己熟悉的社会交往信号或符号，对于对方的社会符号不熟悉，而在心理上产生的深度焦虑症。"在跨文化管理学中，当人们到国外工作、留学或定居时，常常会体验到不同程度的心理反应，这种心理反应现象被称为"文化休克"。

【例 13】神经病

神经病（neuropathy）特指周围神经疾病，以往也称神经炎，是一类周围神经系统发生的器质性疾病。根据神经所在的位置和功能不同，可以把神经系统分为中枢神经系统和周围神经系统。神经病是指解剖学上周围神经损害表现出的病理特征，其主要特征是周围神经有器质性的病变。在非专业领域中，神经病通常与精神病相混淆。精神疾病往往以精神症状为主，而神经病的表现是疼痛、麻木，或无力、瘫痪。医生根据症状、检查以及各种化验等可以把这两者区别开来。

神经病（俗称“发神经”）多指疯疯癫癫的样子。例句：①那人经常无缘无故发神经。②你发神经啦，盯着人家不放。

【例 14】近视

近视俗称“近视眼”，是常见的眼科疾病，乃视力缺陷的一种，能看清近处的东西，看不清远处的东西。近视是由于眼球的晶状体和网膜的距离过长或晶状体折光力过强，使进入眼球的影像不能正落在网膜上而落在网膜的前面。

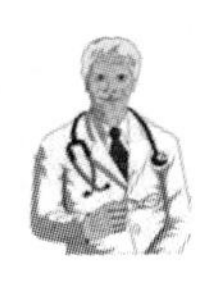

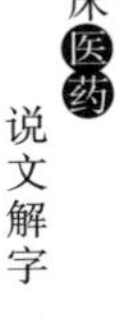

近视也具有眼光短浅的意思。目光短浅是汉语词语，基本意思为眼光不远，见识不深。形容缺乏远见。有名言曰：“眼睛可以近视，目光不能短浅。”

例句：①观察一种货币的走势不能近视眼地只看当前，应该将时间拉长才能看得清楚。②对职工教育，某些企业领导者持远见而重视；某些企业领导者患近视而忽视。

No.8　胡说也可当作一种“外语”

胡适应邀到某大学演讲。他引用孔子、孟子、孙中山的话，在黑板上写：“孔说”“孟说”“孙说”。最后，他发表自己意见时，引得哄堂大笑。原来他写的是“胡说”。

我们经常听到“胡说”这个词语，其实所谓“胡说”应当是“外语”。我国有 56 个民族，汉族人听不懂一些少数民族的话，便把他们的话叫作“胡说”。以往我国有些少数民族及外国（如亚洲一些个别国家如波斯——现为伊朗地区）人的语言听不懂，汉族人都说他们在“胡说”。甚至高热或脑部病变引起的无意义的谵语也归类为“说胡话”（胡说）。

查有关资料，“胡说”一词之来历含有两层意思。一是随便乱说；二是讲无道理的话。“胡说”一词始于东晋之后，史称这一时期为“五胡乱中华”。一般说的“胡人”实指我国西部、北部少数民族。主要有匈奴、鲜卑、羯、氐、羌统称为“五胡”。当时他们的文化较落后，因西晋封建王朝腐朽，被他们打进中原。

由于以前汉族统治阶级说话、办事完全依孔子的学说作根据，主张非礼勿言，非礼勿听，非礼勿行。而“五胡”之人（一些少数民族）说话却不按这一套办事、说话。汉人遂把少数民族没有任何礼法作根据的说话称为“胡说”。

就“胡”字而言，有些用具或果蔬是由西部少数民族或外国传进的，故有的乐器叫胡琴，由此我们经常有人拉二胡。蔬果中有不少从少数民族或外国传进来的，遂有胡椒、胡蒜、胡萝卜、胡麻（芝麻）、胡豆（蚕豆）、胡柚。以往产在西北民族地区的马叫作胡马等。有不少称为“胡”的植物，多从外国带回国内种植，故仍然带有“胡”字的称呼，如胡麻起源于近东、地中海沿岸；胡桃俗称核桃，分布于中亚、西亚、南亚和欧洲；胡荽，乃中药材，原产于地中海地区；胡萝卜原产于中亚细亚一带，已有四千多年历史。汉朝张骞出使西域，将胡萝卜带回内地栽培。

胡言乱语即谵语，指神志不清、意识模糊而胡言乱语的症状，必兼热象。谵语虽然见于虚、实、寒、热诸证，但以实证、热证居多，虚证、寒证较少。一般而言，属实暑热者，每见于疾病极期，此时邪气亢盛，正气不衰，故多易治。虚证、寒证常见于疾病后期危重阶段，此时正气虚衰，抗邪无力，故多难治。

谵语者，经云：邪气盛则实，精气夺则虚，故实则谵语，虚则郑声。胃中实热，上乘于心，心为热冒，则神识昏迷，妄有所见而言也，轻则睡中呢喃，重则不睡亦语。有谵语者，有独语者，有语言不休者，有言乱者，此数者，见其热之轻重也。大抵热入于胃，水涸粪燥，必发谵语，为实也。

西医对“谵语”的解释是患者呈谵妄状态，即有神志错乱、迷惑、语无伦次、不安宁、激动等特征并时常带有妄想或幻觉的暂时性神经失常。谵妄，医学上指出现错觉、幻觉、兴奋、不安及语无伦次的一种精神障碍，常发生于发热、疾病、外伤或精神病患。谵妄是指一组综合征，又称为急性脑综合征。表现为意识障碍、行为无章、没有目的、注意力无法集中。通常起病急，病情波动明显。该综合征常见于老年患者。患者的认知功能下降，觉醒度改变，感知觉异常，日夜颠倒。谵妄并不是一种疾病，而是由多种原因导致的临床综合征。

No.9 谐音兆“吉祥”

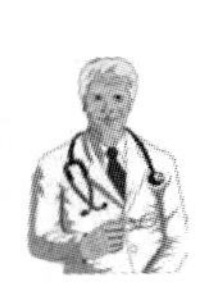

每年过年，都可以看到一些以食物为“形象大使”作为寓意吉祥的年画。这些“标志性食物”，也可称它为“吉祥食物”。传统的年画中，具有代表性的是一个男娃娃在荷池中抱着一条大鲤鱼，其寓意是“连（莲）年有余（鱼）”。还有一幅是男娃娃一手抱着一条大鲤鱼，一手在敲击木鱼（磬）；则表示“吉（击）庆（磬）有余（鱼）”的意思。古代汉字中“羊”字与“祥”字相通，因此有画一只绵羊以示“吉祥如意”的年画。

中国人喜好用吉祥、洁净的词语避开凶险、厌恶的事物，民俗物象大都具有特定的文化寓意。棺材称“寿材”，停尸房叫“太平间”，汤饼隐寓长寿，瓜皮帽隐寓六合统一，梨不分着吃，住居“前不栽桑（丧）后不栽柳（溜）”。在命定、被动意识的背后，又透露出脆弱的主动意识。

下面就谈谈以食物为“代言人”来象征吉祥的事例，以及利用食物名的谐音给食物选取别名的趣事。

民间新人成婚，往往在洞房的床铺上撒一些红枣、花生、桂圆、莲子，这枣、生、桂、子，乃祝福新婚夫妻“早生贵子”的“隐语”。老人寿诞，常常供上寿桃来祝福老人家长寿。以桃子喻长寿，出自王母娘娘种出来的仙桃吃了会长生不老的典故。因此，桃子便成了“长寿”的“形象大使”和“吉祥食物”。

当然，有些食物被“褒”，也就有些食物被“贬”。道理也是因为谐音或象征使然。比如，梨子和鱿鱼就被无辜地看作不祥之物。梨子因为“梨”与“离”同音，因此新婚喜庆或者结婚纪念日，就不能给人家馈送梨子，因其含有“离婚”之意。时下，大家都知道解聘员工叫作“炒鱿鱼”。美味的鱿鱼也就在特定的情况下成了不祥之物。“炒鱿鱼”为何成为“解雇”的代用词呢？此乃广东及港澳一带的做法。即老板要解雇某一员工时，往往要“设宴饯行”，席中必有一道菜是炒鱿鱼。鱿鱼炒熟会卷成筒状，南方的打工者多睡席子，卷起来就好像炒熟的鱿鱼筒一样。老板请吃炒鱿鱼，就是叫你卷铺盖走人的意思。

逢年过节，不少食物都成为兆吉祥的“代言物”。江南人家新年吃饭，必有炒青菜，说吃了“亲亲热热”；必吃豆芽菜，因黄豆芽形似“如意”；每餐必食鱼头，但不能吃光，叫作“吃剩有鱼（余）”。有些地区，整条鱼在年初三之前是只看不吃，到了年初四才吃，表示“年年有余（鱼）”。粤港澳的市民过年必吃发菜，特别是做生意的人，这道发菜是不能少的，因为发菜与“发财”谐音。过年吃水果以橘子最受青睐，因为“橘”谐“吉”，有大吉大利的寓意。过年必吃年糕，南北同风；吃年糕是祝愿生活“年年高”的意思。北方人过年吃饺子，饺子之名，是从“交子”二字而来。古时吃饺子是在新岁与旧岁交接的子时（子夜）开始吃的，故称“交子”（因系食物，故称为饺子）。饺子中有的放糖，用意是吃了新年日子甜甜美美；有的包有花生（花生称“长生果”），用意是吃了人可长寿；有一只饺子中放一枚制钱，用意是谁吃到了就“财运亨通”。饺子形似元宝，新年里将面条和饺子同煮，叫作“金丝穿元宝”。中国台湾人过年，也有取食物的特点或谐音祈求吉祥的做法。如一定要吃“长年菜”（芥菜做的，表示长寿）、“韭菜”（“韭”与“久”谐音，吃的时候要一根一根，从头吃到尾，不横吃，不咬断，年寿才能“久久长长”）。此外，还要吃萝卜（中国台湾地区也称其为菜头）表示好彩头；吃全鸡，表示全家福（闽南语“鸡”与“家”谐音）；吃“蚶”取其繁殖力强之意，吃完后蚶壳要放在床下，表示会生蚶子蚶孙；吃鱼丸、虾丸、肉丸，取“三元及第”之意，（“丸”与“元”谐音，“三元”即是状元、会元、解元）；吃所有的菜均不用刀切细，应以原形煮食。

在平时，有些含有不吉利名字的食物，人们往往采取“趋吉避凶”“祈兴祛衰”的做法给它改用别称以防“行衰运”（“倒运”）。如猪舌头，由于“舌”与蚀本的“蚀”谐音，于是，北方改称它为“口条”，南方人就“扭亏为盈”而把它叫作“猪脷”（猪‘月利’），吃了猪舌头不但不蚀本，还“有利可图”呢。“弃俗求雅”的食物名称也不少，如广东人爱吃蛇和猫，于是有一道名菜叫作“龙虎斗”，苏联最高苏维埃主席团主席伏罗希洛夫在1956年访华时就吃过“龙虎斗”，他连连赞赏说：“味道好极了！”如果用蛇、猫和鸡烹制的菜肴，美其名曰“龙虎凤”。比较大众化的食物——鸡爪子，现在全国都叫它为“凤爪”，真是“鸡窝里飞出凤凰”来了。提起鸡就说说鸡蛋。外国人进中国餐馆看不到“鸡蛋”的菜谱，很是纳闷。他们不了解中国人忌讳“鸡蛋”和“蛋”字，而用木樨、黄菜当作鸡蛋的代名词。如“木樨炒肉片”“木樨汤”，这木樨就是表示鸡蛋。木樨是桂花，颜色犹如蛋黄一般。为什么要避讳“蛋”“鸡蛋”呢？《清稗类抄》云：“北人骂人之辞、辄有蛋字、曰浑蛋、曰吵蛋、曰倒蛋（捣蛋）、曰黄巴蛋（王八蛋），故于肴馔之蛋字，辄避之。鸡蛋曰鸡子儿，皮蛋曰松花，炒蛋曰摊黄菜，溜蛋曰溜黄菜；煮整蛋使熟曰卧果儿；蛋花汤曰木樨汤。木樨，桂花也，蛋花之色黄如桂花也。蛋糕曰槽糕，言其制糕时入槽也。”这里以“蛋”骂人，是因为蛋常用来比作睾丸，因此有亵渎人、诅咒人的意思。我国有些地区生孩子给人送红鸡蛋忌送两个，就是避免隐喻睾丸之嫌。

食具也有因为“趋吉避凶”而改用吉祥名字的。“筷子”的变迁就是一个例子。筷子的本名为“筯”（此字上半部分为“竹”，下面为“助”）、“箸”，取助人进食之意。“箸”音“住”，对滞于旅途，特别是漂泊于江河湖海之上的船夫和行旅之人，这个名称不免招人厌恶，于是便以“住”的反面“快”来代替。特别是南方人（比如客家人），把筷子叫作“筷只”（船只的“只”，繁体为“隻”，快的船只当然航行快，而住着或慢行的船只则非常不利，故将“箸”改为“筷”，称“箸隻”为“筷隻”）。随之而来的是忌“碗口筷”，即把筷子平放在碗口上，在船民看来，这意味着船要搁浅，桅杆要倒，船要倾覆。说到翻船，据说某些人吃鱼只剖切一半烹调，放在盘里，吃的时候就不用把鱼翻过来吃；这是因为把鱼翻过来，就好像翻船一般。

No.10　三个倒写倒贴的汉字

在华文地区，有三个汉字往往倒着写或倒着贴。其一是“福”字，倒着贴乃隐喻“福到”。另两个汉字是“人”和“火”字。街头张贴或报纸上刊登的“寻人启事”，往往把“人”字倒着写或倒着印，以引起观众或读者的注意。再就是“火”字，在存放木材（柴）等易燃品的房子门口，往往会张贴告示：“天干物燥，注意防火”，其中“火”字倒着写以提高人们的消防警惕性。

大家也许记忆犹新，20世纪的“文革”，举凡被批斗的对象，其名字都要倒着写，姓名上面还打上叉。据说有位当权派名叫王工田，这三个字正写倒写都是一个样，造反派没有办法，只好在王工田三个字上面打上叉……主持批斗大会的头头到底“老练”，他带头高呼口号：“坚决打倒死不悔改的走资派王工田，倒倒倒，叉叉叉！！！”

No.11　中国特色的“胜”“败”同义

“我们战胜了敌人”与“我们战败了敌人”两句话意思基本一样，是由于“战胜”和“战败”在这里基本同义。众所周知，胜和败是反义词，为什么在这里“战胜”和“战败”竟成了同义的呢？这与古汉语的使动用法有关系。在古代汉语中，有时句中动词所表示的动作不是由主语发出，而是主语使宾语发出，这种用法叫作使动用法。如“汉败楚”（《史记·项羽本纪》）表示刘邦战败了项羽，它与“汉胜楚”意思相同。由于楚汉相争的历史结果是人所共知的，所以不管写成“汉败楚”还是写成“汉胜楚”，人们都能明白说的是刘邦胜，项羽败。这样，使动用法就形成一种特殊而有趣的语言现象：本来是反义词的“胜”和“败”，却能表达相同的意思。

还有，比如一句话：“中国队大胜日本队”和“中国队大败日本队”虽然说法相反，表意却是相同的。反语修辞也是造成含蓄和耐人寻味的幽默意境的语言手段之一。

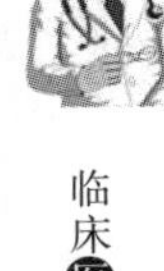

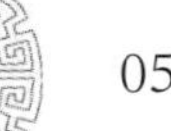

No.12 “生前”就是“死前”

人死了，要开个追悼会。这时候会赶来一些生前好友。正是这个“生前好友”的“生前”，叫许多人困惑不解。“生前”的“生”，我们并不陌生，可以是“出生”，也可以是“活着”。按照字面理解，“生前”应该是某个人“出生以前”。而出生以前显然不可能有什么“好友”的。不管是谁，都知道“生前”的意思并不是“出生以前”。词典上对“生前”的解释是“死者还活着的时候”。“生前”就是“死前”，“生前好友”也就是“死前好友”，只是没有这么说的。“生”和“死”在这里莫名其妙地被画上等号了，你说邪门不邪门？但是，我国的风俗往往忌讳使用不吉利的词汇，在民间，备用的棺材或老人准备百年之后做棺材的木料（木板）称为“寿木”或“长生板”“寿材”等，因此，也就不用“死前好友”了。

No.13 “恢复”疲劳与“打扫”卫生

国人在劳动或干了重活后，常常说：“咱们休息休息，恢复疲劳后再干……”疲劳岂能“恢复”？“恢复”疲劳岂不是越“恢复”越“疲劳”吗？此外，扫除室内的灰尘、为桌椅和家具做清洁，往往说是“打扫卫生”，“卫生”被“打扫”走了，岂非更污脏了吗？

No.14 “矛盾统一”的矛盾对联

民间流传着这样一副对联：

上联为：高矮子喝冷烧酒热凉粉下

下联为：大小子娶嫩老婆新舅子来

这副对联，其上下联是以对立与矛盾的词汇缀句成联的。如上联中的“高”与“矮”，“冷”与“烧”，“热”与“凉”；下联中的“大”与“小”，“嫩”与“老”，“新”与“旧”（“舅”与“旧”同音，我国有一句歇后语：外甥打灯笼——照旧，“旧”即“舅”也）；这些词汇都是互相对立的，但是，将这含义对立的汉字组合成的词汇却又非常合理，这也可以说是“对立统一”吧。上联的意思是姓高的矮个子，喝冷的烧酒（白酒）用炒热的凉粉下酒。下联的意思是家中的老大（大小子），娶了一个年轻的老婆，老婆的兄弟（新舅子）前来祝贺。

据说有一长须老者给金圣叹出了一副矛盾对的上联，金圣叹对出了一副下联：

大小子，上下街，走南到北买东西

少老头，坐睡椅，由冬至夏读春秋

还有一副流传的矛盾联：

高矮子肩长短棍赶黑黄牯，至小田犁大丘

细大嫂寻新破布做干湿鞋，去下屋赔上亲

此外，还有几副古代的矛盾对。①大小姐洗黑白菜；高矮子吃热凉粉。②假山真鹿走；死水活鱼游。③穿冬装，戴夏帽，胡度春秋；走南方，窜北方，混账东西（指王尔烈）。④船载货物货重船轻轻载重；尺量土地地长尺短短量长。⑤北雁南飞，双翅东西分上下；前车后辙，两轮左右走高低。

其实，在汉语词汇和日常话语中，经常可以出现矛盾的词语，如新老、是非、真假、开关等；有些职业也是兼做两种“相反”工作的，如出纳、收发、买卖等。如果遣词用字巧妙，往往也能拟写出一些“对立统一”的矛盾对联来。笔者曾为一家经营假发和珍珠的小店铺写过一副楹联，上联是专售真假发；下联是不卖假真珠。上联的意思是专门出售正宗的假发，下联的意思是不卖冒牌的珍珠。“真珠”即珍珠，古代就叫珍珠为“真珠”。

我是一位医生，与一中学老师为邻；两人都有“联兴”，经常互相对句，日久便生“联谊”。一日，我以老师的课堂教务为题，出一上联要他续对；我出的上联是：新老师教加减法得正负奇数。联中“新”与“老”，“加”与“减”，“正”与“负”都是对立的。那老师琢磨一会，也拿我看病应诊情况为内容，续得下联曰：小大夫治虚实证有补泻良方。这下联中的“小”与“大”，“虚”与“实”，“补”与“泻”也是互相对立的。此后，我们两人不断创作一些矛盾对联，为数近10余副。兹书录几副“自我感觉尚好”的矛盾对联如下。

其一：小老板卖冷烧饼厚薄适度

瘦壮丁喝稠稀饭咸淡宜人

（联中的“小”与“老”，“冷”与“烧”，“厚”与“薄”；“瘦”与“壮”，“稠”与“稀”，“咸”与“淡”皆为“对立词汇”。）

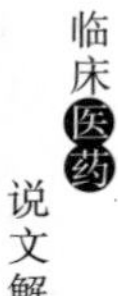

其二：双孤老吟长短句抑扬断续成雅韵

众鳏夫听新故事兴衰荣辱尽奇闻

（联中“双”与“孤”，“长”与“短”，“抑”与“扬”，“断”与“续”；“众”与“鳏”，“新”与“故”，“兴”与“衰”，“荣”与“辱”都是“对立词汇”。）

其三：老少夫妻悲欢离合生死恋

古今日月阴晴圆缺天地情

（联中“老”与“少”，“悲”与“欢”，“离”与“合”，“生”与“死”；“古”与“今”，“阴”与“晴”，“圆”与“缺”，“天”与“地”也都是“对立词汇”。）

其四：小大副开船下上海

大小姐乘车去来安

（联中的“小”与“大”，“下”与“上”；“大”与“小”，“去”与“来”；均为互相对立的。“来安”为安徽的一个县名。）

其五：成方圆唱中外名曲

贾平凹著长短佳篇

（联中“方”与“圆”，“中”与“外”；“平”与“凹”，“长”与“短”皆互相对立。）

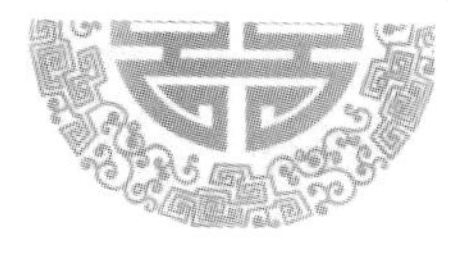

第四集 医药“难字”

No.1 误读“酵”与错写“肺”“冐”

在临床工作的医生、药师或护士，有一种药会念错一辈子，有两个字会写错一辈子。前者是干酵母片的“酵”字，后者是肺部的“肺”字和感冒的“冒”字。众多临床工作者都把“酵”字读作（xiào），正确的读音是（jiào）；于是把干酵母片念作干“孝”母片（gānxiàomǔpiàn），正确的读音为干“教”母片（gānjiàomǔpiàn）。不少医护人员都往往错写“肺”和“冒”字，把“肺”字写作“月市”，即“月”的偏旁写上“市”发音（shì）。而正确的写法是“月”偏旁（此偏旁实系“肉”）写上“巿”发音（fèi）。书写感冒的“冒”字，则多在“目”字上头加一个“曰”。其实“冒”字的上半部是“冃”。冃的读音为（mào），古时与“帽”字相同。

除此之外，临床上的医药用字甚为常见的念错或写错的医用汉字有：病症名词——癫痫，由于繁体写作“癲癇”，故不少人将“癇”字与繁体的“簡”字念作同一个音（jiǎn），其实，不论是繁体的“癲癇”还是简体的“癫痫”，均应念作（diānxián）。铊中毒的“铊”（tā）误念作“坨”（tuó）；不少人将“铊（tā）中毒”说成“坨”（tuó）中毒”。嗜铬细胞瘤的“铬”（gè），误念作“洛”（luò）。腋臭的“臭”（chòu）误念作“嗅”（xiù）。骨骼的名称也有误将肱骨“工骨”（gōnggǔ）念作“宏骨”（hónggǔ）；误将颧骨“权骨”（quángǔ）念作“欢骨”。将黏膜、黏液写作“粘膜”“粘液”者也很普遍。“黏”读音为（nián），“粘”读音为（zhān），虽然“粘”字也可读（nián），但是只在姓氏为“粘”者才念（nián）——如粘某某。临床常用的穴位有“肺俞”“胃俞”“肾俞”等，不少人（特别是患者）往往将“俞”读作（yú），其实“俞”是“腧”（shù）的简化字，“肺俞”“脾俞”“胃俞”“肾俞”即“肺腧”“脾腧”“胃腧”“肾腧”。另有一个穴位“膻中”，往往被误读为（tánzhōng），正确的读音应为（dànzhōng）。上髎（shàngliáo）、次髎（cìliáo）、中髎（zhōngliáo）、下髎（xiàliáo）之“髎”容易误读为“谬”（miù）。

No.2　难倒医患的医药用字

我们在医院或诊所经常可以发现患者甚至医务人员念错药名或医学用字。而且有的患者或医护人员对某个字或某几个字的发音错念了几十年乃至一辈子。比如不少医生、护士把弥漫性（mímànxìng）误读为“尼漫性”；把常用中药枸杞子错念作“句己子”，等等。这些例子都说明，医护人员对医药用字的发音也要“规范化”，患者也要尽量不念错医药用字，以免造成诊疗时因为念白字而引起误会或差错。下面就把常用而容易读错的医药用字简述如下，供医务人员和患者纠正错误读音作参考。

1. 药物

在化学药品中，“氨”“胺”“铵”的发音有区别，如氨茶碱的“氨”发音为（ān，安）；枸橼酸铁铵的“铵”则应读（ǎn，俺）；而抗结核药乙胺丁醇的“胺”则念作（àn，暗），可很多人把它们都统统念作“安”。下面这些也是容易被念错的药名。

①氯霉素：“氯”字不念（lù，录），应念（lǜ，律）。②巯甲丙脯酸：“巯”字不念（liú，硫）应念（qiú，求）；“脯”字不念（bǔ，捕），应念（pú，谱）。③白朮：“朮”字不应写作“术”，也不应念作（shù，术），应念（zhú，筑）。④大黄：“大”字不念（dà，大小的“大”），而应念（dài，代，大夫的“大”）。⑤阿胶：“阿”字不念（ā，阿Q的“阿”），应念（ē，山东东阿县的“阿”）。⑥厚朴：“朴”字不念（pǔ，谱），应念（pò，

迫）。⑦ 枸杞子："枸杞"二字不念（jùjǐ，句已），应念（gǒuqǐ，狗起）。⑧ 川芎："芎"字不念（gōng，弓），应念（xiōng，兄）。⑨ 羌活："羌"字不念（jiāng，姜），应念（qiāng，枪）。⑩ 秦艽："艽"字不念（jiǔ，九），应念（jiāo，蕉）。⑪腽肭脐（海狗肾）："腽肭"二字不念（wēn nèi，温内），应念（wànà，瓦纳）。⑫诃子："诃"字不念（kě，可），应念（hē，喝）。⑬枳壳："壳"字不念（ké，咳），应念（qiào，峭）。

2. 解剖

不少解剖名称容易被念错，最常念错的是几个骨骼名称；把贲门误读为"喷门"者也很普遍。兹勘误如下。

① 颧骨："颧"字不念（huān，欢），应念（quán，权）。② 髂骨："髂"字不念（kè，客），应念（qià，恰）。③ 肱骨："肱"字不念（hóng，宏），应念（gōng，工）。④ 踝骨："踝"字不念（kè，课），应念（huái，怀或化）。⑤ 膝关节："膝"字不念（qī，欺），应念（xī，析）。⑥ 骨骺："骺"字不念（gòu，垢），应念（hóu，喉）。⑦ 贲门："贲"字不念（pēn，喷），应念（bēn，奔）。

3. 症状

不少人把很普通的症状也念白字，比如"发绀"是常见症状，不少人把"绀"念作"嵌"，有的虽然读作近似的音（gān，甘），但是仍然不准确，发绀应该读作（fāgàn，发赣）。下面将几个容易误读的症状用字作一勘误。

① 咯血："咯"字不念（luò，络），应念（kǎ，喀）。② 鼻衄："衄"字不念（chǒu，丑）、（niǔ，扭）、（niù，拗），或（rèn，刃），应念（nǜ，恧、钕）。③ 胼胝（手掌脚底老茧）："胼胝"二字不念（bìngdǐ，并抵），应念（piánzhī，骈支）。④ 嵌顿："嵌"字不念（kān，刊），应念（qiàn，欠）。⑤ 抽搐："搐"字不念（xù，蓄），应念（chù，好处的"处"）。⑥ 呃逆："呃"字不念（gé，嗝），应念（è，扼）。⑦ 病入膏肓："肓"字不念（máng，盲），应念（huāng，荒）。

4. 疾病

有些疾病的病名容易被念错，如癫痫本应念（diānxián，颠闲），却不少人念作“颠简”。疟疾本应念（nüèjí），由于民间称本病为发疟子（fā yàozǐ，发药子），于是不少人把疟疾（nüèjí）误念作（yàojí，药疾）。再如肾上腺的肿瘤——“嗜铬细胞瘤”中的“铬”字，很多人读作（luò，洛），甚至有的内分泌专科医生也这么念，“铬”应念（gè，个人的“个”）。桡骨的“桡”与蛲虫的“蛲”的读音容易混淆，前者读（ráo，饶）后者读（náo，挠）。下面把病名中容易念错的字列表矫正。

① 瘰疬：“瘰”字不念（léi，累），应念（luǒ，裸）。②疙瘩：“疙”字不念（qǐ，乞），应念（gē，割）。③绦虫病：“绦”字不念（tiáo，条），应念（tāo，滔）。④ 龋齿（蛀牙）：“龋”字不念（yǔ，禹），应念（qǔ，取）。⑤炭疽：“疽”字不念（zǔ，祖），应念（jū，居）。⑥ 猝死（暴毙）：“猝”字不念（zú，足），应念（cù，促）。⑦溺水：“溺”字不念（niào，尿），应念（nì，泥）。⑧痔疮：“疮”字不念（cāng，仓），应念（chuāng，窗）。⑨痤疮：“痤”字不念（zuò，坐），应念（cuó，锉）。⑩佝偻病：“佝”字不念（jù，句），应念（gōu，沟）。⑪痴呆：“痴呆”二字不念（zhī ái，知癌），应念（chīdāi，吃待）。⑫腋臭：“臭”字不念（xiù，秀），应念（chòu，香臭的“臭”）。⑬畸形：“畸”字不念（qí，奇），应念（jī，基）。

5. 诊疗

在诊疗用语中也有一些误读的字例。不少人把医生给患者看病时的切脉说成“号脉”就是误读。其实，“号脉”一词是“候脉”的讹读，进而因误读而至误写。诊疗用语的词汇中还有一些容易误读的字。

① 分娩：“娩”字不念（wǎn，晚），应念（miǎn，勉）。② 妊娠：“娠”字不念（zhèn，振），应念（shēn，申）。③ 哺乳：“哺”字不念（pǔ，普），应念（bǔ，补）。④ 罹患：“罹”字不念（luó，罗），应念（lí，梨）。⑤ 酗酒：“酗”字不念（xiōng，凶），应念（xù，旭）。

No.3 化学药名的“识字”窍门

前不久有位高血压患者，向医生陈述病情时，医生问他用过什么降压药，他说，曾经服用过硫甲丙脯酸和颉沙坦。医生让他写出来看看，他写:“巯甲丙脯酸”“缬沙坦”，医生纠正道，你把两种药的药名念错了，前一种药的第一个字“巯”应该念“求”，后一种药的第一个字“缬”应当读“鞋”。随后，医生送给他一张复印的《化学药品识字指南》作参考。他对这位患者说，不少化学药品名看上去文字的结构很复杂，其实，真正容易念错的只有12个，那就是这表上的12个字，其中头孢类抗生素有不少是带有“肟”字，如头孢唑肟、头孢吡肟、头孢克肟等，“肟”字的正确读音念（wò，握），能够念准这个字的人没有几个，有的人念“亏”，有的人读“眄”。你往下看，下面的33个字看似难认，其实只要照着右半边或下一半读音就不会出错。

1. 12个容易念错的字

（1）氯，正确读音为（lǜ，律），容易误读为（lù，录）。

（2）咪，正确读音为（mī，眯），容易误读为（mǐ，米）。

（3）哒，正确读音为（dā，答），容易误读为（dá，达）。

（4）炔，正确读音为（quē，缺），容易误读为（qué，决）。

（5）靛，正确读音为（diàn，电），容易误读为（dìng，定）。

（6）溴，正确读音为（xiù，嗅），容易误读为（chòu，臭）。

（7）羟，正确读音为（qiǎng，抢），容易误读为（qīng，轻）。

（8）巯，正确读音为（qiú，求），容易误读为（liú，硫）。

（9）哌，正确读音为（pià，派），容易误读为（guā，呱）。

（10）汀，正确读音为（tīng，厅），容易误读为（dīng，丁）。

（11）缬，正确读音为（xié，鞋），容易误读为（jié，颉）。

（12）肟，正确读音为（wò，握），容易误读为（kuī，亏）。

2. 33个读“一半”即不会错的字

（1）吡（bǐ，比），如格列吡嗪。

（2）啶（dìng，定），如柳氮磺吡啶。

（3）嗪（qín，秦），如氯丙嗪。

（4）唑（zuò，坐），如甲硝唑。

（5）噻（sāi，堵塞的“塞”，不是要塞的“塞”），如氢氯噻嗪。

（6）呋（fú，夫），如呋塞米（速尿）。

（7）喃（nán，南），如呋喃唑酮（痢特灵）。

（8）呾（dàn，旦），如呋喃呾啶。

（9）吩（fēn，分），如头孢噻吩钠。

（10）喹（kuí，奎），如氯喹（氯化喹啉）。

（11）吲哚（yǐnduǒ，引朵），如吲哚美辛（消炎痛）。

（12）酚（fēn，分），如酚妥拉明。

（13）酞（tài，太），如酚酞。

（14）酰（xiān，先），如对乙酰氨基酚（扑热息痛）。

（15）醚（mí，迷），如愈创甘油醚。

（16）醛（quán，荃、全），如水合氯醛。

（17）酮（tóng，同），如酮替芬。

（18）酐（gān，干），如右旋糖酐。

（19）肽（tài，太），如抑肽酶。

（20）胱（guāng，光），如谷胱甘肽。

（21）脒（mǐ，米），磺胺脒（磺胺胍）。

（22）胍（guā，瓜），如甲氰米胍（西咪替丁）。

（23）肼（jǐng，井），如异烟肼。

（24）脲（niào，尿），如甲苯磺丁脲。

（25）烯（xī，希），如己烯雌酚。

（26）烷（wán，完），如金刚烷胺。

（27）砜（fēng，风），如氨苯砜。

（28）碘（diǎn，典），如碘化钾。

（29）铊（tā，它），如醋酸铊。

（30）氟（fú，弗），如氟氢可的松。

（31）萩（qiū，秋），如一叶萩碱。

（32）吖（yā，丫），如安吖啶。

（33）苄（biàn，卞），如氨苄西林（氨苄青霉素）。

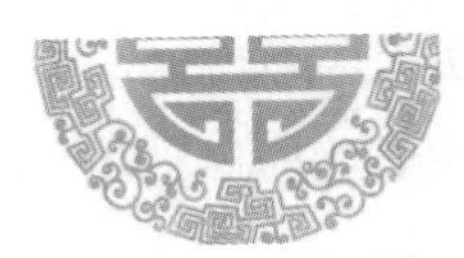

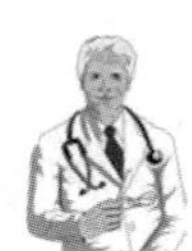

第五集 患者须知

No.1 医嘱——诊疗工作中的“令箭”

医嘱是医师根据患者的病情做出有关处理的指令。包括开具处方、下达诊疗方案等。处方由药师执行，诊疗方案大多由护士来执行；发布或执行错误，都要承担法律责任。然而，也有一些医嘱需要由患者或家属独立或配合完成。医嘱是诊疗工作中治病救人的“最高指示”或“红头文件”。医嘱的英文为 doctor’s orders，其中 order 即命令的意思。因此，患者必须把医嘱当成“令箭”，而不能把医嘱当成“鸡毛”。若把医嘱当成“鸡毛”，自作主张，任意篡改，结果会给患者的健康甚至生命带来危害；这虽不一定追究法律责任，却往往因此而抱恨终生。

下面介绍古今患者在用药中把“令箭”当“鸡毛”而造成身陷危境或一命呜呼的例子，值得我们从中吸取教训。

1. 篡改医嘱，史有前例

报道载，W 市一位姓冯的女士因患甲亢就诊，医生为她开了治疗药物，并嘱一个月后务必到医院复诊。冯女士在服药一个月后，各种不适症状基本消失，她见这药如此有效，为巩固疗效，于是就自行到药店购药，又服了一个月。结果出现怕冷、心跳过慢和面部水肿等症状，此时才去医院复诊。医生告诉她，甲亢虽已控制了，但却出现了甲减，必须立即将治疗甲亢的药物逐渐减量，然后再对甲减进行治疗。冯女士对因未遵医嘱，擅自用药造成的不良后果后悔不已。

冯女士忽视医嘱的错误，与唐代文学家、《陋室铭》作者刘禹锡同出一辙。冯女士比刘老先生小一千多岁，但却犯了同样的错误：不遵医嘱，惹来麻烦。

话说有一次，刘禹锡病了，他不思饮食，两脚发麻、全身烦热，经朋友介绍到一位名医处诊治。医生诊察后，认为是因他生活没有规律和饮食调理不当引起的脏腑功能紊乱，便拿出药丸给刘禹锡，并吩咐说："这药能治你的病，但药里有毒，病情好转就要停药，以免引起中毒。"刘禹锡按医嘱服药，两天后，双腿慢慢恢复正常，其他不适也渐渐消失。过了几个月，他自觉耳聪目明，步履敏捷，食欲颇佳。亲朋得知，纷纷前来祝贺，并七嘴八舌地说："你得到的这个药，近乎仙丹，医生治病，多留一手，以便勒索钱财，你为什么不再吃一些，以获取更好的疗效呢？"

刘禹锡听信了这些无知的亲朋的话，又第二次吃药，吃了 5 天，果然药的毒性大发，他全身大汗淋漓，俨如发疟疾一般，这时他才恍然大悟，跑到医生那里请求解救。医生非常生气，说："这是你不通晓药理之过。"并急忙为他调配了解毒药让其内服，方化险为夷。刘禹锡对这次教训特别重视，专门撰写《鉴药》一文以警示后人。

点评：冯女士和刘老先生虽然是相隔千年的病例，但是，在对待医嘱的态度上都是相同的。当用药取效后，便忘记医生的交代而自作主张地盲目延长用药时间，结果事与愿违：冯女士是矫枉过正，甲亢变为甲减，使原来的药物治疗前功尽弃，又得"另起炉灶"，重新用药。刘禹锡则系延长用药而致毒性增加，结果得不偿失。他们的治病经历告诉我们，治病必须谨遵医嘱，绝不可自行其是。

2. 盲目加量，矫枉过正

即将退休的老杨近半年来时有头晕，到医院就诊发现系高血压，医生给他开了降压药口服，嘱他按时服药并每天测量血压。服药几天后，血压下降不明显，他很着急，便自作主张地加倍服药。两天后的清晨，一觉醒来发现右侧半身瘫痪，不能说话。家人急送他到医院，CT 扫描为左侧大脑梗死。

点评：为增强药效而随意加量的现象并非罕见。医嘱开列的用量、疗程都是按病情及个体差异而定的，患者擅自加量，必然引起不良后果。老年人血压调节系统敏感性降低，加倍用药使血压骤降，迅速下降的血压不能得到代偿，于是血流缓慢，引起脑血栓形成。

3. 不听忠言，魂归九泉

小张被邻居的狗咬伤小腿，到医院去上药。医生嘱咐须注射狂犬疫苗，小张认为不是被疯狗咬伤，打疫苗是多此一举。医生严肃地告诉他，上个月曾收治一例狂犬病患者也不是疯狗咬伤引起的，便开了处方让他去区防疫站注射狂犬疫苗，小张不以为然，上完药就走了，并没有去防疫站注射狂犬疫苗。岂料 1 个月后，小张出现喉咙发紧，继而怕风、怕光、怕水，接着烦躁并有全身抽搐，确诊为狂犬病，不过 1 周就不幸身亡。小张若听医生的话，注射预防疫苗，就会避免这场悲剧。

点评：被狗咬伤肢体，凡有伤口者必须注射狂犬疫苗，不论是否疯狗均需要注射。而且当人被狗、猫、牛、马、羊、鼠等动物咬伤、抓伤后，都应当立即注射狂犬病疫苗。因为狂犬病一经发作，百分之百死亡。全程狂犬疫苗一共是五支，分别注射的时间为“0 天、3 天、7 天、14 天、30 天”。即注射第一支后，第三天注射第二支，第七天注射第三支，其余类推。注射狂犬疫苗必须“全程、足量”，否则无效。人被狂犬病毒感染的动物咬伤后，潜伏期无任何症状，缓慢渐进，临床症状很少在 20 天内发生，多数病例在 30 天后甚至 4 ～ 6 个月后才发病。因此，切莫抱有侥幸心理。

4. 骤然停药，病情“反跳”

刘大妈患有冠心病，遵医嘱坚持服用心得安已有一年多时间，病情已大为好转，心绞痛症状也基本消失了。刘大妈觉得自己身体没什么大恙了，喜逢虎年春节到来，认为春节服药不吉利，会给新的一年带来厄运，便自作主张停服了心得安，结果导致心绞痛突然发作，痛得比以前更剧烈、更频繁，同时伴有恶心、呕吐、大汗淋漓等症状，口含硝酸甘油也不能缓解病情。待家人把她送至医院时，刘大妈早已昏迷不醒，脉搏慢而无规律，血压大幅度下降，最终抢救无效死亡。

点评：某些药在长期应用中或病情控制后不能急骤停药，长期用药“急刹车”往往会使病情“反跳”、加重，甚至危及生命。如长期应用 β 受体阻滞剂心得安治疗高血压、心绞痛、甲亢或心律失常，骤然停药，除了导致“反跳性高血压”，严重者还会引起心绞痛、心肌梗死而死亡。使用苯巴比妥或苯妥英钠治疗的癫痫患者，骤然停药，会诱发癫痫发作，甚至出现癫痫持续状态。因此，停用这些药物，应在医生指导下，逐渐减量，慢慢撤除。使用皮质激素、胰岛素、心血管药物等都应特别注意，切忌骤然停药。

总之，千万不可把医嘱当儿戏。此外，医生对患者下达的医嘱，除了用药外，还包括诊查（如预约特殊检查或出院后的定期复查），以及有关患者的饮食（如限盐、限糖、低脂、戒茶等）和起居事项。患者对这些嘱咐，也都应认真遵从。对于医生向患者特别强调的注意事项，则必须当作“最高指示”来对待，就像当年说的——理解要执行，不理解也要执行，在执行中加深理解。

当前，非处方用药（OTC）普及应用，患者在购药时也要注意看清说明；在药品标签中往往有“或遵医嘱”字样，这就表明有些问题必要时还需向医生咨询。因为标签标明的是主要用途，用法用量是针对一般成年人的。而合理用药要根据年龄、体质、病情等个体差异来应用，故标明“或遵医嘱”就可以避免用法用量的局限性，而使用药更为合理有效。

No.2　判断预后：医生给患者“算命”

提起“预后”，不妨先说说大家熟悉的成语：讳疾忌医。

说是有一天，扁鹊朝见蔡桓公，站着仔细打量了一会儿，说：“君王有病在表皮部位，如不治疗恐怕会越来越重。”桓侯说：“我什么病也没有。”过了 10 天，扁鹊又见了蔡桓公，说：“君王之病已到了肌肉里面了，如不治疗，病将更加深入。”桓侯不相信。又过了 10 天，扁鹊再一次见到桓侯，说：“君王之病已到肠胃，若再不治疗就危险了。”桓侯还是不当一回事。又过了 10 天，扁鹊远远看到桓侯，转身就走。桓侯感到奇怪，特派人去问扁鹊，扁鹊说：“现在桓侯的病已经深入骨髓，已无可救药了。”不出所料，过了 5 天，桓侯全身疼痛，最终病死了。这则典故，说明中医“见微知著”，根据病情判断出患者的预后。现代医学在临床工作中，也经常会碰到涉及预后的提问。例如，命垂一线的患者被送到急诊室，护送的家人往往会问医生：“他，还有救吗？”癌症患者一经确诊，医生又被询问：“那，还能活多久？”有经验的医生多能根据具体病情，做出科学的评估和答复，能比较准确地预测患者的预后和转归。这也可说是医生给患者“算‘命’”（测算生死或疾病的结局）。

许多患者并不了解什么叫“预后”。但他们患病之后所挂心或向医生咨询的一些问题，都是属于预后和转归问题。例如问：这病能不能好利索（痊愈）？能不能断根（不复发）？下肢骨折骨头接好后会不会瘸？脑卒中过后会不会瘫（致残）？等等。

所谓预后，是指疾病发生后对将来发展为各种不同后果的预测。预后有不同的表达方式，包括：痊愈、缓解、复发、恶化、伤残、并发症和死亡等。对疾病预后的判断，常用概率来表达。临床上依照过去的经验和大量的统计数据、随访资料，便可能预先判断同类患者发生某种情况的可能性。如急性乙肝，大多数能经治疗而痊愈，发生重症肝炎而死亡者不到 5%，经长期随访发现 20% 发展为慢性肝炎，有 10% 发展为肝硬化，约 0.6% 发展为肝癌，这一系列的概率，是指患者发生某种情况的可能性。了解了这些数据，对所得的疾病的预后，心里也就有了“谱”。

再如脑血管瘤或脑血管畸形破裂引起的蛛网膜下腔出血（SAH），这种病极易复发、再出血而死亡。SAH 的 5 年累计死亡率达 50%，其中 30% 患者在首次发病 1 个月内再出血，在 1 ~ 3 个月内另有 7% 再出血，3 ~ 6 个月内有 1% 再出血，6 个月到 5 年内每年有 1% ~ 3% 再出血。知道了这些概率，就会在发病后 3 个月内特别注意防范它的复发。

那么，医生究竟是如何正确判断患者的预后呢？医生判断预后，是从疾病本身的自然发展过程，结合病情轻重、患病类型、有无合并症、患者体质和目前对该病治疗的水平等进行判断的。基本上是以如下八项指标来进行综合评估的。

1. 疾病的恶性程度

同是肿瘤，恶性者预后差；致命性疾病（如严重中毒、严重感染、毒蛇咬伤、再生障碍性贫血等）预后不良；狂犬病则几乎 100% 死亡。

2. 疾病的类型

同是胰腺炎，水肿型预后较好，出血坏死型预后不佳。

3. 病情的轻重

重症病例预后差。有人观察 266 例脑血管病患者，有 178 例昏迷死亡，其中浅昏迷者的死亡率为 41.96%，深度昏迷者的死亡率为 84.62%。

4. 有无合并症

有合并症者预后不佳。

5. 治疗是否及时

及早治疗者的预后较延迟治疗者的预后佳，如脑血栓，3 ~ 6 小时内行溶栓治疗者往往不会致残；超过 6 小时预后就较差。一般认为 4.5 小时内是脑卒中治疗之“黄金时间窗”。

6. 患者的体质

体质包括年龄、免疫力、营养状况等；同样患一种病，年轻健壮的小伙子比年老体弱者的预后佳。

7. 患者的心理素质

对待癌症等难治之症，豁达、乐观者比消极、恐惧者的预后佳。

8. 就医医院的条件

就医医院的医疗水平高，在设备先进、齐全的条件下治疗或抢救，其预后较好。

由此可见，多种因素会影响患者的预后。综合评估的指标告诉我们：不仅要治得巧还要治得早，不仅要体质好还要心态好，这样才能获得好的预后。因此，加强锻炼、增强体质，调整心态、坚定信心，有病早治、遵从医嘱是十分必要的。到正规医疗单位就医，是明智的选择。我们知道了某些疾病的预后，也就会重视疾病的预防措施，如被狗猫咬伤及时注射狂犬疫苗就会避免“绝症”之发生。得病后及早治疗，就可使一些顽症不会向“纵深”发展，使恶疾控制在“初级阶段”，使病患消灭在“萌芽”之中。当然，医生所判断的预后，只是供参考的评估意见，因为每个患者的病情不是一成不变的；而且病情会不断地变化，所以，也不能强求医生判断的准确性达到100%。

必须指出，随着科学技术的进步，以往认为是“绝症”的癌症，其预后已大为改观。我国肿瘤专家指出：1/3的癌症是可以预防的，1/3的癌症是可以治愈的，1/3的癌症在治疗后可以减轻痛苦。除此之外，还有许多顽症的预后都比以往的“老皇历”所记载的要好得多。所有疾病，只要医患协力，同战病魔，那也会使预后大大改观的。

No.3　有病不瞒医，诉病忌“莫言”

我国著名作家莫言荣获2012年诺贝尔文学奖，一时掀起了世界性的“莫言热”，多家外媒介绍莫言这个名字的含义是“不说”的意思。其实，莫言的原名叫“管谟业”，莫言是将“谟”字一分为二当作笔名的。不过，就“莫言”这两个字，汉语便有“别说”之意。由此，想起患者向医生报告病情切忌“莫言”，即使是有些羞于启齿但跟病情有关的事情也应对医生一一陈诉，否则会造成误诊误治。我国有句俗语：“有病不瞒医，瞒医害自己。”也就是这个意思，像这样的例子并非罕见。

【例一】

大三女生雅芬与同学相恋并发生过多次性事。某日在上课时突觉腹部疼痛，进而感到头晕，被送到医院内科就诊。医生询问妇科的相关情况，她答道：“我还没有结婚，也未曾有过性生活。”医生便按胃肠疾病开药让她服用，并嘱咐病情若有变化应及时来医院复诊。岂料雅芬回到学校门口即昏倒在地，同学急拨120，救护车将其送到医院，她因休克而死亡。原来她对医生隐瞒了自己曾经有过性经历，这样使得医生在诊断时，没有从宫外孕方面去推测病情，而是按普通腹痛的病症进行考虑和处理，结果耽误了救治时机，因为腹腔内大量出血而致休克，终于因宫外孕治疗不及时而丧命。

【例二】

杨某一次到外地开会与一负责招待的女子相约开房，回来后觉得尿道口发痒，并溢出白色分泌物，且有尿频、尿急。他暗想是否得了性病，遂到医院泌尿科就诊。他向医生诉说近日无故出现尿频、尿急症状。医生问其有无宿娼经历或婚外性行为，杨君回答："否！"再问有无尿道口"溢白"，杨君亦答："否！"查尿常规后医生按"尿路感染"开出"三金片"让其内服。但是症状并未减轻，而且数日后妻子也出现症状并被诊断为淋病性尿道炎。原来那位"招待女"就患有淋病而传染给杨某，杨某又传染给妻子。妻子得知丈夫"乱性"不禁大怒，随即提出离婚。

1. 如实回答"问诊"的重要性

不论是中医还是西医，看病都非常重视"问诊"，西医有问、触、叩、听，中医有望、闻、问、切。医生往往能从问诊中获得重要的疾病"情报"。有的人对于医生问诊并不重视，因此，往往对于医生的询问随便应答。更有的患者看中医，坐下来就让中医摸脉，他们认为"不用病家开口，便知病症根由"才是高明医生。

事实上，有些病症只有患者才能感觉得到。比如心绞痛、阵发性心动过速，往往要患者诉说曾经发生过的表现，才能为医生进行分析作参考，因为心绞痛或阵发性心动过速，在发作时做心电图才能见及异常，发作过后常规心电图就查不出来。再如发作性头痛以及癫痫，患者不把以往发作的病史向医生交待，医生往往无从进行这方面的考虑。这里特别要注意，自己的药物过敏史必须如实向医生、护士交待，否则会发生意外。有位年轻人有青霉素过敏史，他在准备结婚时患了急性扁桃体炎，他跟未婚妻一起去看病，医生看病后准备开抗生素治疗，就问他有无对青霉素过敏的历史。在未婚妻面前他不敢说自己有过敏体质，便随口回答说："没有！"医生给他开了头孢菌素静滴，输注不久发生严重的过敏反应，经过紧急抢救才脱险。原来，头孢菌素与青霉素有交叉过敏反应，于是导致对青霉素过敏的未婚夫险被“开除人籍”。若他如实向医生交待曾经对青霉素过敏，医生就不会使用头孢菌素了。

2. 隐瞒病情的危险性

当前，升学、就业、考驾照、买保险等都要例行体检。有些病史应如实填写或向主检者准确诉述。然而有的人为了达到升学或就业的目的而隐瞒病史或病情，结果或弄巧反拙，或发生意外。

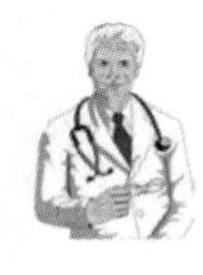

有位大学新生，她在高中时就患了系统性红斑狼疮。高考体检时她隐瞒了这一既往史。如愿考入了一所大学，入学后进行军训，在军训中她被太阳照晒而面部的红斑异常夺目，学校让她做全面检查后只好劝她退学。关于隐瞒病情“骗保”的事件时有报道，结果往往也是“聪明反被聪明误”。

更为严重的是隐瞒病情可能发生严重事故。据报载，有一位小伙子，小时曾经有癫痫发作，长大后跟一位女子相恋，已经准备了“硬件”——房子、车子。为了考取驾照他隐瞒了癫痫病史，遂骗得了驾照。由于多年未有癫痫发作，他也把这茬事置之脑后。某日，他带着女友驾车去郊游，开到半路突然癫痫发作，顿时连车带人翻到深沟中，虽未丧命，但是小伙子多根肋骨骨折并发气胸，女友则面部被玻璃割伤而毁容，新车更是变为一堆烂铁了。

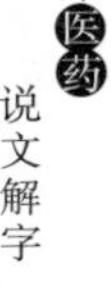

3. 隐瞒用药史也有风险

当前大中城市中医院林立，诊所密布，药店扎堆。患者可以在多处看病和购药，因此，重复用药现象比较普遍。加上街头巷尾的游医巧言招揽，有些老病号（特别是高龄的老病号），看了中医看西医，中药西药同时吃，对于自己吃过哪些药往往很少向医生诉述。有时吃了某位专家的药，一时未见好转，便找另一位专家开药，而且怕得罪某位专家，便不愿将曾服过什么药向现在接诊的医生说明，结果可能又开出类似的药物，这样便容易造成用药混乱，并且可能发生药物积蓄中毒。

由此可见，患者就诊，必须向医生如实诉述现在的病情、发病经过、既往病史以及用药情况。对于跟疾病有关的情况要像“竹筒倒豆子”那样全部说出来，即使是涉及自己的“隐私”，只要跟病情有关，也不要羞于启齿而“莫言”！

No.4　女性看病，也应“素面朝天”

有不少疾病是可以被浓妆艳抹所掩盖的，例如，对贫血患者，医生往往是在患者面色苍白、唇无血色、甲床惨淡等色泽的提示下开单验血而得到确诊的。若面抹胭脂、唇染口红、甲涂彩油，上述病症将会被红颜朱唇所掩盖。再如体内缺氧，往往在口唇、甲床发绀。搽口红、涂甲油同样掩盖了缺氧的真相。

下面就以一些脂粉藏病相的例子，分类略述如下。

1. 脂粉敷面，病容难辨

不少疾病可从脸色反映出来，如贫血者脸色苍白；与潮热相伴出现的肺结核者脸颊潮红；特征性的二尖瓣面容，脸部的黄染、色素沉着乃至红斑狼疮的蝶状红斑；一氧化碳中毒的脸色樱红；阿托品中毒的脸红等，都易被胭脂所掩盖。

2. 口红染唇，难析疑云

搽口红可掩饰贫血、缺氧已如上述。搽紫色的唇膏，在光线不足的情况下易被误为唇发绀。有一种胃肠息肉病——黑色素斑，医生往往最先是从患者上下唇见到棕黑色的色素沉着斑才提高警惕，让患者去做钡灌肠透视或肠镜检查而确诊的。若被口红掩盖则难以发现。

3. 描黛文眉，以假乱真

眉毛脱落往往反映垂体前叶功能减退、甲状腺功能减退等疾病。若文眉描黛，往往无从发现。

4. 彩甲“辉煌”，难见甲床

有许多疾病可从观察甲盖、甲床中揭示出来，如亚急性感染性心内膜炎，有时从甲床中发现瘀点而“侦破”；慢性砷中毒的白甲；先天性心脏病、肺心病的紫甲；等等。这些病态指甲均可被指甲油染出的彩色所掩盖。

5. 香水扑鼻，难辨体味

有些疾病有其特殊的体臭而为医生提供重要的诊断线索。如慢性或重症肝病的肝臭味；糖尿病酮中毒的烂苹果味；尿毒症的尿臊味；有一种代谢缺陷疾病——三甲胺尿症会发出臭鱼味；急性铅中毒会发出金属味；有机磷农药中毒会发出大蒜味。若患者在身上喷洒了浓烈的香水，必然气味相混，造成忽略。

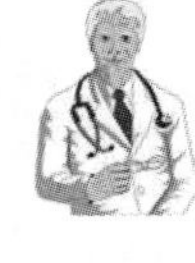

因此，女士看医生必须卸妆，以天生之体让医生检查，便于发现病症，明确诊断。为了不被整容和化妆影响诊断，就诊时应做到如下几点：①就诊时不化妆，应素面就诊。②做了丰胸、文眉、吸脂等手术者，应向医生说明，特别是因病做的美容（如严重脱发而戴假发；眉毛脱落而文眉；女性多毛而脱毛等）应作为病情、病史向医生陈述。③看病时不搽香水，以免掩盖某些疾病的特殊气味。④有些痣是可能恶变的，去除黑痣、毛痣的情况亦应当作病史向医生陈述。⑤用过雌激素“战痘”者，用药情况应当向医生交代，以供医生参考。

No.5　不善于与医生合作的患者

患病就医，只有医患密切合作才能得到及时正确的诊断和合理有效的治疗。医生最喜欢有病能及时就医、信任和尊重医生、能如实向医生陈述病情、能重视和遵守医嘱的患者。遗憾的是有些患者不善于跟医生合作，其表现虽然形形色色，但其结果都是一样的，即耽误诊疗，加重病情。通常医生认为“难打交道”的患者，大致可分为六种类型：①盲目求医型；②隐瞒病史型；③自以为是型；④“朝三暮四”型；⑤违反院规型；⑥漠视医嘱型。

1. 盲目求医型

有病乱投医：有些患者得了比较难治的顽症（如系统性红斑狼疮、慢性肝病、癌症等）往往就乱了方寸，无所适从，不是到医院去看医生，而是到处打听，盲目寻医问药。例如，有的癌症患者便常常陷入四个“误信”——迷信“神医圣药”，偏信秘方偏方，听信“以毒攻毒”，轻信虚假广告。结果不但癌症没有控制，而且有的发生药物中毒，有的病情每况愈下，拖到癌症晚期才到医院去找医生救治，此时已失去了使用抗癌药物或手术根治的时机，只能“‘卧’以待毙”。近年来不少患者迷信“养生大师”张悟本、马悦凌的绿豆、茄子、活泥鳅治疗顽症，结果都是“花钱‘买’病”，后悔莫及。

2. 隐瞒病史型

惧怕隐私曝光：有的少女“偷吃禁果”后不久发生宫外孕，由于就诊时对医生隐瞒婚前性爱史，结果发生误诊。有的性病患者对医生隐瞒冶游史（宿娼史）而使医生费尽周折才得出明确的诊断。因此，跟疾病相关的隐私，应向医生如实陈诉，以免造成误诊。应当记住，医生会按常规替患者保密。

3. 自以为是型

爱跟医生“叫板”：众所周知，医生具有专业知识，他根据患者的陈诉，有针对地建议患者需要做哪些检查，通过相关检查得出诊断后，便能有的放矢地进行治疗。因此，在诊疗上患者应该听医生的。然而，有的患者看了一些报刊上的资料、听了某些讲座，便觉得自己也是“内行”；有的则是“资深病号”自恃“久病成医”。这两种人在看病时，就比较容易产生“医生不如我”的心理或“反客为主”的行为。当医生的诊断和处理跟自己的想法不一致时，就对医生产生怀疑。甚至有的患者拿来报刊杂志上的资料给医生“参考”。其实这些资料，只是大多数患者的常见表现，而某种疾病在具体患者身上的表现并非是千篇一律的，医生根据具体患者的表现及检查结果进行分析，必然比较准确。面对患者的质疑和要求，通常医生会做耐心的解释。但是有的患者却只凭自己的感觉，直接让医生给换药，指名要用某种药、做某种检查，否则便发牢骚，甚至“投诉”医生“服务态度不好”。有的医生为了“息事宁人”，只好将就应付，放弃原则地满足患者的要求。当前滥用抗生素和输液治疗，有不少就是患者“点名”要求造成的。

4.“朝三暮四”型

频繁换医生：有些患者对医院、医生的期望过高。有时听说某某医生或专家技术高超，于是前往就诊，期盼药到病除，几天痊愈。当病情尚未见好，就“另找高明”，几天不奏效又换医生。如今，医保卡全市通用，有的患者1周内就换了几家医院，西医看完又看中医。常常是用药没有完成1个疗程就换吃另一位医生开的药。本来服完1个疗程可以痊愈的处方，由于频繁更换而拖延治疗时间。频繁更换医生还容易重复用药而发生药物中毒。不论是专家还是资历浅的医生，对于“朝三暮四”型的患者都是非常“不感冒”的。

5.违反院规型

把医院当作超市：有些患者没有意识到医院是救死扶伤的圣地，因此，往往藐视诊规院规。有的门诊患者在候诊室大声喧哗；有的随意插队；有的患者在医生问诊或检查时接听手机，甚至让医生干等着他“煲电话粥”。有的单位“头头”前来就医，前呼后拥，打乱诊疗秩序。医生询问时，“拍马”的随员争先恐后当“代言人”（“代诉人”）。某些“贵妇”画浓妆就诊，傲视医生，诉病时故作高雅，惜言如金，无法了解到真实病情。这些特殊患者，可能在住院时，不向当班医护人员请假而“夜不归‘宿’”，严重影响了医院的诊疗秩序和科学管理。

6.漠视医嘱型

把“令箭”当鸡毛：医嘱是医师根据患者的病情做出有关处理的指令。有的患者把医嘱当儿戏，在执行中或“偷工减料”，或“阳奉阴违”，结果酿成恶果。如患者擅自骤然停药而使病情加重或发生意外的事件时有发生，就是没有遵守医嘱之故。

No.6　卧病添新病，“躺着”也中枪

近年来，“躺着也中枪”这句话甚为流行，其含义乃是用来形容无缘无故地受到牵连，或被卷进是非。其实，将其用来说明长期卧床（躺着）

的患者，由于久卧而发生并发症（中枪），倒也十分恰切。

人所共知，不少疾病需要长期卧床。有的在医院病床上接受治疗，有的在家里的卧榻上调养。应当提醒的是，长期卧床可能发生某些并发症，也就是原病未愈又添“新病”。这不仅给患者增加痛苦，更可能使病情复杂化，甚至加速患者的死亡。而且有的患者不是死于原来的疾病，而是“新添”的并发症为其“送终”的。对此，切勿等闲视之。

【例一】

张老太患脑动脉硬化多年，去冬又发生脑血栓。虽经抢救脱险，但却留下半身不遂，于是长期在家卧床休养。今年早春，气温较低，张老太却出现“感冒”症状，继而咳嗽加重且有些“气紧”，被送去医院就诊，拍片见肺部有炎性阴影。医生诊断为“坠积性肺炎”，并告诉她跟长期卧床而很少变换体位有关，经抗生素治疗方痊愈。

长期卧床的患者极易引起肺底部持久充血、瘀血、水肿而发炎。而且人体呈卧床姿势时，呼吸能力下降，呼吸道分泌物难以排出，逐渐在肺部堆积，这不仅影响呼吸，亦易导致各类感染。久病卧床者往往机体免疫力下降，偶遇气候变化，一些致病菌或原本致病性弱的细菌便乘虚而入以致病。

鉴于坠积性肺炎患者多数久病体弱，经不起气温的突然变化，因此，平时就要让患者吃好穿暖，预防着凉“感冒”。鼓励患者多做深呼吸，或主动按胸，轻叩背部，鼓励咳嗽排痰。不能自行翻身者，家人要定期协助患者翻身、拍背、叩胸，或对痰液黏稠的患者给予超声雾化吸入，稀释痰液，促进排痰。与此同时，应在医生指导下合理选用抗生素治疗。

【例二】

今年春节，68岁的罗大爷外出旅游，不幸发生车祸致左股骨颈骨折。急诊入院后行手术治疗，经一个多月的卧床调养才出院回家继续卧床休养。然而就在出院回到家中的当天下午，他在下床活动时忽然感到呼吸困难，旋即昏倒在地。被送到医院后，已经死亡。尸检证明系死于肺栓塞。乃由于长期卧床引起下肢深静脉血栓，血栓脱落而致肺栓塞。

长期卧床的患者因肢体缺少活动，下肢静脉血液回流缓慢，容易形成血栓，出现肢体肿胀、疼痛。该血栓形成也与血液瘀滞与高凝状态有关，由于血栓与血管壁仅有轻度粘连，容易脱落成为栓子而形成肺栓塞。为预防长期卧床的患者形成下肢深静脉血栓，患者中能做下肢活动者应经常活动四肢，多饮水。可自行或在家人协助下对下肢进行肢体按摩，促进血液循环。并在医生指导下服用小剂量的抗凝药，对于有明显抗凝禁忌者，可采用保守预防方法：包括早期起床活动、穿弹力长袜等。

当形成下肢深静脉血栓时应及时进行治疗，其目的主要是预防肺栓塞。①抬脚：卧床时抬高患肢超过心脏水平，直至水肿及压痛消失。②抗凝：由医生用药，如肝素、华法林等；在血栓形成早期使用尿激酶也有一定的效果。③“上网”：如因出血素质不宜用抗凝治疗者，或深静脉血栓进展迅速达膝关节以上者，可行经皮穿刺下腔静脉滤器放置术（“上网”），可将脱落的血栓“网住”从而预防肺栓塞。

【例三】

去年暑假，教中学生的刘老师家中失火，在他奋身救火中，下腹部和大腿均发生Ⅱ度烧伤，遂到某市医院烧伤科住院治疗。医生每天对伤处进行检查和换药。他按要求采取卧床休息，基本上未下床。1个多月后创面全部合口，医生说再过1周就可出院。然而当晚他突然感到左侧腰部剧烈绞痛，经B超检查诊断为肾结石。医生告诉他是由于长期卧床且喝水少所致。

长期卧床的患者全身骨骼脱钙明显，大量钙盐从肾脏排出。如饮水不多，钙盐易在肾脏或膀胱形成结石或引起感染。因此，应鼓励患者多饮水，起到冲洗尿路的作用。每天做好会阴部的清洁工作，可根据病情保留导尿管或使用抗生素，按照医嘱给予膀胱冲洗疗法。

【例四】

王老汉因患肺癌而卧床不起，住院近半年，先行化疗后再考虑是否可做手术。但住院卧床3个月许，即在两胯部外侧及尾骨处出现3处褥疮，使其病上加病，只得加强护理并采用抗菌喷剂等措施进行治疗。褥疮的学名为压力性溃疡，俗称“压疮”，是长期卧床的中老年患者由于局部长期受压而发生溃疡，这倒真正是局部“压力山大”所致。

既然压疮是因“压力山大”所致，那么，其预防就是局部减压和清洁护肤。①床上自“动”：患者应发挥主观积极性，能动就动，能翻（身）就翻，切忌长久保持一种姿势。②协助翻身：不能床上自“动”者，则由家人协助翻身。每隔2小时翻身1次。翻身时动作要轻柔，应将患者抬起再挪动位置，切忌强行推、拉、拖。③气垫减压：铺气垫床或气垫圈使骨突处避免受压。④保持皮肤清洁：做到勤洗、勤更换床单。早晚用温水给患者擦洗，每次擦洗后涂少许滑石粉。保持床单清洁、干燥。

若发现压疮易发部位（特别是骶部）皮肤发红等表现，则应及时处理。家人应勤做按摩，可用掌心涂红花油按一定的顺序或方向按摩受压部位的皮肤，每日数次以促进局部的血液循环。若局部已经出现溃疡，则应向医生或护士咨询具体措施，溃疡面较大者，最好住院治疗。

No.7　咳嗽的功过

咳嗽是人体清除呼吸道内的分泌物或异物的保护性呼吸反射动作。但是，咳嗽在社会生活和人体健康上却有四种作用：一是“报信”，二是“报病”，三是致病，四是治病。兹将咳嗽的“功”“过”分述如下。

1. 咳嗽“报信”

从古至今，以咳嗽作为暗号来通风报信的例子很多，比如，某位官僚假借设宴招待包括政敌在内的宴席上，酒过三巡，主人咳嗽一声为号，手下从埋伏处突然出现将其仇人拿下。我国古代多以掷杯或咳嗽为暗号来对敌手发动突然袭击。

以咳嗽为暗号在考试中作弊的现象颇多。在国外也有不少类似的例子。据2001年9月21日南方都市报载：“疑以咳嗽为暗号赢巨奖，英国‘百万富翁’受调查”。据报道，警方怀疑陆军少校查尔斯赢取100万英镑的过程有欺骗成分，正在调查他是否以咳嗽声作提示，得到场下观众的帮助。

据悉，少校即将回答问题时场下响起的咳嗽声引起了工作人员的怀疑，尤其是查尔斯回答最后一个问题时，这种暗示尤为明显。工作人员找到了一些规律，如答案是A时，场下通常会响起一声咳嗽。

我们在日常生活中使用咳嗽“报信”的例子非常普遍，当你进入公厕“大解”，见及关着门的厕位，便敲门看看里面是否“虚位以待”，里面若传出咳嗽声则说明有人“蹲点”。

可能大家并未注意到，主动咳嗽还是舞台和影视表演时显示病重的“潜台词”。不少饰演帝王或显贵角色者，多以吐血或咳嗽来表现身患重病；武打影视剧则多以口鼻流血来表明遭受重创。因为休克、心梗、脑卒中均无法显示病情之笃重。可见，咳嗽“报信”是多方面的。

2. 咳嗽“报病”

当你感到身体不适而有咳嗽时，则是身体在发出“呼救”——“报病”，提醒你呼吸道或肺部出了毛病，或是肺炎、支气管炎，或是误吞的异物进入支气管或肺部。有的人长期咳嗽找不到原因，最后经过X线拍片或CT扫描发现是肺部有异物，经过纤维支气管镜将其取出，原来竟是一小块猪骨片或鱼骨头。此类例子颇多。

3. 咳嗽致病

剧烈咳嗽引起骨关节病的案例并非罕见。据2008年4月2日《羊城晚报》载：武汉市某医院一患者的罕见经历令人惊奇：赵女士咳嗽一声竟引起9处骨折，而“罪魁祸首”竟是骨质疏松。近年来，一两声剧烈咳嗽引起腰椎间盘突出的病例时有所闻。剧烈咳嗽不仅可引发骨关节病，有的腹部手术后的患者，由于剧烈咳嗽而引起已经缝合好的手术刀口裂开的病例也有报告。可见，腹部手术后的患者，咳嗽就要悠着点。有些人的肺部有肺大泡，一般是继发于小支气管的炎性病变，如肺炎、肺结核或肺气肿等，有肺大泡的患者也不能剧烈咳嗽，否则会使肺内压力骤然升高，导致肺大泡破裂，肺内气体进入胸膜腔而产生自发性气胸。

4. 咳嗽治病

咳嗽分为被动咳嗽和主动咳嗽，因病而引起的咳嗽即为被动咳嗽，而我们利用咳嗽来“报信”或治病，则属于主动咳嗽。下面就谈谈主动咳嗽的治疗作用。

（1）主动咳嗽帮助排痰。举凡有呼吸系统疾病而痰多的患者，应当主动咳嗽将肺－支气管内的痰液咳出来，以便促进病变的改善。如慢性阻塞性肺疾病、肺炎、肺脓肿、肺结核、支气管扩张的患者，若痰液较多，均不宜采取止咳措施，而应主动将痰液咳出来。例如，支气管扩张的患者一般痰量较多，凡是咳嗽有力的患者，应鼓励患者咳嗽并训练其有效咳嗽，促使患者及时有效排出气道内分泌物。指导有效咳嗽的方法是：患者坐位或立位，上身略前倾，深慢吸气，屏气几秒钟，然后张口连咳 3 声，咳嗽时收缩腹肌，腹壁内缩，或用自己的手按压上腹部帮助咳嗽，停止咳嗽后缩唇将余气尽量呼出，再缓慢深吸气，重复以上动作，连做 2 ～ 3 次，休息和正常呼吸几分钟再重复开始。

（2）胸部术后主动咳嗽。胸部手术包括肺切除术、食管癌根治术、心脏搭桥术等。这些手术的特点是施行全麻，有的还加上插管，而且手术时间长或手术切口长等，因此术后肺－支气管内积痰较多。患者由于术后伤口疼痛或咳嗽无力等原因，痰液在呼吸道内积存，极易发生肺不张和肺部感染等合并症，从而影响手术疗效。所以术后应鼓励患者做有效咳嗽、有效排痰，以便减少术后合并症的发生。例如，在做心脏搭桥手术时，手术切口长，且胸骨被从正中切开，术后虽然用钢丝固定但仍不稳定，在胸骨断裂处会产生轻微摩擦，使伤口疼痛，导致大多数患者都不敢咳嗽。在做食管癌根治术时，由于广泛的淋巴结清扫，尤其是支气管旁和上纵隔淋巴结清扫使迷走神经的支气管分支受损而使咳嗽反射损害，降低了支气管分泌物的咳出能力。肺癌或肺结核患者进行肺切除术，由于手术开胸破坏了胸膜腔原有的密闭性，气体进入，术侧的肺脏萎陷是不可避免的。手术结束时，麻醉师会使用气管内插管通入正压氧气，使切除后的残余肺扩张，但不可能达到原来的程度，还需要术后的咳嗽动作使肺泡膨胀起来。通过胸腔闭式引流引出胸内的残气渗液，清除肺复张的障碍，使残余肺完全恢复膨胀。因此胸部手术后应使患者克服疼痛，积极进行主动咳嗽。

No.8　病征的分度

不少人在看病过程中，看见医生在病历上写着“心前区可闻及Ⅰ～Ⅱ级收缩期杂音”往往就以为是患了心脏病而忧心忡忡。其实，在心前区听到柔和的吹风样Ⅰ～Ⅱ级收缩期杂音，多数是生理性的心脏杂音。有的孩子患了扁桃体炎，由于反复发作，家长想把孩子的扁桃体摘除。医生听完病情经过，让孩子张口检查扁桃体，观察后有时会说，孩子的扁桃体仅Ⅰ度肿大，不影响呼吸和吞咽，不是手术指征。有的风湿性心脏病患者出现心力衰竭住院治疗，医生在病历的诊断上写着：风湿性心脏病、二尖瓣狭窄、心功能Ⅳ级，于是便有一项“绝对卧床休息”的医嘱。原来心功能Ⅳ级乃指休息时仍有气急等症状，在床上不能平卧，生活不能自理，而且常伴有水肿、营养不良等症状。这一阶段已属重度心力衰竭了，不仅完全丧失了劳动力，而且还有生命危险，所以要求患者“绝对卧床休息”。

以上这些例子，均说明患者掌握一些常见病征的分度还是很必要的。所谓“病症”，系指患病后出现的症状和体征。根据病征的轻重程度，临床上对其进行分度，各种病征有其分度标准。兹将几种常见病征的分度介绍如下。

1. 患病器官肿大的分度

（1）扁桃体肿大。扁桃体肿大的分度如下：Ⅰ度为扁桃体有肿大但仍在咽腭弓范围内，即不超过咽腭弓；Ⅱ度为扁桃体肿大超过咽腭弓，但未达到咽后壁中线；Ⅲ度为扁桃体肿大达到咽后壁中线或超过咽后壁中线。

（2）肝脏肿大。①大小：根据肝下缘的位置将其分为以下3度。Ⅰ度（轻）：肝在肋缘下可触及，超过2厘米但在3厘米以内者。Ⅱ度（中度）：肝下缘在肋缘下大于3厘米，但在脐水平以上者。Ⅲ度（重度）：肝下缘超过脐水平线。②质地：根据肝脏肿大的质地将其分为以下3度。Ⅰ度：质地稍硬，如指按唇。为正常的质地，也见于急性感染。Ⅱ度：质地稍硬，如指按鼻尖。可见于急性肝炎、慢性肝炎、轻型充血性心力衰竭、充血性肝肿大等。Ⅲ度：质地较硬，如按眉间。多见于慢性病有纤维化者，如慢性肝炎中重型、肝硬化、黑热病、慢性充血性心衰等。

（3）脾脏肿大。分度标准触诊是确定脾大的一个简便方法。正常情况下，左侧肋缘下不能触及脾脏。当内脏下垂、左侧胸腔积液或气胸时，偶尔于肋缘下可触及脾下缘。临床常用的脾大分度标准如下。①轻度肿大：深吸气时，脾缘不超过肋下2厘米。常见于急性感染、急性白血病、骨髓增生异常综合征、结缔组织病等。②中度肿大：脾肿大超过肋下2厘米至脐水平线以上为中度肿大。常见于慢性溶血性贫血、肝硬化、慢性淋巴细胞白血病、淋巴瘤、慢性感染等。③高度肿大：脾缘超过脐水平线以下或超过前正中线，也称“巨脾”。常见于慢性粒细胞白血病、骨髓纤维化、黑热病、血吸虫病、肝硬化及类脂质沉积症等。

2. 患病躯体病征严重程度的分度

（1）水肿。

临床上根据水肿程度可分为轻、中、重三度。①轻度：水肿仅发生于眼睑、眶下软组织、胫骨前、踝部皮下组织，指压后可出现组织轻度凹陷，平复较快。有时早期水肿，仅有体重迅速增加而无水肿征象出现。②中度：全身疏松组织均有可见性水肿，指压后可出现明显的或较深的组织凹陷，平复缓慢。③重度：全身组织严重水肿，身体低垂部皮肤紧张发亮，甚至可有液体渗出，有时可伴有胸腔、腹腔、鞘膜腔积液。

（2）肥胖。

目前，常用于判断体重超重和肥胖的简单方法是世界卫生组织（WHO）推荐的体质指数（BMI）法，计算公式为：体重（千克）除以身高（米）的平方。根据此公式，若BMI结果在20～25为正常；若在25～27为超重；若在27～30为Ⅰ度肥胖（轻度肥胖）；若在30～40为Ⅱ度肥胖（中度肥胖）；若大于40，则属于Ⅲ度肥胖（重度肥胖）。

3. 患病症状严重程度的分度

（1）发热。

发热是临床常见的症状之一。当体温超出正常范围，称为发热。发热是由于致热原直接作用于体温调节中枢、体温中枢功能紊乱或各种原因引起的产热过多、散热减少，导致体温升高超过正常范围的情形。正常人体温一般为 36 ~ 37℃，成年人清晨安静状态下的口腔体温（口温）在 36.3 ~ 37.2℃；肛门内体温（肛温）在 36.5 ~ 37.7℃；腋窝体温（腋温）在 36 ~ 37℃。按口温状况，发热分为：低热为 37.4 ~ 38℃；中等度热为 38.1 ~ 39℃；高热为 39.1 ~ 41℃；超高热为 41℃以上。

（2）呼吸困难。

根据主要的发病机制，可将呼吸困难分为下列六种类型：肺源性、心源性、中毒性、血液源性、神经精神与肌病性及胃胀气所致。其中肺源性呼吸困难分为吸气性呼吸困难（常见于喉、气管狭窄，如炎症、水肿、异物和肿瘤等）、呼气性呼吸困难（常见于支气管哮喘等）和混合性呼吸困难（常见于肺炎、肺纤维化、气胸等）。吸气性呼吸困难的分度有分度的标准。一度：安静时无呼吸困难，活动时出现。二度：安静时有轻度呼吸困难，活动时加重，但不影响睡眠和进食，无明显缺氧。三度：有明显吸入性呼吸困难，喉鸣音重，三凹征（肋骨间、胸骨、锁骨上的软组织内陷，像抽走空气的皮球一样）明显，缺氧和烦躁不安，不能入睡。四度：呼吸极度困难，严重缺氧和二氧化碳增多，嘴唇苍白或发绀、血压下降、大小便失禁、脉细弱，进而昏迷、心力衰竭，直至死亡。

（3）咯血。

一般认为每日咯血量在100毫升以内为小量，100 ~ 500毫升为中等量，500 毫升以上或一次咯血 100 ~ 500 毫升为大量。大量咯血主要见于空洞性肺结核、支气管扩张和慢性肺脓肿。支气管肺癌少有大咯血，主要表现为痰中带血，呈持续或间断性。慢性支气管炎和支原体肺炎也可出现痰中带血或血性痰，但常伴有剧烈咳嗽。

No.9　停尸房为何叫作太平间

太平间，又称停尸房、殓房、陈尸所、往生室，古装电视剧、电影里称为“义庄”（实际称为义冢），是医院、殡仪馆或地区停放遗体的场所。

可能是一间房、一层楼，或一幢独立的大楼。太平间的停尸间有些是有雪柜的。一个人离世之后，遗体很少被立即火化，而是会在太平间停放上两三天，原因：给予后人充足的时间安排葬礼仪式；以确定死者不会突然复活，然后才落葬；死者身份不明，需要家属验尸或进行DNA指纹分析；死因不明，家属要求病理学医师验尸；警方需要进行死因调查；当地风俗要求办理特别手续，如僵化或尸体防腐。

俗话说这是“太平极乐世界”；西方把天堂视为“上帝”居住的地方，你想那里能不安乐太平嘛？停尸房之所以叫太平间，大抵意义如此。这里面寄托了活着的人对死者的敬重和思念，寄托着生者对死者的美好祝愿。

过去，集体活动的室内场所（如剧场、电影院）都设有紧急出入的“太平门”，目的是为了观众的安全。有人以“太平门与太平间”做一谜面求一谜底（打一成语），其谜底是“出生入死”。

No.10 患者逝世的婉称

古人对“死”有许多讳称。《礼记·曲礼》：“天子死曰崩，诸侯死曰薨，大夫死曰卒，士曰不禄，庶人曰死。”这反映了奴隶社会和封建社会里严格的等级制度。君王至高无上，享有种种特权，连“死”也有专称，除“崩”外，还有“山陵崩”“驾崩”“晏驾”“千秋”“百岁”等。一般官员和百姓死亡，则称“殁”“殂”“千古”“殒命”“捐生”“就木”“溘逝”“作古”“弃世”“故”“终”等。父母死后，孩子们则讳称“孤露”“弃养”，长辈去世则婉称“见背”。佛道徒之死，说法更多，如“涅槃”“圆寂”“坐化”“羽化”“示寂”“仙游”“登仙”“升天”“仙逝”等。“仙逝”现也可用于被人尊敬的人之死。

到了现代，“死”的讳称更是五花八门，书面上除沿用不少古人的称谓外，又有了一些新的词语，如“安息”“长眠”“逝世”“长逝”“谢世”“离世”“亡故”“永别”等。口头则一般婉称“老了”“没了”“过世”等，在特定环境中，也可说“去了”“走了”等。

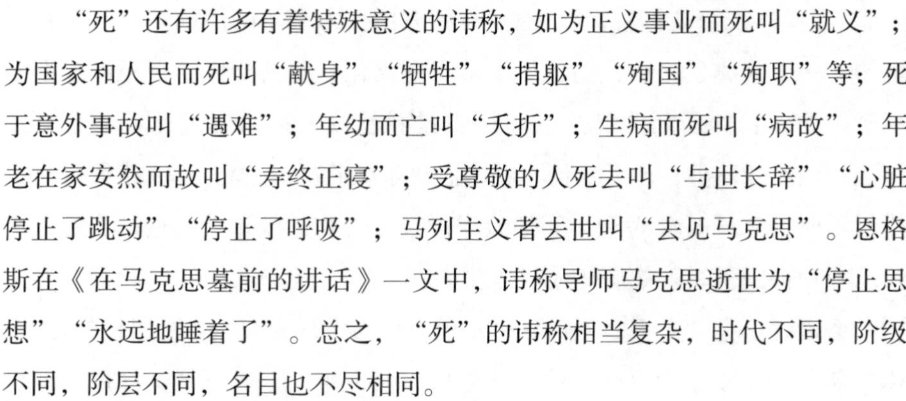

“死”还有许多有着特殊意义的讳称，如为正义事业而死叫“就义”；为国家和人民而死叫“献身”“牺牲”“捐躯”“殉国”“殉职”等；死于意外事故叫“遇难”；年幼而亡叫“夭折”；生病而死叫“病故”；年老在家安然而故叫“寿终正寝”；受尊敬的人死去叫“与世长辞”“心脏停止了跳动”“停止了呼吸”；马列主义者去世叫“去见马克思”。恩格斯在《在马克思墓前的讲话》一文中，讳称导师马克思逝世为“停止思想”“永远地睡着了”。总之，“死”的讳称相当复杂，时代不同，阶级不同，阶层不同，名目也不尽相同。

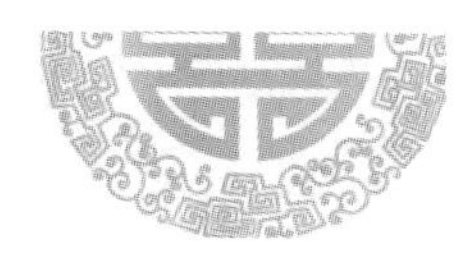

第六集 临床见闻

No.1 “健”强壮与“康”无病

健康是指一个人在身体、精神和社会等方面都处于良好的状态。健康包括两个方面的内容：一是主要脏器无疾病，身体形态发育良好，体形均匀，人体各系统具有良好的生理功能，有较强的身体活动能力和劳动能力，这是对健康最基本的要求；二是对疾病的抵抗能力较强，能够适应环境变化、各种生理刺激以及致病因素对身体的作用。传统的健康观是“无病即健康”，现代人的健康观是整体健康，世界卫生组织提出“健康不仅是躯体没有疾病，还要具备心理健康、社会适应良好和有道德”。因此，现代人的健康内容包括：躯体健康、心理健康、心灵健康、社会健康、智力健康、道德健康、环境健康等。健康是人的基本权利。健康是人生的第一财富。

然而，我们进一步来解读“健”“康”二字，两者是有区别的。“健”是身体强壮的意思；“康”是身体无病之意。也就是说，健是身体好的意思；康是安宁、康乐的意思。

健：乃强壮，身体好，如健康、健全、康健、稳健、健美、健身、健旺、健在、健壮、健朗、保健等。此外，还有善于和精力旺盛的含义，如健步如飞、健谈。

康：乃无病，故有康复（恢复无病状态）；康泰（无病而舒坦）。同时也含有安宁之意，如康乐、康宁。

No.2 外科“疾”与内科“病”

古代有一“庸医锯箭”的笑话，说是有人中了箭，请外科医生治疗，医生将箭干锯下，即索取诊金。患者问他为什么不把箭头取出？他说：那是内科的事，你去找内科大夫好了。

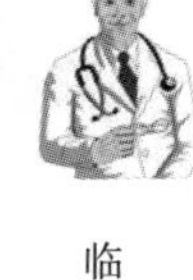

可能人们并不注意，“疾”与“病”在字义上解是不同科别的。“疾”是外科病，“病”是内科病。

很少有人咬文嚼字，非得把“疾”和“病”两字分清楚。但是，这很重要，可以说，关乎我们一生的健康。“疾”与“病”，是近义字。平时我们习惯连在一起说：“疾病”。包括很多官方的、医学的宣传资料都普遍混用。

“疾”的甲骨文字形，像人的腋下中箭，表示人受了箭伤。看来，“疾”是从人受外伤而衍变成的字。古人认为：外伤为疾，内伤为病；轻者为疾，重者为病。“疾”字为“疒”的部首下面有一“矢”，表示人中了箭伤，显然这种情况是属于外科病；而“病”字为“疒”的部首下面有一“丙”字，“丙”是天干的第三位，是“火”的代称，在五行中“丙”“丁”属火，但常用“丙”以示之。如日常给人书信，属于只宜收信者知道的内容，往往会在信末嘱咐“阅后付丙！”即看完后用火烧掉！“病”字以“疒”内有“丙”，即体内有“火”，喻六淫致病，故属内科。体内有“火”而致病，还可以从“病灶”与“炎症”两个医学术语中得到认证。

古代认为“疾”为轻症，“病”为重症。《说文·疒部》解：“病，疾加也。”也就是说：“病”比“疾”严重，是“疾”发展、衍变、恶化的结果。“疾”，也俗称“小病”，不及时医治，就会加重变成“病”。

古代对于疾病的解读，乃认为在病未形成，或初起时，特别是还处在“疾”的阶段，我们就要认真去对待，及时进行治疗。否则，“疾”会加重成“病”，小病拖成大病，就很难治疗了。再拖，就可能要付出生命的代价。医生给患者看病，往往问患者：“你哪里不舒服？”在英语中，疾病的英语词汇为 disease，其含义就是“不舒服”的意思。dis- 乃“缺乏”或“不”的意思，-ease 则是“安逸”“舒适”之意。

No.3 新陈代谢与花开花落

谢是一个姓，此外尚有几种意思。但是，跟医学名词有关的“新陈代谢”却来自“凋落，衰退”等含义。常用的词汇如谢顶（脱发）、谢世（去世）、凋谢及新陈代谢。所谓“新陈代谢”就如花开花落，随着季节气候的变迁而出现新陈代谢。新陈代谢即新旧交替。

新陈代谢为生物体内新物质代替旧物质的生理过程。这一生理学用语，乃系来自花开花落的新旧更替。“谢”字有多种含义：①对别人的帮助或赠与表示感激：~~；~仪；~忱（谢意）；~恩；~意；面~；致~；感~。②认错，道歉：~过；~罪。③推辞：~绝；闭门~客。④凋落，衰退：~顶；~世（去世）；凋~。新陈代谢即系以花草树木的“旺”“谢”更替现象对生物机体生理物质新旧更替的比喻。唐代大诗人白居易有“离离原上草，一岁一枯荣，野火烧不尽，春风吹又生”的诗句。现代的《青春舞曲》有“太阳下山明早依旧爬上来，花儿谢了明天还是一样的开”的歌词，这就是新陈代谢的写照。

No.4 人体生物钟

2017年的诺贝尔生理学或医学奖，授予了3位科学家，以表彰他们发现“生物体昼夜节律的分子机制”。他们研究发现，当人的生物钟与地球旋转保持同步时，最为健康。那么，科学家们一直说的人体生物钟到底是什么呢？

人体生物钟，简称“生物钟”。为什么没有闹钟的铃声，你却每天按时醒来？为什么雄鸡啼晨，蜘蛛总在半夜结网？为什么大雁成群结队深秋南飞，燕子迎春归来？为什么夜合欢叶总是迎朝阳而绽放？为何女子月经周期恰与月亮盈缺周期相似？生物体的生命过程复杂而又奇妙，生物节律时时都在奏着迷人的“节律交响曲”。

我们所说的人体生物钟，就相当于我们身体内的一种无形的“时钟”，实际上是生物体生命活动的内在节律性，它由生物体内的时间结构序所决定。它控制着我们的昼夜作息，控制着我们的生理状态适应外环境。生物钟预期并调控我们的生理以适应日常中的不同阶段。

合理的生物钟有助于调节睡眠模式、饮食行为、激素释放、血压和体温，也就是让我们在正确的时间做正确的事，周而复始，这些也与我们的幸福和健康息息相关，而在我们生理机制的众多复杂过程中都有生物钟的影响。

后来科学家们陆续发现了与生物钟有关的 Per 基因、DBT 基因和 Clock 基因等，证明了哺乳动物的生物钟是这些基因与蛋白的共同作用，形成了人 24 小时生物节律，同时也证明了熬夜对身体的危害。如果这些基因突变后，会使我们的生活规律变得混乱不堪，甚至让其昼夜节律完全消失，对身体造成危害。

所以不按照生物钟的话，人体的各个功能会受到巨大的影响，甚至会得一些疾病，所以建议大家要按时起床、按时进餐、按时锻炼、按时就寝，不熬夜、不过劳，按照生物钟的“时序”作息，这样就能使身体保持健康。

No.5　何谓自身免疫性疾病

“免疫”一词，最早见于中国明代医书《免疫类方》，指的是“免除疫疠”，即避免传染病之意。汉字的“疫”是指流行性急性传染病，遂有瘟疫、时疫、大疫、鼠疫、虎疫（霍乱）等病名。然而，用现代的观点来讲，“免疫”则不只是单纯“免除疫疠”，而是人体具有的一种“生理防御、自身稳定与免疫监视”的功能。①生理防御，乃人体抵御病原体及其毒性产物侵犯，使人免患感染性疾病。②自身稳定，乃是及时清除人体内组织和细胞的正常碎片和代谢物，防止其积存体内，误作外来异物，产生自身抗体，导致如红斑狼疮等自身免疫性疾病。③免疫监视，主要对发生突变的细胞进行自身监视，及时识别出来，并将它消灭。

1. “免疫军”攘外安内

人体内有一个免疫系统，它是人体抵御病原菌侵犯最重要的保卫系统。

这个系统由免疫器官（骨髓、胸腺、脾脏、淋巴结等）、免疫细胞（淋巴细胞、单核吞噬细胞、中性粒细胞等），以及免疫分子（补体、免疫球蛋白、干扰素等）组成。它恰似一支保护身体健康的队伍，依靠识别“自己”和“非己”成分的功能，履行着攘外安内的任务。所谓“攘外”就是破坏和排斥进入人体的抗原物质；所谓“安内”就是识别和排除人体本身所产生的损伤细胞和肿瘤细胞等致病物，避免自身免疫性疾病之发生，从而维持人体健康。

2.“摆乌龙”袍泽相残

自身免疫性疾病（autoimmune disease，AID）是免疫系统紊乱，对自身机体的成分发生免疫应答（即免疫反应）造成损害而引发疾病。如上所述，“免疫”的本质是识别“自己”与“非己”，而在识别过程中产生免疫应答——免疫细胞对抗原分子的识别、活化、分化和效应。应答可以产生效应分子（即抗体）和效应细胞，叫作正免疫应答；也可以使免疫细胞处于不活化状态，叫作免疫耐受。这两种机制维持着机体的免疫稳定性。对“异己”分子的正免疫应答可以产生保护作用，抗感染和抗肿瘤免疫属于此类。但免疫功能异常的情况下，对“自己”成分会突破免疫耐受而产生正免疫应答，这就会引起 AID（系统性红斑狼疮、类风湿等）；若过度应答则可导致变态反应性疾病。

具体而言，本来正常情况下免疫系统只对侵入机体的外来物，如细菌、病毒、寄生虫以及移植物等产生反应，消灭或排斥这些异物。在某些因素影响下，机体的组织成分或免疫系统本身出现了某些异常，致使免疫系统误将自身成分当成外来物来攻击而发生“自摆乌龙”。这时免疫系统就会产生对抗机体自身一些成分的抗体及活性淋巴细胞，损害、破坏自身组织脏器而导致疾病。这好比共同持家的兄弟“同室操戈”，也像一支军队误将战友当成了敌人，而袍泽相残。便是俗语所说“大水冲了龙王庙，自家人不认自家人”，其结果就如足球赛中的“乌龙球”。这种情况，如果不加以及时有效地控制，其后果十分严重，最终甚至危害生命。

3. AID 并非少见

自身免疫性疾病（AID）并非少见，目前已被公认的 AID 至少有 30 多种，它涉及不同系统或组织的疾病。目前患有各种 AID 的人群约占全世界人口的 5%，而且近 80% 患者的临床病症与免疫系统功能异常相关。在 AID 中，类风湿性关节炎（RA）、系统性红斑狼疮（SLE）和银屑病（PS）是影响最为广泛的三大 AID，主要原因如下。①发病率高：SLE 为 70/10 万，RA 为 0.5% ~ 4%，PS 为 1% ~ 3%。②病情凶险：狼疮性肾炎、肺纤维化和狼疮性脑病，均可能导致患者在 3 天或 1 周内死亡。③反复发作，需长期乃至终身服药。

SLE 和 RA 均系女性多发，SLE 多发于青年女性，令其未当新娘先当"新狼"（SLE 新病例）。除了上述三大自身免疫病之外，还有硬皮病、皮肌炎、结节性多动脉炎、白塞综合征、甲状腺功能亢进、青少年糖尿病、自身免疫性溶血性贫血、溃疡性结肠炎等。

4."善用药"拨乱反正

AID 属于难治之症，其"难"所在有三：①自身免疫调控机制复杂，临床表现多样，为复杂多易感基因性疾病。②至今尚未发现可导致疾病发生的确切的自身抗原，因此临床上无法开展特异性治疗。③目前只能采用激素和免疫抑制剂治疗，而此种治疗常导致严重感染甚至发生肿瘤，直接导致 60% 的患者死亡。

鉴于 AID 乃系"顽症"，因此必须善于用药：既求最佳的药效，又求最小的毒副作用。多数 AID 均需长期用药，有的则需终身用药。绝大多数 AID 都需使用肾上腺糖皮质激素治疗，如 SLE 的治疗药物包括激素、非甾体类抗炎药（NSAIDs）、抗疟药（氯喹或羟基氯喹）、免疫抑制剂（环磷酰胺、硫唑嘌呤、甲氨喋呤、霉酚酸酯）等。SLE 应用激素原则上需终身治疗，在病情得到有效控制后逐步减少其治疗剂量，但必须维持小剂量激素以免病情反复、狼疮活动。由于激素具有广泛的抗炎和免疫作用，在 SLE 累及重要脏器及合并急危重症的治疗中具有不可替代的作用。大剂量激素所带来的诸多不良反应，早为人们所熟知，故 SLE 治疗中，应尽量实现激素量的最小化。为达此目的，应重视免疫抑制剂作为激素助减剂在早期应用，而不宜只在激素治疗失败或减量过程中病情复发才考虑使用。

根据现有的循证医学证据，依 SLE 活动性和受累器官而不同，如环磷酰胺和霉酚酸酯，可用于狼疮性肾炎和其他重症狼疮；甲氨喋呤和硫唑嘌呤，可用于轻中度活动性 SLE 及关节炎；羟氯喹可单用于轻症狼疮、狼疮皮肤病变患者。

RA 的用药也离不开激素和 NSAIDs，此外还有金制剂、青霉胺、左旋咪唑等。此外，SLE 在长期用药治疗中还有一些治疗措施，如血浆置换与免疫吸附疗法、大剂量免疫球蛋白或环磷酰胺冲击治疗等，这些疗法，均需由医生根据病情施用。

*小贴士：“自摆乌龙”是乌龙球的成语说法，它源于广东的一个民间传说：久旱之时，人们祈求青龙降下甘露，以滋润万物，谁知，青龙未至，乌龙现身，反而给人们带来了灾难。“摆乌龙”被引用到足球赛场上，指本方球员误打误撞，将球弄入自家大门，不仅不得分，反而失分，这与民间传说的主旨十分吻合。

No.6 角弓反张

中医学证候名。头和颈僵硬，向后仰，胸部向前挺，下肢弯曲的症状。常见于脑膜炎、破伤风等病。郑观应《盛世危言·医道》：“幼小之童脑气过盛，多有角弓反张之症。”所谓“角弓”乃系用动物的角和竹木、鱼胶牛筋制作的弩弓，或以动物的角装饰的弩弓。所谓“反张”，乃指与正常挽弓相反的方向引弓，遂造成的弓背不弯反“挺”的形状。

具体而言，角弓反张为症状，指因背部肌肉抽搐而导致身体向后挺仰，状如弯弓的表现，是全身剧烈抽搐时的身体姿态。因项背强直，使身体向后反折，躯体好像角弓的弓把呈反向张开状，故名。《诸病源候论·风病诸候》：“风邪伤人令腰背反折，不能俯仰角弓者，由邪入诸阳经故也。”多见于痉、破伤风等病证。

No.7 共济失调

任何一个简单的动作，需有主动肌、对抗肌、协同肌及固定肌四组肌肉的精确配合才能完成，其所以能够准确协调，主要依靠小脑、前庭系统、深感觉、锥体外系统的共同调节，当上述结构发生病变，动作协调发生障碍，称为共济失调。

所谓“共济”，大家最熟悉的是“同舟共济”这一成语，含有共同挽救、共同度过、共同成事的意思。也就是互相协作，互相帮助，遇到困难或意外发扬互助精神和采取行动。

人体的肌肉运动，使人们能够进行日常生活、工作、劳动等技能，但是，必须得到相关神经－肌肉系统的互相协作和协调。任何一个简单的动作，需有主动肌、对抗肌、协同肌及固定肌四组肌肉的精确配合才能完成，其所以能够准确协调，主要依靠小脑、前庭系统、深感觉、锥体外系统的共同调节，当上述结构发生病变，动作协调发生障碍，称为共济失调。

No.8 里急后重

里急后重为痢疾常见症状之一，里急即形容大便在腹内急迫，窘迫急痛，欲解下为爽；后重形容大便至肛门，有重滞欲下不下之感，肛门直肠及髓尾部坠胀，里急后重与持便意感。《见闻录》曰：“有因火热者，火性急速而燥物也，有因气滞者，大肠之气壅而不通也，有因积滞者，肠胃有特结坠也，有因气虚者，中气下陷不能升也，有因血虚者，津枯肠燥，虚坐努责，需理肠调胃，上下通气，症之缓也。”临床上绝大多数可见于急慢性痢疾患者，也有少数见于腹泻患者后期，有中气虚弱而大便异常的临床症状。

“里急后重”也是医学术语，形容拉肚子时的一种症状，一般患者患细菌性痢疾时都有“里急后重”的感觉。“里急”是指肚子里面的内急，一阵一阵的肠痉挛既疼痛又想大便。“后重”是指大便刺激肛门时产生的便意（西医称为肛门刺激征）。实际上根本没有什么大便了，因为基本上都拉完了，即使拉出来也只是水样便或极少量的伴有脓血样的大便，但是患者一直有“里急后重”的感觉，老觉得想拉，就一直在厕所不敢出来。

No.9 半身不遂

遂，中国常用汉字，有称心、如意、成功等意思。然而“不遂”与“未遂”这两个词的应用却有所讲究。“不遂”通常表示“不成功”或“不顺利”“不如意”。比如，用于“半身不遂”，即偏瘫，指身体一侧发生瘫痪，多由脑内出血或梗死引起。而“未遂”则多表示违法或犯罪（作案）没有成事的意思。据说有位小伙子向一位姑娘求婚没有成功，他向朋友发去微信：昨日捧 99 朵玫瑰向该女士求婚未遂。结果闹出一场笑话。

在医学上偏瘫（ piāntān ）（hemiplegia）又叫半身不遂，是指同一侧上下肢、面肌和舌肌下部的运动障碍，是急性脑血管病的常见症状。轻度偏瘫患者虽然尚能活动，但走起路来，往往上肢屈曲，下肢伸直，瘫痪的下肢走一步划半个圈，这种特殊的走路姿势，叫作偏瘫步态。严重者常卧床不起，丧失生活能力。按照偏瘫的程度，可分为轻瘫、不完全性瘫痪和全瘫。轻瘫表现为肌力减弱，肌力在 4 ～ 5 级，一般不影响日常生活；不完全性瘫较轻瘫重，范围较大，肌力 2 ～ 4 级；全瘫肌力 0 ～ 1 级，瘫痪肢体完全不能活动。应该及时就诊，以免延误治疗的最佳时期。

No.10 西医的“不通则痛”

“不通则痛，通则不痛”是中医提出的关于疼痛的理论学说，是指某种或某些致病因素侵袭人体，使经络脏腑气机痹阻血脉，瘀滞不通而引起的疼痛之证。也就是说，当经络遇到外邪侵袭，导致气血运行不通畅时，就会产生疼痛。其实，不少西医病症也是 “不通则痛，痛则不通”的。

1. 冠心病之心绞痛

心绞痛是由于冠状动脉粥样硬化而狭窄，导致冠状动脉供血不足（也就是说冠状动脉“不通”），心肌暂时缺血与缺氧所引起的以心前区疼痛为主要临床表现的一组综合征。现代医学常用冠脉支架术（搭“支架”）的方法进行治疗，就是让不通畅的冠状动脉变得通畅，以解除冠状动脉供血不足的状态，心肌也就不会因缺血缺氧而发生绞痛了，这就达到“通则不痛”的目的。

2. 肠梗阻之腹痛

肠梗阻是任何原因引起的肠内容物通过障碍，而导致肠道和全身的病理变化。肠梗阻大致可分为机械性和动力性两大类。动力性肠梗阻是由于肠蠕动功能不良使肠内容物不能正常传递运送。肠梗阻之“不通则痛”则主要是指机械性肠梗阻。

机械性肠梗阻是由于肠道内或肠道外器质性病变而引起肠管堵塞。病因可以是先天性发育畸形如肠闭锁、肠狭窄、肠旋转不良、疝气嵌顿等；后天的原因包括肠套叠、蛔虫团堵塞、肠扭转、肿瘤压迫或阻塞、炎症或手术后肠粘连等。

肠梗阻的4大症状为：“痛”——阵发性腹痛；“胀”——腹胀；“吐”——呕吐；“闭”——肛门不排便不排气。肠梗阻引起的阵发性腹痛常常突然发生，而机械性肠梗阻则绞痛剧烈。

肠梗阻的治疗包括非手术疗法和手术疗法。前者乃采取基础疗法，包括禁食及胃肠减压，纠正水、电解质紊乱及酸碱平衡失调；还可采用中药及针刺疗法，让肠道逐渐排阻疏通。后者是通过剖腹或微创手术，在直视下理顺肠道，切除病变肠段，使肠道变为“通途”。

3. 急性缺血性肠病的腹部绞痛

急性缺血性肠病引起的腹绞痛俗称“肠中风”，多发生在老年人。老年人的动脉粥样硬化是全身性的，不仅在心脏及脑血管中发生，在腹腔内的动脉血管也会发生硬化，尤其是腹腔内的肠系膜上动脉和肠系膜下动脉，这两根血管是供给肠道血液的主要“命脉”。如果这两根血管因硬化严重，被血栓阻塞（“不通”），导致肠道血液灌流不足，就会使某段肠道因缺血而发生溃烂、坏死、出血，这种情况称为“肠中风”。

急性缺血性肠病的典型症状是急性剧烈性腹部绞痛和便血。患者腹部急性剧痛，就好像肚子被无形之手紧紧抓住一样，并排出鲜红色粪便。这种现象有时可以自行缓解，但又会反复发作。特别是有明显动脉硬化的中老年人，由于突发腹腔动脉，尤其是肠系膜动脉痉挛，甚或血栓形成，使小肠、结肠的血液和氧供应严重不足，如不及时救治，可导致肠坏死，患者出现休克状态。因此，一旦出现上述情况，一定要及时就医。

4. 血栓闭塞性脉管炎之下肢痛

血栓闭塞性脉管炎是一种慢性复发性中、小动脉和静脉的节段性炎症性疾病，下肢多见。表现为患肢缺血、疼痛、间歇性跛行、足背动脉搏动减弱或消失和游走性表浅静脉炎，严重者可出现肢端溃疡和坏死。目前认为本病是由于小动脉痉挛和血栓形成造成闭塞，致使局部缺血。男性青壮年多见，约 1/2 的患者伴有雷诺现象。

本病采用西药治疗而能达到“通则不痛”的药物，包括具有扩张血管、降低血液黏稠度及抗凝作用的药物。①血管扩张药：可缓解血管痉挛和促进侧支循环。常用者有妥拉苏林、罂粟碱、烟酸、硫酸镁（2.5% 硫酸镁溶液静滴）等。②降低血液黏度药：低分子右旋糖酐能降低血液黏稠度，增加红细胞表面负电荷，抗血小板聚集，因而能改善微循环。③蛇毒制品：此类药物乃从蛇毒中提取的具有抗凝作用的物质，可降低纤维蛋白原和血液黏稠度。

5. 急性尿潴留之下腹胀痛

急性尿潴留按病因可分为机械性梗阻和动力性梗阻两类。其中机械性梗阻包括尿道损伤或结石、异物突然阻塞或前列腺增生、尿道狭窄等。动力性梗阻包括中枢和周围神经急性损伤、炎症、水肿、出血，以及应用各种松弛平滑肌的药物（如阿托品、普鲁本辛等）。

急性尿潴留发病突然，患者膀胱内充满尿液不能排出，胀痛难忍，辗转不安，有时从尿道溢出部分尿液，但不能减轻下腹部疼痛。急性尿潴留时，快速解除胀痛的方法则是导尿，根治方法以排除造成尿路梗阻的原因为主。

No.11 几种内脏的“刺激征”

老王患颈椎病多年，去年春节回家过年期间出现发热及头痛，自往药店购买抗感冒药内服。服药后不但发热头痛症状未见减轻，且觉得昏昏欲睡，遂到当地镇卫生院就诊。接诊医生根据其发热头痛，且检查发现其颈项“僵硬”，遂怀疑老王患了流行性脑脊髓膜炎（简称流脑）。医生在病历上书注：发热、头痛、神昏，检查见有脑膜刺激征（“项强”），拟诊：流脑？急转县医院。县医院医生详询病史后分析患者之“项强”并非脑膜刺激征，而是颈椎病所致，检查克尼格征（简称克氏征）及布鲁津斯基征（简称布氏征）均为阴性。而患者之轻度昏睡现象考虑系抗感冒药中所含的扑尔敏引起。未做腰穿即排除了流脑。患者继续服用抗感冒药后第三天诸症尽解。

20 岁的小张平素身体健康，日前突发剧烈头痛，进而出现神志模糊。急送医院急诊。接诊医生检查其有明显的脑膜刺激征——颈项强直，克氏征及布氏征均阳性。即行腰椎穿刺，抽出均匀之血性脑脊液，确诊为蛛网膜下腔出血，考虑系先天性脑动脉瘤破裂所致。经脑血管造影得到证实。经急诊处理后行介入疗法而脱险。

患者在就诊或住院时，经常会听到医生说某某刺激征，如上述的脑膜刺激征。急性腹痛的患者之腹膜刺激征，尿路感染患者之膀胱刺激征等。兹将几种常见的内脏疾病的“刺激征”介绍如下。

1. 脑膜刺激征

脑膜刺激征见于各种脑膜炎、蛛网膜下腔出血、脑脊液压力增高等。常见的脑膜刺激征有：①颈项强直——嘱患者仰卧，以手托扶患者枕部做被动屈颈动作，以测试颈肌抵抗力。颈项强直表现为被动屈颈时抵抗力增强——“项强”，此为伸肌在患病时最易受刺激所致。（除见于上述颅内疾患外，当患有颈椎疾病等也可以出现颈项强直，然而，颈部疾病引起的颈项强直却不属于脑膜刺激征。）②克尼格征（Kernig sign）——简称克氏征。患者采用去枕仰卧位，一侧髋关节和膝关节成 90° 角弯曲，检查者将患者小腿上抬伸直，正常应该能够达到 135°，如果遇到阻力或疼痛，则为阳性。③布鲁津斯基征（Brudzinski sign）——简称布氏征。患者去枕仰卧，下肢自然伸直，检查者一手托起患者后枕部，另一手按于其胸前，当头部被动上托，使颈部前屈时，双髋与膝关节同时不自主屈曲则为阳性。

2. 腹膜刺激征

腹膜刺激征见于腹腔感染、胃肠穿孔或梗阻、腹部内脏损伤出血等疾病。腹膜有丰富的神经和血管，当患者发生上述疾病时，往往表现为腹部难以忍受的剧烈疼痛、大汗淋漓、高热、全身虚弱无力、不语等症状。多种疾病均可以引起腹膜刺激征——腹部压痛、反跳痛和腹肌紧张，往往是腹膜炎常出现的主要体征（所谓“反跳痛”乃在痛处按压并停留一段时间，然后迅速抬手，在抬手的一瞬间，有明显的痛感，便称之为“反跳痛”，往往是代表按压处壁层腹膜有炎症。）腹膜炎常常有上述高热及虚弱等表现。内脏损伤出血等一般无高热。肝脾破裂出血往往还会出现休克。

3. 膀胱刺激征

膀胱刺激征是指尿频、尿急、尿痛。正常人白天平均排尿 4 ~ 6 次，夜间 0 ~ 2 次，如果每日排尿次数 > 8 次称为尿频；尿急是指尿意一来就有要立即排尿的感觉；尿痛是指排尿时膀胱区及尿道口产生的疼痛，疼痛性质为烧灼感或刺痛。常见原因如下。①尿路感染：多为细菌性尿路感染，其他致病微生物（如病毒、真菌、支原体、衣原体、寄生虫等）也可引起。常有白细胞尿，尿中可以找到致病微生物（培养、显微镜检查）。②输尿管结石：特别是输尿管膀胱壁段结石。③膀胱肿瘤：血尿常为较突出表现。④间质性膀胱炎：可以见于结缔组织疾病，较常见于系统性红斑狼疮患者中；找不到病因者，称为特发性间质性膀胱炎。⑤出血性膀胱炎：常见于使用环磷酰胺（抗肿瘤药物）的患者。

有一种貌似膀胱刺激征的疾病——尿道综合征，也有尿频、尿急、尿痛等症状，但膀胱和尿道检查无明显器质性病变。系由于精神因素导致的一组非特异性综合征。多见于女性，中段尿培养大多阴性，排除了器质性疾病所致的尿路刺激征后，可考虑诊断为此病。由于此综合征并非炎症或结石、肿瘤以及药物对膀胱及尿路的刺激之故，而多与精神因素有关，因此其不应属于膀胱刺激征。

4. 直肠刺激征

直肠刺激征乃系炎症对直肠的刺激引起的症状，此种刺激征以细菌性痢疾最为常见。

“里急后重”这一词汇为祖国传统医学所创。《景岳全书·杂证谟》：“凡里急后重者，病在广肠最下之处，而其病本，则不在广肠，而在脾肾。凡热痢、寒痢、虚痢皆有之，不得尽以为热也……”

No.12 医院的某些“特色”

人们生活在色彩缤纷的世界，几乎每时每刻都在“彩色语言”的引导下行动。比如在马路上，你会听从白色斑马线和红黄绿色指示灯的指挥。在赛场上，运动员会遇到黄牌警告或红牌处罚等。同样，在医院，也有“彩色语言”，我们了解这些彩色标志，就会增加某些诊疗知识并能更好地配合医护人员的业务工作。

1. 红十字——倒转瑞士国旗的底色

红十字作为救护团体（即红十字会）的识别标志始于 1863 年 10 月，当时采用“白底红十字的臂章为伤兵救护团体志愿人员的识别标志”。随后的日内瓦公约更以具体化，明文指出红十字标志系掉转瑞士国旗的颜色（红底白“十字”）而成。之所以这样做是为了对瑞士表示敬意，瑞士的日内瓦是红十字会的发祥地。

2. 白衣天使——白衣不再一统医院

医护人员的工作服是白色的，故称他们为“白衣战士”，对护士则有“白衣天使”的美誉。因为白色代表圣洁，表明医务工作者肩负着救死扶伤的神圣使命。然而，产科和儿科的护士一般穿粉红色的工作服，因为这是一种柔和的，象征着温暖、和谐的颜色，孩子出生后第一眼就看到这么美丽的颜色，因此被期盼着长得可爱漂亮，在儿科住院的孩子一般都对白色充满了恐惧，粉红色带来的视觉效果就好得多，可以减轻孩子住院时的恐惧心理。

那么，手术室为患者开刀的医护人员为什么却穿着淡绿色的手术衣帽，“白衣天使”为何变身为“绿衣天使”呢？那是“补色平衡理论”在医疗实践中的应用。根据视觉色彩互补平衡的原理，医院手术室、手术台、外科医生护士的衣服一般都采用绿色，这不仅因为绿色是中性的温和之色，更重要的是绿色能减轻外科医生因手术中长时间受到鲜红血液的刺激引起的视觉疲劳，避免发生视觉残像而影响手术正常进行。是因为医生开刀时凝视血淋淋的画面太久，抬头会看到很多绿色残像，这时如果墙壁、手术衣帽都是绿色的话，残像就不明显了。两眼离开手术野，抬头见到共同合作做手术者的绿色衣帽，以及见到绿色的墙壁，就看不到“血迹”的残像了。

3. 分级护理——彩色标志作提示

患者入院后，医生根据病情决定护理级别后，患者一览表上便有分级护理标志如下。①特别护理（特护）：特护一般会用大红色标记，其护理的对象是病情危重或重大手术后的随时可能发生意外，需要严密观察和加强照顾的患者。②一级护理：一级护理用粉红色标记，表示重点护理，但不派专人守护。③二级护理：二级护理用蓝色标记，表示病情无危险性，主要是照顾病情稳定的重症恢复期患者，或年老体弱、生活不能完全自理、不宜多活动的患者。④三级护理：三级护理是普通护理，不作标记。

4. 医疗文件中的“颜色”——实用的色彩鉴别

在绘制或书写医护文件中，特定的颜色往往能够起到提醒或警示作用。上级医师修改下级医生的病例记录使用红色；护士给患者做皮肤过敏试验，若系阳性则用红色（+）标示！一些医疗护理文件的记录也有各种不同的颜色，例如 TPR 曲线表，蓝色代表体温（T），红色代表脉搏（P），黑色代表呼吸（R）。处方笺中，红色的是开毒麻药用的，白色的是开普通药品用的。原卫生部和国家中医药管理局曾经制定的《处方管理办法（试行）》，要求从 2005 年开始使用红、黄、绿、白四种颜色的处方笺以区别不同类处方。麻醉处方为淡红色；急诊处方为淡黄色；儿科处方为淡绿

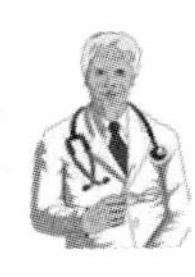

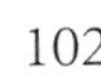

色；普通处方为白色。

5. 药片的颜色——有约定俗成的色彩归类

糖衣片的颜色，国际上并无统一的规定，但是有约定俗成的习惯。一般情况，消炎药常选用黄色；镇静、镇痛、安眠降压等药选用蓝色或绿色；营养补益药常选用红色或咖啡（棕）色；而驱虫药常用白色。中成药糖衣片，如寒凉性的清热解毒剂，常选用黄色或浅绿色；止咳化痰剂常选用橘黄色；养血补益剂选用红色。服用糖衣片时，可先看看外边的颜色，是有一定参考价值的。

6. 压缩气体钢瓶的彩色标记——保证安全用气

高压气瓶的颜色和"字样"要求醒目、易于识别而不会发生错误。医疗上常用的压缩气体包括氧气、压缩空气、二氧化碳、笑气（即一氧化二氮）、氮气等。①氧气瓶颜色为淡酞蓝（天蓝），字样"氧"，字颜色为黑色，当压力为20兆帕，为白色环一道；当压力为30兆帕，为白色环二道。②空气瓶颜色为黑色，字样"空气"，字颜色为白色，当压力为20兆帕，为白色环一道；当压力为30兆帕，为白色环二道。③二氧化碳气瓶颜色为铝白，字样"液化二氧化碳"，字颜色为黑色，当压力为20兆帕，为黑色环一道。④笑气（一氧化二氮），为白瓶黑字，字样"一氧化二氮"。⑤氮气瓶颜色为黑色，字样"氮"，字颜色为淡黄，当压力为20兆帕，为白色环一道；当压力为30兆帕，为白色环二道。

No.13 医护人员的"穿""戴"

说起穿戴，人们往往想到女士们穿衣打扮。其实，医护人员为患者服务更要注意穿戴。为普通患者诊治或护理，起码应戴好口罩、帽子，穿好白大衣。诊治传染病患者，更要穿上防护服、戴好防护面罩等。

人们在日常生活中，着衫、着裤、着鞋、着袜为什么叫作"穿"呢？那是因为衣服鞋袜等都有"孔洞"，人的头部、四肢都要穿过衣裤的"孔洞"（袖筒、裤管或套头衫的开口）才能把衣服套在身上。鞋袜也有开口的"孔洞”，双脚要穿过鞋袜的“孔洞”才能穿好，于是，我们把着衫裤叫作“穿”衣服，把着鞋袜，叫作“穿”鞋袜。

对普通人而言，穿的，就是必需品；戴的，就是一些装饰品，可要，可不要。字典里的解释也差不多，《新华字典》中有明确的解释，在穿戴相关性上，穿是指“把衣服鞋袜等套在身上”，戴是指“加在头、面、颈、手等处”，即“穿”的是主要的、必需的，而“戴”的是次要的、装饰的，汉字的魅力在此可见一斑。然而，医护人员“穿”的“戴”的都是必需的，因为“戴”的并不是装饰品。

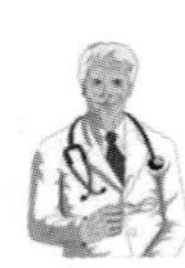
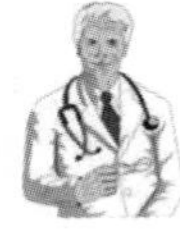

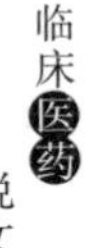

第七集　语林改错

No.1　“号脉”应当是候脉

时下，“号脉”一词的使用频率甚高，不少人把医生给患者看病时的切脉说成“号脉”。在媒体上也经常可以看到“给某某‘号脉’”的标题，意思是给某一单位或某一事物进行考察或评估。甚至在医药报刊上，中西医药的专业人员在撰文中也频频使用“号脉”一词。其实，“号脉”一词是“候脉”的讹读，进而因误读而至误写。我们查阅《辞海》《辞源》及古今的经典医籍，均无“号脉”这一词汇，显然，所谓“号脉”实乃“候脉”之误读。

中医的“四诊”为望、闻、问、切。切，就是切诊，包括脉诊和按诊两部分。脉诊又称切脉、诊脉、按脉，为诊察脉象的方法，其目的是通过对脉象的体察，了解体内的病变。按诊是用手触摸、按压患者体表某些部位，以了解身体局部异常变化，从而推断病变的部位、性质和病情的轻重。

医生的脉诊称为“按脉”或俗称“摸脉”，大家都容易理解。但把脉诊称为“切脉”和“候脉”，其使用“切”“候”二字常常令人不解。其实在汉语中，切，含“按”的意思。候，有诊察的含义。《中文大辞典》：“切，按也。”《素问·脉要精微论》：“切谓以指切近于脉。”《史记·扁鹊传》：“不待切脉…… ”（正文曰，“杨玄操云：‘切，按也’。”）在“切脉”词条：“ 切脉”谓按脉也。

关于“候脉”。《中文大辞典》：“候，诊察也。”《 物理论》：“名医达脉者，求之寸口三候之间，则得之矣。”《北齐书·方伎传》：“为人诊候。”在“候脉”这一词条中有“‘候脉’诊脉也。《搜神记》医至察其客，候其脉。”的记述。

我们再来看看“号脉”中的“号”字，其繁体为“號”。其发音有（hào）和（háo）。多数情况下发音为（hào），含有如下含义。①名称：国～；年～；字～。②指人除有名、字之外，另起的别称：别～（如“李白，字太白，～青莲居士”）。③标志：记～。④排定的次序或等级：编～；～码。⑤扬言，宣称：～称。⑥记上标志：～衣；～房子。⑦命令：～令；～召。⑧量词，用于人数：昨天去了几十～人，等等。

另一种含义是大声哭叫或动物长鸣之意，其发音则为（háo），如号啕大哭、号寒啼饥等。《史记·历书》：“时当鸡三号，卒明。”（当鸡叫三遍，终于天亮了。）粪便可以入药（称为五灵脂）的寒号鸟，其中“号”的发音也是（háo）。

可见“号”字没有切按和诊察的含义。

No.2　屠苏未必就是酒

每年新春，在除旧迎新的欢乐气氛中，人们都会想起王安石的一首七绝《元日》：“爆竹声中一岁除，春风送暖入屠苏；千门万户曈曈日，总把新桃换旧符。”这首诗被载入《千家诗》中。在新近出版的《新选千家诗》及《千家诗评注》中，对“屠苏”的注解均注释为酒名。注曰：“屠苏，酒名，唐宋时春节有饮屠苏酒的风俗，据说可以避疫。”

其实，《元日》诗中的“屠苏”，并不是指屠苏酒。我们如果细吟诗的第二句：“春风送暖入屠苏”，遣用一个“入”字，即“入屠苏”，那就不该是指屠苏酒了；难道春风吹入屠苏酒中？因此，第二句诗的本意应该是“温暖的春风吹进了家家户户。”为什么这样说呢？因为屠苏有四种含义，在四种含义中，把“入屠苏”中的“屠苏”解作“人家”（即“入人家”）才能说得通。

查《辞源》及有关典籍，屠苏的四种含义为：草名、药酒名、房屋（屋宇）的代称和一种带檐的帽子。屠苏酒是一种众所周知的药酒，其配方和调制方法是：取菝葜、桂心、防风、蜀椒、桔梗、大黄、乌头、赤豆等，于除夕夜用绛红色纱布袋包裹，用绳子悬挂置入井水中，元日取出药袋与酒共煮，沸后便可饮用。随后将药渣投入井中，可以防疫病，保护水源。古时饮屠苏酒有一种规矩，即年幼者先饮，年长者后饮。据《荆楚岁时记》载："正月一日是三元之日，长幼悉正衣冠以次拜贺……正月饮酒，先小者；以小者得岁，先酒贺之，老者失岁，故后与酒。"宋代苏辙《除日》诗云："年年最后饮屠苏，不觉年来七十余。"

屠苏又系草名，据《通雅·四十一》载："屠苏，阔叶草也。"这种阔叶草，即百合科植物，有人认为是菝葜，药用其根。

屠苏之所以成为屋宇的代称，乃系古人认为屠苏草（有人认为这种草是菝葜，但查阅屠苏草的图形却不能证实）有避疫之效，故在房子的椽上画上屠苏草，以祈家人免灾无恙。北周王褒的《日出东南隅行》有"飞甍雕翡翠，绣桷画屠苏"之句。明代杨慎《艺林伐山·屠苏草名》中说："屠苏本草名，画于屋上，因草以名屋。"《宋书·索虏传》有"焘所住屠苏，为疾雷击，屠苏倒，见压殆死，左右皆号泣"的记载。

因此，虽然屠苏是药酒名，虽然古代正月初一有饮屠苏酒的习俗，虽然王安石的七绝题为《元日》，但诗中的屠苏指的是屋宇或者人家，而不是指屠苏酒。否则，这首诗的第二句就晦涩难解了。

No.3 "换汤"非"换水"

"换汤不换药"这句成语大家都比较熟悉。其含义是名称或形式虽然改变了，内容却没有变。就跟另一条成语"新瓶装旧酒"的意思相似。但是，有不少成语辞典把这条成语中的"汤"当成煎药的水。于是有的"成语释义"便解释为："煎药的水换了，但是药方却没有变。比喻名称或形式虽然改变了，内容还是老一套。"其实，这是误解。查《辞海》及《中文大辞典》

对“换汤不换药”的解释是：“比喻名称或外表虽然改换，实质未变。”英语译为“A change in form but not in content.”根本没有提及“煎药的水换了”的说法。再就大多数成语辞典均注明这条成语的出处是清·张南庄《何典》第三回。那么，我们还是摘录这部小说中有关“换汤不换药”的内容吧。

《何典》这部小说可能大家并不熟悉，读过它的人估计也不很多。但是，这部小说却是颇具特色并有深刻含义的。当年，毛泽东给毛岸英推荐必读的几本书中，就有一本是《何典》。《何典》是一部很怪异很奇特的章回体小说，共10回。该书以滑稽幽默、口无遮拦的吴方言，虚构了一部鬼话连篇的鬼世间的鬼故事，通过鬼的故事来讽刺人间的现实，在中国古典小说中可谓别具一格。作者在塑造众鬼形象上，颇费心思，如活鬼、死鬼、雌鬼、形容鬼、老鬼、扛丧鬼、酒鬼、催命鬼、饿杀鬼、令死鬼、野鬼、色鬼、臭鬼、冒失鬼、冤鬼、大头鬼、替死鬼、偷饭鬼、摸壁鬼等，足有40多个。

在《何典》第三回中，说是活鬼得了重病，去找试药郎中看病（“试药郎中”是方言，指庸医诊病时以病试药），试药郎中诊脉后给他三五粒丸药，说：“这是一服安心丸，用元宝汤送下，三两日就好的。”可是活鬼吃了却不管用，第二天上午只得再请那个郎中来。那郎中看了，依旧换汤不换药地拿出两个纸包说：“这是两服仙人都不识的丸散在内，一服用软口汤送服，另一服明天用乱话汤送服下去，包你痊愈。”

原文摘录如下。

……形容鬼一路将病源述与他听了。到得家里，方过了脉，那郎中道：“这不过是吓碎了胆，又受了寒湿气，不防事的。”一面说，一面就在身边挖出眼睁大的三五粒丸药来，递与形容鬼道：“这是一服安心丸，用元宝汤送下，三两日就好的。”说罢，便欲起身，形容鬼忙将一个干瘪头封袋塞他袖中，叫鬼点灯相送。

雌鬼已将元宝汤端正，形容鬼帮他将药灌下。这丸药是杀渴充饥弗惹祸的，有什么用？直至次日半上日昼，仍旧弗推扳，只得叫鬼再去候那郎中来。那郎中看了，依旧换汤弗换药的拿出两个纸包来道：“这是两服仙人弗识的丸散在内：一服用软口汤送下，明日再将乱话汤送下一服，包你活龙鲜健便了。”形容鬼收了药，送过封袋，打发郎中起了身，照依他说话，把药吃下去，犹如倒在狗叵里，一些也没用！正叫作药医不死病，死病无药医……

由此可见，试药郎中依旧“换汤弗换药”地拿出两个纸包来——是两服丸散，其实也就是安心丸，他哄“病鬼”说是“仙人弗识的丸散”。这里用“换汤不换药”，指的是换了药方的名称而药物没有变。所以说，“换汤不换药”的“汤”是汤头（方名），而不是煎药的水。

查阅“汤”字的含义有四种意思：①热水、开水。②指中药汤剂。③温泉。④液汁特别多的菜。“汤”的本义是“热水”，如“赴汤蹈火”的“汤”是指热水。温泉是天然的热水，故引申为温泉。今多指地名，如南京汤山，以温泉著称于世，故名；北京昌平的小汤山在2003年“非典”期间也名噪一时。汤药通常热时服下，故引申为汤药。（上海教育出版社《汉字古今合解字典》）于是中药方剂称为“汤头”。大连出版社出版的《现代成语巨典》对“换汤不换药”中的“汤”也认为是“汤头”，其中是这样注解的——（换汤不换药）汤：中药汤剂的总称，药剂的名称改变了，而使用的药物还是以前的。比喻只改变形式与外表，而内容与实质却与原来一样，没有什么变化。笔者认为这种解释比较准确。

在中药方剂中就有“换汤不换药”的例子，即汤头的名称变了，但是，方中的药物却没有变。比较典型的是从桂枝汤“演变”出来的桂枝加桂汤和桂枝加芍药汤。这三个汤头的药物都是桂枝、芍药、炙甘草、生姜、大枣。只是在桂枝汤中将某味药的用量增加而变为另一个方剂（汤头）。如在桂枝汤中，桂枝由原方的三两更为五两即成桂枝加桂汤；方中芍药由原方中的三两增至六两即成桂枝加芍药汤。再就是生姜泻心汤、甘草泻心汤、半夏泻心汤这三个“汤头”，虽然名称换了，但是组方的“药”却没有换［均含黄连、黄芩、干姜（生姜）、半夏、党参（人参）、大枣、甘草］，只是用量做了改变而成为另一个“汤头”。这可能就是“换汤不换药”的由来吧。

有一则施今墨“换汤不换药”轶闻值得一提。施今墨是京城四大名医之一。1944 年，他到天津出诊，遇金姓富商，邀请至其家。观其人面白体丰但乏神采，闻其声气短言低，望其舌淡而少苔，切其脉细缓无力，询其症：“乏力身倦，食不甘味，便下稀溏”。金氏说：“前时服天津名医陈方舟处方三帖，无大效，故改请施先生处方。”施今墨索陈先生方阅之，乃“四君子汤”（人参、茯苓、白术、甘草），正合己意。金氏之症是气虚，用“四君子汤”补之可谓药症相合，但因其久虚，需长服方可，不会短期取效。施说：“此方切中贵恙，照服数剂可愈。”但金氏认为已服过无大效，执意要施重新处方，施今墨只好让取来笔砚，即处一方：鬼盖三钱、杨枹（杨枹蓟）三钱、松腴五钱、国老三钱，嘱连服两周。金氏见药方已改，遂安心服药，两周后病体果愈。金甚喜，派人携礼物赴京酬谢，施今墨推却道：“不应谢我，应谢陈方舟先生，我不过是为他抄方而已。”原来人参又名鬼盖，白术又名杨枹，茯苓又名松腴，甘草又名国老，施今墨开的仍是四君子汤原方。

No.4　“蛛丝马迹”是“灶马”

有位医学院教授在讲课时，提及医生看病要仔细观察，见微知著。好比发现蜘蛛痣就要想到是否由肝病所致而进行肝功能检查，听诊时若闻及心脏的奔马律就要查明心脏病变而做心电图等检测。他用汉语成语做比喻说，蜘蛛痣和奔马律就是我们诊断疾病中的“蛛丝马迹”。

其实，用“蛛丝马迹”来比喻蜘蛛痣和奔马律并不恰当，因为蜘蛛痣并不像“蛛丝”，奔马的蹄迹也不是成语中所说的“马迹”。蜘蛛痣也称蜘蛛状毛细血管扩张症或动脉性蜘蛛痣，形态似蜘蛛，痣体旁有放射状排列的毛细血管扩张。本病的发生可能与雌激素水平增高有关。好发于躯干以上部位，尤以面、颈和手部多见。慢性肝病患者体内雌激素水平增高，因此常可出现蜘蛛痣，然而其形状似蜘蛛，而不像蛛丝或蛛丝网。而所谓“马迹”，则是民间伙房里的灶马爬过的痕迹。

关于“蛛丝马迹”这一成语，有的汉语词典也做了错误的注解：“从挂下来的蜘蛛丝可以找到蜘蛛的所在，从马蹄的‘蹄印子’可以查出马的去向。比喻事情所留下的隐约可寻的痕迹和线索。”

有的汉语词典则做了正确的注解：“蛛丝马迹（zhūsī-mǎjì）乃是从挂下来的蜘蛛丝可以找到蜘蛛的所在，从灶马（一种昆虫）的印记可以查明它的去向。比喻事情所留下的隐约可寻的痕迹和线索。出自清·王家贲《别雅序》。”

为何说“蛛丝马迹”的“马”不是高头大马而是灶马呢？我们还可以做进一步的考证。从事理来说，蛛丝是很不明显的，那么与之并列的马迹也应该是很不明显的。可是，马是个庞然大物，在没有水泥路、柏油路的古代，马留下的蹄印与痕迹应该是很明显的。蜘蛛的虫丝与高头大马的蹄迹，可以说是风马牛不相及的，因此很难相提并论。清人夏敬渠《野叟曝言》七十九回：“蛛丝虫迹，屋漏蝙涎，不即不离，有意无意，其妙如何。”“蛛丝马迹”又可以写成“蛛丝虫迹”，可见，这“马”应该是一种虫，而不是高头大马的“马”。那么这留下马迹的“马”到底应该是什么呢？老厨房中，经常可以看到高处挂着蜘蛛网，这自然就是蛛丝了。而也是在老厨房中，还有一种经常出没的小虫子，叫“灶马”。这灶马爬过的地方留下一条条不很明显的痕迹，这就是“马迹”。灶马爬过的痕迹与蜘蛛网经常在一起出现，两者又都不很明显。所以说，蛛丝马迹的“马”应该是灶马的“马”。

明李时珍《本草纲目》虫三：“灶马，处处有之，穴灶而居。”唐人段成式《酉阳杂俎》虫篇：“灶马，状如促织，稍大，脚长，好穴于灶侧。俗言，灶有马，足食之兆。”可见，灶马又可简称为“马”。

No.5 容易误解的“荷尔蒙”

近年来，不少描叙男性情爱的文学作品和揭示男女性事的文章，甚至有的关于两性关系的法制事件报道，往往喜欢采用“荷尔蒙”一词来加以表达。显然是把“荷尔蒙”当作性激素的代称。诸如“在荷尔蒙的作用下他们竟然越轨了……”“地下舞厅挤满了年轻的女性和心怀鬼胎的各国男子。荷尔蒙旺盛的小伙子就像猫头鹰一样四处搜寻。长得好看的姑娘在舞池里待不到5分钟，腰上和后背就会莫名奇妙多一只手……”80后的青年作家蒋方舟也发表过一篇文章，题目是“珍稀物质荷尔蒙”，文中主要提及青年男女“大脑”发出的“荷尔蒙”引起人体的性冲动。其实，这是对“荷尔蒙”一词以偏概全的误解，即是将“荷尔蒙”与“性激素”画上了等号。

关于“荷尔蒙”这个词汇，并非因为性激素诱发的现象而来，而是起源于“促胰液素”的发现。1902年，英国生理学家斯塔林和贝利斯经过长期的观察研究，发现当食物进入小肠时，由于食物在肠壁摩擦，小肠黏膜就会分泌出一种数量极少的物质进入血液，流送到胰腺，胰腺接到这类“化学信使”传递来的“信息”后就立刻分泌出胰液来。他们将这种物质提取出来，注入哺乳动物的血液中，发现即使动物不吃东西，也会立刻分泌出胰液来，于是他们给这种物质起名为“促胰液素”（secretin）。后来斯塔林和贝利斯给上述这类数量极少但有生理作用，可激起生物体内器官反应的物质起名为荷尔蒙（hormone）。hormone源于希腊文，是“刺激”“兴奋”“奋起发动”的意思。在我国则将hormone意译为“激素”，因此“激素”和“荷尔蒙”是同义词。在国外仍然使用hormone。例如甲状腺激素的英文为thyroid hormone，肾上腺皮质激素的英文为adrenal cortical hormone等。日文将hormone音译为ホルモン，而未采用汉字“激素”，如生长激素的日语为成長ホルモン，甲状腺激素的日语为甲状腺ホルモン，雄性激素为男性ホルモン，雌性激素为女性ホルモン。

1. 荷尔蒙并非单指性激素

大一的女生小雪近期出现怕热、心悸及饭量增加，她的室友陪她去医院就诊。经检查确诊为“甲亢”。接诊医生向他带教的几位实习医生讲解说：“这位女患者是因为甲状腺荷尔蒙过于旺盛而引起上述症状……”小雪一听自己“荷尔蒙过于旺盛”，马上满脸羞红，并说接诊医生对她语言侮辱而直奔院长室向院长告状。院长告诉她，甲状腺荷尔蒙过于旺盛就是甲状腺素分泌过多，所谓“荷尔蒙”就是“激素”，你是误解“荷尔蒙”就是“性激素”，这是有些患者常常会发生的误会。

荷尔蒙就是平常所说的激素，并非单指性激素。人体内有75种以上的荷尔蒙，其中有25种为蛋白质类激素，有50余种为甾体激素。荷尔蒙（激素）不单单是对人体性欲和性活动发生作用，它对机体的代谢、生长、发育、繁殖、性别、性欲和性活动等都起重要的调节作用。例如生长激素，能促进蛋白质的合成、骨骼的生长；胰岛素能促进血糖进入细胞氧化分解，促进血糖进入肝脏肌肉细胞摄取血糖合成糖原，转化成脂肪和非必须氨基酸等。

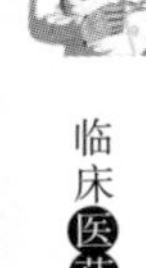

从几个方面对荷尔蒙（激素）进行分类，通常多提及化学结构的分类。

（1）按化学结构大体分为四类：第一类为类固醇，如肾上腺皮质激素（皮质醇、醛固酮等）、性激素（雌激素、孕激素及雄激素等）。第二类为氨基酸衍生物，有甲状腺素、肾上腺髓质激素、松果体激素等。第三类激素的结构为肽与蛋白质，如下丘脑激素、垂体激素、胃肠激素、胰岛素、降钙素等。第四类为脂肪酸衍生物，如前列腺素。

（2）按激素产生的器官分类：分为下丘脑释放激素、垂体激素、肾上腺皮质激素、髓质激素、甲状腺激素、胃肠道激素、肾脏激素等。

（3）按激素的作用关系分类：分为促激素及靶腺激素。

（4）按激素产生器官的位置分类：分为正位的和异位的激素。

（来源于经典内分泌腺体的激素称为正位激素；来源于异常部位或不正常肿瘤组织的激素为异位激素。）

（5）按激素的作用分类：分为生长发育激素，物质代谢激素，钙磷代谢激素，水、盐代谢激素，胃肠道激素。

2. 激素药并非单指肾上腺皮质激素

激素类药物之广义定义：乃以人体或动物激素（包括与激素结构、作用原理相同的有机物）为有效成分的药物。狭义定义：则是因为临床上“肾上腺皮质激素类药物”在各类激素药中最为常用，因此，通常医护人员口中的“激素类药物”一般情况下在没有特别指定时，便是“肾上腺皮质激素类药物”的简称。其他类激素类药物，则常用其分类名称，如“雄性激素”“胰岛素”“生长激素”等。

事实上，激素药不是单指肾上腺皮质激素，常用的激素类药物可分为以下五类：

（1）肾上腺皮质激素类：包括促肾上腺皮质激素、糖皮质激素、盐皮质激素。

（2）性激素类：包括雌激素类、孕激素类、雄激素类、同化激素类、促性腺激素类。

（3）甲状腺激素类：包括促甲状腺激素、甲状腺激素类。

（4）胰岛素类：包括长效胰岛素类、中效胰岛素类、短效胰岛素类。

（5）垂体前叶激素类：包括生长激素类、生长抑素类、生长激素释放激素（GHRH）及类似药、促肾上腺皮质激素释放激素类。

No.6　杏林·杏园·杏坛之别

大家都知道“杏林”是医药界的美称。然而,有些人也用“杏坛”或“杏园”作为医林药苑的雅称。其实“杏坛”和“杏园”并不是医林的代称。笔者曾经在医药杂志和报刊的文章或书法中，见有“春满杏坛”的题词，我猜想可能是作者觉得“春满杏坛”比“杏林春暖”或“春满杏林”更具独创性。其实，这是自作“创新”而弄巧反拙。因为“杏坛”和“杏园”不是医药界的代称，只有“杏林”是医学的美称。人们常用“杏林”来指医道非凡、医德高尚、医技精湛、医术高操。据《太平广记》引晋人葛洪《神仙传·董奉》记载：“董奉居山不种田，日为人治病，亦不取钱，病重愈者，使栽杏五株，轻者一株。如此数年，计得十万余株，郁然成林。后来杏子大熟，于林中作一草仓，示时人曰：‘欲买杏者，不须报奉，但将谷一器，置仓中，即自往仓取一器杏去。’”董奉将每年卖杏所得的谷物，用以救济贫困，供给旅资不足者，每岁有二万余斛。后来，人们便以“杏林”作为医者为民谋利益的典实，并用“杏林春暖”“誉满杏林”等，称赞医道非凡、医德高尚、医术高超之人。

所谓杏坛，传说是当年孔子聚徒授业的地方，后来也泛指聚众讲学之所。《庄子·渔父》记载："孔子游乎缁帷之林，休坐乎杏坛之上。弟子读书，孔子弦歌鼓琴。"后人根据庄子的这则寓言，在山东曲阜孔庙大成殿前，为之筑坛，建亭，书碑，植杏。北宋时期，孔子四十五代孙道辅监修曲阜祖庙。于其旧址筑坛，环植杏树，遂以"杏坛"名之。从唐代起，人们也用杏坛泛指授徒讲学之所。当今的 CCTV"百家讲坛"，亦可称为杏坛。

至于杏园，则是在长安朱雀门街东第三街通善坊，和曲江相连，为当时新进士宴游之所。唐朝时对科举考试十分重视，把榜上题名、高中科举者称为"登龙门"。唐朝每次科举放榜新进士登第后，还要参加一系列礼仪性的活动。进士们在拜谢座主（考官）、参谒宰相后便可以曲江宴饮、杏园宴饮和雁塔题名了。

No.7 "消毒药"不能"消毒"

顾名思义，所谓"消毒"就是消除有毒之物。然而各种外用"消毒药"并无消除毒物的作用。毒蛇咬伤不能用它们来"消"蛇毒；黄蜂蜇伤不能用它们来"消"蜂毒；狂犬咬伤也不能用它们来"消"狂犬病毒；等等。有人用碘酒涂搽被蜜蜂蜇伤的皮肤，结果局部红肿得更加严重；有人被狗咬伤后使用酒精消毒伤口，又未及时打狂犬疫苗，结果患上狂犬病而一命呜呼。原来我们日常所说的"消毒药"其主要作用不是"消毒"，而是抑制或杀灭细菌等病原体，因此，若用医药学词汇应当称为"灭菌"。在我国，由于"消毒"一词更加通俗顺口，因此就广被应用，而且临床上和医药专著也使用这种"俗称"，医院的高压灭菌也常常称为高压消毒。

No.8 "患者"并非外来语

最近有些医药界的学者提出"患者"这一称谓应当在我国"封杀"，他们说："患者"一词出现于"九 一八"事变后的东北沦陷时期，很有可能就是直接使用日文翻译而来，因此，带有很明显的殖民文化嫌疑。故建议将医学教材及医学出版物中“患者”一词统一更改为“病人”。

说起“患者”这一称谓，不妨先说说“法国梧桐”。据说有人从法国回来，说中国用来绿化马路的“法国梧桐”在法国也普遍种在马路两旁，他们都称作“中国梧桐”。有人考证说，这种树木的祖籍在我国西南，经引进西欧，加以培植成新品种，再由法国带进上海，于是国内就称它为“法国梧桐”。因此，它们可说是“旅法‘华侨’”，其准确的全称应当是“华裔法国梧桐”。

笔者认为，“患者”一词跟“法国梧桐”一样，祖籍华夏，是国产品，并非源自日本的外来词，而且它早在宋代就已经出现在医药典籍中，极似“出口转内销”的名词，跟日本侵华及“九一八”事变扯不上边。

1.“患者”一词并非源自日本的称谓

为了查明“患者”这一称谓是国产品，笔者查阅了民国前后，特别是1931年9月18日之前的一些医药典籍。兹将跟“患者”一词相关的内容，摘录如下。

1）南宋医学家陈自明在公元1263年所著的《外科精要》的上、中、下卷均可见及“患者”一词。

（1）《卷上·疗发背痈疽灸法用药第一》【附治验】——儒者周在鲁，怀抱久郁，背脊患疽，肝脉弦洪，脾脉浮大，按之微细。以补中益气加桔梗、贝母，少用银花、白芷，二剂，肝脉顿退，脾脉顿复。乃以活命饮二剂，脓溃肿消，肝脉仍弦。此毒虽去，而胃气复伤。仍用前汤加半夏、茯苓而愈。用银花、白芷，非为治疮，乃解患者之疑耳。

（2）《卷中·体察爱护论第三十五》——【愚按】前论，即丹溪先生所云，痈疽当先助胃壮气，使根本坚固。东垣先生教人以饮食有节，起居有时。素问反复言之，可不慎哉。太凡泄泻，易损元气，肿疡犯之，不能成脓，溃疡犯之，不能生肌，患者慎之。

（3）《卷下·论痈疽用麦饭石膏治效第三十九》——李氏云：“麦饭石膏，治发背痈疽神妙，惜世罕知。有患者，因脓不溃，以毒药罨之，其势益甚，毒延咽喉、脚膝，皆为不治。”

2）清代医学家王清任在公元 1830 年著有《医林改错》二卷。其中《下卷·瘫痿论》："补阳还五汤。此方治半身不遂……黄耆四两生，归尾二钱，赤芍一钱半，地龙一钱去土，川芎一钱，桃仁一钱，红花一钱，水煎服。如患者先有入耳之言，畏惧黄耆，只得迁就人情，用一、二两，以后渐加至四两……"

3）清代医学家李冠仙于 1849 年著有《知医必辨》。其中论求诊的倪涵初先生疟痢三方曰："涵初生疟、痢三方，真有阅历，煞具苦心，足以活人济世。时气之病，疟、痢最多，夏秋之间，患者尤众。"

4）清代名医吴谦，于公元 1742 年著有《医宗金鉴》一书，在"乳岩·痈疽烙法歌·御纂医宗金鉴卷一"的"方歌 29·手法总论"中均提及"患者"，共有 5 处。

5）清代医学家陈修园于公元 1845 著有《医学从众录》。"卷四·头痛·透顶散"（《本事》）按："此本《金匮》纳药鼻中取黄涎之法。酒客多湿头重者宜之。又法治偏正头风，以生莱菔捣汁，令患者仰卧，以汁灌鼻中。"

6）到了清末民初将病人称为患者的例子就更多了。如清末民初的著名中医张锡纯于公元 1909 年著有《医学衷中参西录》，书中介绍捏结喉法即人工呼吸法，其中提及"患者"6 处之多。

2. 中日皆一致认为患者就是病人

笔者查阅了 1982 年出版的《汉语外来词词典》（上海辞书出版社）及几本《汉语·日语外来词词典》均未见有"患者"词条。《详解日汉辞典》第 301 页载：かんじゃ【患者】患者，病人。可见，日本人对患者的称谓也是包括患者和病人的。在第 1180 页的【病人】条目：患者(かんじゃ)，病人(びょうにん)。《英汉·汉英中医辞典》（湖南科学技术出版社）第 247 页"patient"条目注解为：病人、患人、患者、病家。

3. 无辜的"患者"不应无端被"封杀"

汉语中有不少词汇都是来自日语的，如"总理"【源】日総理【内閣総理大臣的略称】。"共产主义"【源】日 共產主義。书记（書記）、总书记（総書記）亦系日语词汇直接“移译”过来的。再如阶级、共产党、支部、原则、进化、进展、紧张、组织等，在古汉语中没有的词汇，如今天天使用，其实皆是“日产品”。“干部”一词也是从日文“幹部”之称而来的。《汉语外来词词典》第 113 页最末一词条：干部（gànbù）【源】日 幹部。毛泽东于 1942 年 2 月 28 日在延安干部会上的讲演，题目是《反对党八股》。他说：“现在我们的语汇中就有很多是从外国吸收来的。例如今天开的干部大会，这‘干部’两个字，就是从外国学来的。”主席知道“干部”是日语“移译”过来的，当时正是抗日时期，他也没有说要把“干部”一词改为“领导人”之类的词汇来避免殖民文化之嫌。因此，笔者认为别对“无辜的‘患者’”进行无端的封杀。

No.9　1 日 3 次≠每 8 小时 1 次

近年来不少医药专著或专业文章均强调：所谓 1 日 3 次，是指将昼夜 24 小时分为 3 个时段服药，即每 8 小时服用 1 次。其理由是每 8 小时服用 1 次（q8h），这样由于间隔时间相同，可以使体内血药浓度在 1 天 24 小时之内都保持比较平稳，既不容易引起药物不良反应，也可取得较好的疗效。1 日 3 次在三餐的前后服药会使白天药物在体内有较高的血药浓度，甚至会造成药物中毒；而在晚上，一夜不服药，血药浓度必然下降，影响治疗效果。这种论点，对某些时间依赖性药物（如抗生素或抗菌剂等）而言是说得通的，但是，对大多数药物而言，这种说法却未必合适。

1. tid ≠ q8h

1 日 3 次（tid）的服药方式和间隔，并非我国医药界的祖师传承下来的，而是来自西方的服用西药的方式。关于服药的时间间隔，有不少外文缩写，常用者有：qd（每日 1 次），bid（每日 2 次），tid（每日 3 次），qid（每日 4 次），qh（每小时 1 次），q2h（每 2 小时 1 次），q4h（每 4 小时 1 次），q6h（每 6 小时 1 次），q8h（每 8 小时 1 次）。有些人以为这些缩写是英文，其实它们是拉丁文。由此可见，每日几次与每隔几小时一次各有不同的缩写，这就表明 tid ≠ q8h，qid ≠ q6h……试想，假若 tid 即每 8 小时 1 次，qid 即每 6 小时 1 次，何必又出现 q8h 和 q6h 等类缩写呢？那岂非“脱绔排‘尾气’”而多此一举吗？

2. tid 的全文

tid 的全文是 ter in die（ter 为 3 次之意，die 是指 1 天）。而 24 小时（昼夜）的拉丁文为 Circadian。假如说 24 小时（昼夜）3 次，那就应当是 tic（ter in circadian）了。

3. 吃药与吃饭

提倡 1 日 3 次应隔 8 小时服用观点的人，特别强调 1 日 3 次服并非随 1 日 3 餐服。其实，不少常用药物就得跟随三餐服用。其中包括多种胃药、助消化药及口服降糖药等，有的口服降糖药甚至要求吃第一口饭就得把药吃下去。

1）多种胃药应随三餐服用。

（1）促胃动力药：常用药物有胃复安、多潘立酮、西沙必利或莫沙必利等。这类药物通常宜在餐前半小时服用，这样当进食时，血液中胃动力药的浓度可达到理想水平，以利药物发挥作用。

（2）抗酸药：常用者有氢氧化铝、氧化镁、三硅酸镁、碳酸钙等；以及复合制剂如胃舒平、盖胃平、胃得乐（其中主要成分为抗酸剂）等。服用抗酸药的目的是中和过多的胃酸。因此，当胃内容物在胃内消化后接近排空时，即进餐后 1 ～ 1.5 小时，使用本药疗效最佳，这样可维持缓冲作用长达 3 ～ 4 小时，如餐后立即服用则药效只能维持 1 小时左右。注意胃舒平、盖胃平为咀嚼剂，嚼碎后服下效果好。

（3）胃黏膜保护剂：给手机贴膜，能防止屏幕刮伤；给胃肠道“贴膜”，能保护黏膜免受损害。胃黏膜保护剂硫糖铝、铝碳酸镁、枸橼酸铋钾等药物，口服后可迅速附于胃黏膜及病损表面，形成一层保护性薄膜，使局部不再受到胃酸、消化酶、药物等的侵袭，起到隔离作用，被广泛用于胃及十二指肠溃疡的治疗。黏膜保护剂应在饭后 1 ～ 2 小时服用。

2）助消化药应随三餐服用。

胃蛋白酶、胰酶宜饭前或饭时服，多酶片饭前服，稀盐酸饭时或饭前服（常与胃蛋白酶同用），康彼申片（复合多酶片）饭前服，复方康彼申片饭时或饭后服，复方消化酶饭后服。

3）降血糖药必须随三餐服。

由于糖尿病患者进餐后血糖值更高，达到峰值，为了控制餐后高血糖，降糖药需在餐前半小时服用，如格列齐特、格列吡嗪、格列喹酮等。α－糖苷酶抑制剂，这类药物比较特殊，主要为 α－葡萄糖苷酶抑制剂中的阿卡波糖和伏格列波糖，因它们需与饭中的碳水化合物竞争肠道中的 α－葡萄糖苷酶才能发挥作用，故一般主张在吃第一口饭时将药片一起咀嚼后吞下，这样才能发挥最大效果，否则餐前或餐后服用都会减弱药物的疗效。

4）抗真菌药灰黄霉素饭后服。

灰黄霉素也是1日3次，宜在饭后服用，因油类食物有助于该药的吸收。

5）刺激性药物须与食物同服。

主要是对胃肠道黏膜有刺激、有损伤、易引起胃肠道反应的药物，如易诱发溃疡的非甾体抗炎药（必要时与食物同服），如阿司匹林、萘普生等；组胺 H_1 受体阻断药如异丙嗪、苯海拉明等；铁剂补血药如硫酸亚铁、琥珀酸亚铁等；化痰平喘药如氨溴索、氨茶碱等。

6）可增效的药物应饭后服。

餐后服用可使药物生物利用度增加的药物，如普萘洛尔、苯妥英钠、螺内酯、氢氯噻嗪、维生素 B_2 等。

4. 按药品说明书服药

（1）不少对症治疗的药物，为了解除白天的症状（有些症状夜间睡眠时会减轻），可按说明书中的用法 1 日 3 次，随三餐或在早、中、晚服用即可。

（2）不少药物注明“饭前”“饭间”“饭后”服用者，这“1 日 3 次”也就只能随三餐服用了。

（3）对付病原体的药物，如抗生素、抗菌剂，如果需隔 12 小时服 1 次或应隔 8 小时服 1 次者，生产厂家的说明书不会写成 1 日 2 次或 1 日 3

次的。故可按说明书标明的时间间隔服用。

（4）制药厂家绝对不会将1日3次跟每8小时1次混为一谈的。他们在说明书上标注的服用时间间隔，都是根据该药的半衰期及药动学的数据而核定的，因此患者按说明书服用是不会出错的。

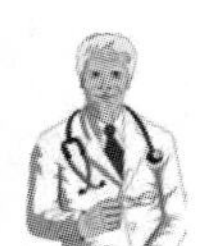

No.10 "腰椎穿刺"命名之误

在临床各项检查中"腰椎穿刺"之命名并不确切。我们所说的"胸腔穿刺""腹腔穿刺""骨髓穿刺"等，均系穿刺针所到达的部位，而"腰椎穿刺"是通过腰椎间隙到达蛛网膜下腔的。"腰椎穿刺"的英文为"lumbar puncture"，而"lumbar"多指"腰部"，若把"腰椎穿刺"简称为"腰穿"，去掉"椎"字，也许马马虎虎说得过去。假若将"腰椎穿刺"改称为"蛛网膜下腔穿刺"，名称又太长而且拗口，还不如简称为"腰穿"为宜。

No.11 棘手与辣手

"棘手"是一个汉语词语，读音为（jíshǒu），意思是像荆棘一样刺手，比喻事情难办。出自清·龚自珍《在礼曹日与堂上官论事书》："署中因循，惮於举事，若再积数年，难保案牍无遗失者，他日必致棘手。"在《老残游记》第七回："若止一县之事，缺分又苦，未免稍形棘手，然亦非不能也。"

但是在日常交谈中，不少人把"棘"字误认为辣椒的"辣"字，将"棘手"说成"辣手"。甚至某些教授、院士也会发生这种"口误"。

No.12 电解质与电介质的区别

电解质是导电的溶液或熔液，导电载体一般是正、负离子；电介质是绝缘体，不导电。

人们常常将"电解质"误写成"电介质"，实际上这是两个完全不同的概念，电解质是指在溶解或熔解状态下能够导电的化合物，如酸类、碱类及盐类等。电解质由于能离解成离子，故能导电；电介质是绝缘体，不导电。

No.13　症、征、证的区别

有的医护人员，往往将“症、征、证”这三个字混淆或用错，用错的主要原因，是对该术语含义理解的偏差，导致用字的错误，兹分述如下。

1.“综合征”写成“综合症”

“综合征”是指一类继发的、原因比较复杂的、表现多样的症候群，亦称综合病征，包括症状与体征两部分。它代表一些（而不是一个）器官一旦发生病变或功能紊乱时同时出现的一群症状，而不是一个独立的疾病。不同疾病可以发生相同的综合征，同一疾病的不同阶段也可以出现不同的综合征。如出现全身水肿、大量蛋白尿、血浆蛋白减低和高脂血症时，称为“肾病综合征”；又如，人们熟知的“更年期综合征”会表现出涉及内分泌、心血管和神经系统的复杂症候群。可见综合征含义是比较复杂的“综合特征”，而不是简单的“综合症状”。相反，感冒时产生的头疼、发热、咳嗽等简单症状也不是一种“综合征”。

2.“症”与“征”用错

“症”与“征”这两个字的字义不同，“症”在医学中多指症状，而“征”所包含的内容更广一些，如体征和其他异常征象。症状与体征不是一个概念，“症状”是指主观感觉的不适，“体征”是临床客观检查发现的异常表现，所以二者不能混为一谈，这两个字也不能混用，更不能代替。严格地说，医学领域中也没有“综合症”这个术语。有些综合征是因为当初发现这种症候群时未明确病因，如艾滋病（获得性免疫缺陷综合征）。虽然后来确定了病因（是由人免疫缺陷病毒引起），后证实这是一种独立的疾病，但综合征的名称仍被继续延用。

3.“适应证”与“禁忌证”之“证”错写为“症”

“适应证”与“禁忌证”是一对反义词，其含义是适应指征与禁忌指征，亦可俗称为“证据”，它是指诊断、治疗方法或药物在某些条件下适用，但在另一些条件下禁用。这些条件包括症状、体征、生理状态、化验结果和特殊检查结果等其他客观条件。例如，某些药物对成人适用，但对婴儿禁忌；对普通人适用，但对孕妇禁忌。怀孕和年幼显然不是症状或体征，而是一种生理状态。可见，“症状”只是适应或禁忌状况的一部分，把“适应证”写成“适应症”、“禁忌证”写成“禁忌症”，实是对它们的曲解。

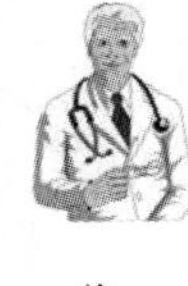

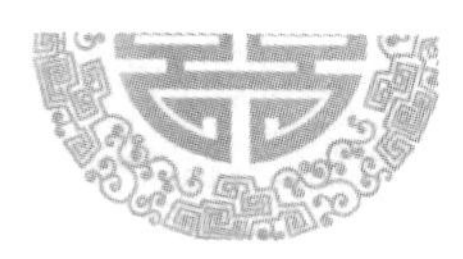

第八集 咬文嚼字

No.1 抽烟≠吸烟

我们问患者是否吸烟，经常问：“你是否抽烟？”其实“抽”与“吸”是相对而言的。“抽”是抽出，“吸”是引进。两者不能混为一谈。说吸烟是对的，说抽烟就不对了。我们查字典就可以弄清“抽”与“吸”的含义。即生物体把液体、气体等引入体内（跟“呼”相对）称为“吸”。因此，严格地说，吸烟不应称为抽烟。

No.2 沐足≠浴足

当前，各个城市都有不少洗脚城，这些场所往往打出“沐足城”或“沐足中心”的招牌。其实“沐”是指洗头，不少人以为“沐”或“浴”就是“洗”的意思。故把洗头的“沐”用到“脚丫子”上去了。

我们不妨看看带“沐”字组成的词语，就明白“沐”乃洗头之意。如①沐雨栉风：风梳发，雨洗头。形容人经常在外面不避风雨地辛苦奔波。②沐芳：用香草水洗头。常用以表示虔诚或高洁。③沐澡：洗头洗澡。④沐发：洗发。

用“浴足”来表示洗脚虽然比“沐足”靠谱一些，然而严格地说还是有些差池的。因为“浴”的本义是“洗澡”，如《楚辞·渔父》中说“新浴者必振衣”，意思是说刚洗过澡的人一定要抖抖衣服上的灰尘，然后再穿上。《左传·文公十八年》里说“二人浴于池”，意思是说有两个人在水池子里面洗澡。在古代，“浴”字只表示“洗澡”的意思，不包括洗头、洗脚、洗手，但在今天，洗澡时顺便就将头、手、脚都洗干净了。在古代，“洗脚”称为“洗”，“洗澡”称为“浴”，“洗手”称为“盥”，“洗发”称为“沐”（“沐，濯发也”——《说文》），它们之间各自的用字是有明确分工的。如《史记·屈原列传》里说“新沐者必弹冠”，这里的“沐”就是指“洗头”，是说刚洗完头的人一定要抖掉帽子上的灰尘后再戴上。上引《楚辞·渔父》中说的“新浴者必振衣”的“浴”是指洗澡。现在有个词叫“沐浴”，它可以表示全身的洗澡，也可以用来比喻受到润泽，或者用来比喻沉浸在某一种环境之中。如他们沐浴在青春的欢乐里。

No.3 “瘤”字溯源

在我国古代，只知道体表的肿物，而且以为是瘀血“流入”病处，积聚而突出体表所致，遂称为“瘤”。本来应以病字部首下面加上“流”来构成的，由于“留”与“流”谐音，故取“留”在病部之下而成“瘤”字。《释名·释疾病》云：“瘤，流也，血流聚所生瘤肿也。”但后来也有对瘤的解释是体表的“肉突起”所致。《广韵》曰：“瘤，肉突起疾也。”古代把颈部的“瘤”叫作“瘿”，其实是地方性甲状腺肿。齐国有一女子，系齐闵王的后代，因为颈部长瘤，被称“瘤妇”，笔者认为，她可能是颈部的脂肪瘤。为什么呢？因为地方性甲状腺肿是地方病，得病的不只是她一个人，那就“多见少怪”，不会单单称她为“瘤妇”了。

现代医学，已经把“瘤”“肿瘤”和“癌”分得很清楚，即瘤≠肿瘤，恶性肿瘤≠癌，而血管瘤则不是肿瘤，因此只可称它为瘤，而不能称它为肿瘤。

No.4 “癌”字的变迁

“癌”原作“岩”（巖、喦、嵒）读（yán）。“岩”这字是会意字（山、石象形字合成字），“岩”的繁体是“巖”，“巖”是形声字，“喦”“嵒”

是象形字。在我国八大方言的江浙话（沪、宁、杭地区）中，岩（yán）是读（ái）的。随着文字的变迁、归类，疾病的“岩”已作“癌”，是象形字“嵒”加病字头“疒”，读（nè），说明癌是一种病，且是恶性疾病。古代中医将表面凹凸不平、质地坚硬如石的肿物（即较明确的恶性肿瘤）称为“嵒”。《说文解字》中没有“癌”这个字，这个字现在的读音是（ái），在1950年之前，读（yán），现在的中国台湾地区仍读后者。大陆之所以要读前者的读音，是为了区别一些癌症与炎症的区别，如肺癌与肺炎，乳腺癌与乳腺炎等。

有的医师以常见的致癌病因来解释“癌”字，他说，古人造字时，造出的“癌”字，很值得玩味：病框中有三个“口”字，一个“山”字。有人这样解读“癌”字，说第一个“口”是“海吃”，膳食营养失衡怎能不得病；第二个“口”是“傻喝”，过量饮酒怎能不染疾；第三个“口”是“瞎抽”，烟瘾过大怎能不患症。日积月累、堆积成“山”，自然就成了“癌”。其实，“癌”字是从“嵒”字衍变而来，同“岩”字（繁体为“巖”），读音为（yán），即岩石之意。末代皇帝爱新觉罗·溥仪私定的继承人，也是他的远房侄子叫爱新觉罗·毓嵒（1918—1999）（“嵒”通“岩”），字“巖瑞”，小名“小瑞子”，北京人，是中国满族爱新觉罗宗族的王子。出生在北京的王府井。钱松嵒（1899.9—1985.9），当代画家，江苏宜兴人。曾任江苏省国画院院长、名誉院长，江苏省美术家协会主席，中国美术家协会常务理事、顾问，第四、五、六届全国人大代表，是当代中国山水画主要代表人之一。爱新觉罗·毓嵒和钱松嵒的“嵒”其实就是岩石的“岩”，但是他们签名或署名均用“嵒”字。

在西方，“cancer（癌）”一词的出现较“medicine（医学）”为早，“cancer”来源于“crab（蟹）”，形容癌肿的形态和生长方式如同张钳伸爪的螃蟹。有趣的是，中西医学都从形态上把恶性肿瘤看作面目狰狞的病魔，这实在不能不佩服东西文化的沟通之处。此外，正式用“癌”来翻译“cancer”乃是19世纪末20世纪初的事。

No.5 “涕”非鼻涕是眼泪

“涕”古时是指眼泪，而鼻涕则称为“泗”。“涕泗纵横”是眼泪鼻涕满脸乱淌的意思，形容极度悲伤。汉语成语“涕泗滂沱”中的“滂沱”乃雨下得很大的样子，流眼泪鼻涕像下大雨一样，形容哭得很伤心。再有“涕零”这一汉语词汇，在古代为流泪的意思。“感激涕零”这一成语，意思也是因感激而流泪，形容极度感激。感激得掉下眼泪。以此成语来形容极为感动的样子。出自唐·刘禹锡《平蔡行》。

No.6 容易错用的“黏”与“粘”

在临床记录或书写中，医生或护士常常会将“黏”字写成“粘”字。

“黏”字读（nián），表示能把一种东西附着在另一种东西上的性质。“粘”字读（zhān），表示黏性物（或用黏性物）把物体连接起来。

“黏”字用于：黏稠、黏度、黏附、黏糕、黏合、黏糊糊、黏米、黏膜、黏土、黏性、黏液、黏着……

“粘”字用于：粘胶、粘连、粘贴……

说“这东西真（nián）”，要用“黏”字；说“把这张纸（zhān）上”，要用“粘”字。

医生常常将“肠粘连”念作“肠‘黏’连”，然而在病历记录中却不会写作“肠黏连”，因为“黏”字的笔画比“粘”字多且容易写错。黏膜是附着在口腔、鼻腔、胃肠道、呼吸道、泌尿道“内部壁层”的组织，而不是粘贴在这些部位的“贴膜”，故不能将“黏膜”写作“粘膜”。黏液也不能写作“粘液”。大便带有黏液，应写作“黏液便”，甲状腺功能减退的“黏液性水肿”亦不宜写作“粘液性水肿”。

No.7 “晕”与“昏”的区别

32岁女白领和70岁爹爹同时就诊，自诉病情都是头晕头昏，诊断结果却大不相同。女白领两天前突然感到天旋地转，眼睛不敢睁开，耳朵也轰轰响，检查后被确诊为梅尼埃病，这是一种特发性耳病，需使用抗眩晕药物并加强休息。70岁爹爹患高血压多年，最近总感觉晕晕乎乎，走路不大平稳，一测血压，竟然高压220毫米汞柱低压130毫米汞柱，需要立即住院治疗。头晕和头昏是两种不同感受，往往提示不同疾病类型，而临床多数患者分不清两者之间的区别。

一般人常讲的头晕，是伴有“看东西转”的眩晕；如果没有，称之为头昏。通常患者主诉的眩晕和头晕可被分为三种类型：一种是旋转性眩晕，患者感觉自身或周围物体在旋转；一种是有摇摆、漂浮感或下坠感的眩晕；还有一种是感到头重脚轻。眩晕表现为天旋地转，常提示神经系统病变，有包括梅尼埃病在内的数十种疾病类型。头昏则表现为颅内昏沉不适，伴随健忘、乏力和行走不稳，多由神经衰弱、高血压、低血糖等慢性病导致。

临床上的眩晕、头晕和头昏等三种常见症状，人们往往混为一谈，并没有正确解读其含义，从而造成认识上的长期混乱和相互误用，临床上出现误查、误诊、误治情况时有发生。三者在临床上到底有哪些区别呢？这需要从以下几个方面谈起。

1. 眩晕、头晕和头昏三者的感觉体验不同

眩晕主要是以发作性的、客观上并不存在而主观上却又坚信自身或（和）周围景物按一定方向旋转、翻滚的一种感觉，又称运动幻觉；头晕主要是在行立起坐卧等运动或视物之中间歇出现自身摇晃不稳的一种感觉；头昏主要是持续的头部昏昏沉沉或迷迷糊糊不清晰的一种感觉。

2. 眩晕、头晕、头昏的受损器官不同

眩晕的受损器官应该是主观转体运动中负责平衡的内耳迷路半规管壶腹嵴到大脑前庭投射区间的神经系统。当人为因素如自动转体、半规管检查或某些病变导致功能过强、下降或双侧失对侧，并超过了大脑调控能力，

将会引起眩晕发作，并伴有恶心、呕吐、眼震、站立不稳或倾倒等症状和体征。头晕受损的是深感觉、视觉、内耳迷路椭圆囊及球囊等相关系统，由于这些外周感觉神经的信息传入失真或不一致，并超越了大脑的调控能力，从而引起自身摇晃不稳感。头昏的受损器官是主管人类高级活动的大脑皮层，由多种器质性、功能性疾病或长期脑力劳动等导致大脑皮层功能的整体弱化，引起一种持续性头脑昏沉和不清晰感。由此可见，眩晕、头晕和头昏是由不同器官受损而引发的三种不同性质的临床征象，如果诊疗工作中不加区分，将会导致病灶的定位错误，错查和错治现象会经常发生，应该引起广大医生们的高度警惕和重视。

3. 眩晕、头晕和头昏的发病机制不同

眩晕的发病基于受损的部位因素，前庭系统向大脑皮质不断发出机体在转动或翻滚等“虚假”信息，诱使大脑皮质做出错误的判断。当然，根据受损的阶段不同会有不同的症状，如果出现下段的前庭周围性损害，患者常伴有眼震、倾倒、恶心和呕吐等症状；如果出现前庭中枢性损害，因低位的结构未受损害，故眩晕症状较轻或只出现轻度的头晕不稳感。头晕的发病主要是由深感觉、视觉和内耳迷路椭圆囊及球囊的病变引发，导致外周感觉神经信息传入失真，且不能协调一致和调节失控，引起直线运动障碍或视物摇晃不稳感，头晕仅在运动或视物时出现或加重，一旦活动或视物停止，静止、静坐或闭眼后，症状可自动减轻或消失。头昏主要是大脑皮质的兴奋性、抑制性强度，相互转换和相互诱导的灵活性、持续性降低，导致整体大脑皮质功能普遍下降或弱化所致的一种临床症状。其特点为头昏呈持续性、时轻时重，休息、压力减轻和心情舒畅随之改善，反之症状加重。

4. 眩晕、头晕和头昏的治疗原则不同

治疗眩晕是以镇晕和促进前庭代偿为主；头晕是加强病因治疗和促进神经功能恢复药物治疗为主；头昏是劳逸结合、生活规律，以采用促进脑细胞功能的药物治疗、减轻脑力负荷和思想压力为核心。

综上所述，眩晕、头晕和头昏在感觉体验、受损靶器官、发病机制和治疗原则方面都完全不同，加强三者间的鉴别，有助于减少误查、误诊和误治，有利于疗效的提高。

No.8 “温”“暖”之区别

温暖（wēn nuǎn）查字典有这样的例句：①暖和：天气～；他深深地感到集体的～。②使感到温暖。党的关怀，～了灾区人民的心。

其实，作为一个词汇温暖：“温”和“暖”是有区别的。“温暖”作为一个词汇而言是既不冷又不热。但是，若将“温”和“暖”分开来解释，温应该说是形容液体（如水、酒等）不冷也不过烫的程度。“暖”以“日”的偏旁，遂有晒太阳取暖之意，比如说“今天天气暖和”。时尚的词汇——暖男，是指像煦日阳光那样，能给人温暖感觉的男子。

我们把过去学习过而现在已经遗忘、冷落的知识当作已经冷却的水，让它再熟悉起来，便比拟是将水加温，因此把复习称为温习。

我们常常说的“重温”，不是在日头底下晒晒“加温”，应当是添火“重温”。

No.9 “片刻”与“漏夜”

我们在抢救患者或手术中，经常会应用即刻、立刻等词汇；在观察和检测患者的心跳、呼吸等生命体征，也常常会应用监护仪时刻监测等词汇。对一级护理的患者，往往有每15分钟（一刻钟）观察患者病情的规定。那么，为什么应用“刻”来计时呢？这跟我国古代采用“刻漏”的计时方法有关。

在古代，“刻”与“漏”均为计算时间的用字，因为这是我国古代的“时钟”。在古代，我们的祖先是用一个铜壶装满水，在铜壶上刻有记号，水平面下降到某一刻度，就知道过了多少时间。因此，我们便有即刻、立刻、此刻、片刻等词语；也有无时无刻及时时刻刻的成语。

我们抢救急症患者必须“立刻”进行，对于病情垂危或不稳定的患者应当“时刻”监测并根据病情的变化采取相应的诊疗措施，调整处理方法。

汉语的词汇之刻漏、漏夜，就是表示时间的词语。“漏”乃“漏水”，利用“漏速”计时。“漏夜”则有深夜、连夜的意思，以白话言之就是整夜或深夜之意。

漏：滴漏，乃古代计时器。晨钟已经敲响，漏壶的水也将滴完。比喻年老力衰，已到晚年。也指深夜，如钟鸣漏尽……

有一本中华人民共和国成立前出版的《军医提挈》，是由当时国防医学院出版，由楼方岑教授主编，他在序言中表彰参编人员之同心协力编纂该书的状态，有“呵冻握笔，漏夜挥毫”之句，笔者觉得此言甚为确切也。“呵冻握笔”表示在寒冬写作，因为寒冬时分毛笔的墨都把笔毫冻结了，需要用口中的热气把笔毫化开方能写字。“漏夜挥毫”显然是深夜或整夜加班进行著述。我国的“滴漏”计时法，与国外及我国北方的“沙漏”计时仪是相似的。

沙漏也是一种计时仪器，又有沙钟、沙壶等别称。沙漏通常由两个连在一起的流沙池组合而成，而内里则视乎计算的时间密封装有一定的流沙。日文则以“砂时计”称呼，颇为贴切。材质一般是玻璃，所以当然是透明的。沙漏的制造原理与漏刻大体相同，它是根据流沙从一个容器漏到另一个容器的时间来计量时间。这种采用流沙代替水的方法，是因为我国北方冬天空气寒冷，水容易结冰的缘故。西方沙漏由两个玻璃球和一个狭窄的连接管道组成。通过沙子从上面的玻璃球穿过狭窄的管道流入底部玻璃球所需要的时间来对时间进行测量。一旦所有的沙子都已流到底部玻璃球，该沙漏就可以被颠倒以再次测量时间了，一般的沙漏有一个名义上的运行时间——1 分钟。

No.10　一摇·一脚·十发

韩少功在其《山南水北》一书中有“一块钱一摇”一文。说是他当知青插队时回到汨罗的小乡村，有一次他在山里路边看到有个板栗园，想买些板栗来吃，就问看园子的老头板栗怎么卖，老头想了想说：“一块钱一摇。”开始不明白对方的意思，后来才问明白：他没有秤，也没有升，要买板栗的人到园子里摇一摇树杆，交一元钱，摇一下，摇落的板栗都归买者。这“摇”就是量词。于是韩少功专挑果实挂得多而且熟得透的树来摇，哗啦啦片刻之间板栗满地，足足装满了一提袋。看来，“一摇”作为民间山寨版的量词，倒显得淳朴而且富有浪漫气息。

马未都也曾经经历过山寨版量词——“两毛一脚”。20多年前马未都到过新疆阿克苏，那里的杏子很多。一天，路过一片杏林，但见杏树底下坐着一维吾尔族老汉，旁边放了几个铁皮桶，猜想是树的主人。于是，他走上前去，打听白杏怎么卖。老汉的回答让他有些摸不着头脑：“两毛一脚。”马未都把“一脚”错听成“一角”，心里直嘀咕：“两毛就是两角呀，怎么是一角？到底一角还是两角呢？”维吾尔族老汉见他疑惑，向他解释说：“就是两毛钱让你对着树踹一脚，掉下多少杏子，全都是你的。”天下居然有这么浪漫好玩的买卖？马未都直乐，交了钱，提着桶，向杏林深处走去。他选了一棵硕大无比的杏树，低垂的枝上挂满了诱人的白杏。心想，只消踹上一脚，必定会有无数的果子掉下来。他使出吃奶的力气，猛地向杏树踹了一脚，脚脖子都踹痛了，结果，杏树丝毫未动，杏子一个也没有掉落下来。气急之下，他提腿刚想踹第二脚，老汉开口说话了：“再交两毛。”这一回，马未都不敢再选大树了，挑了一棵细弱的小杏树，不轻不重地给它一脚，顿时，枝摇杏落，满满地捡了大半桶。

这山寨版量词出自“下里巴人”，有些俗，但是俗得可爱。然而，也有古典版量词却是“阳春白雪”，相当雅，雅得有趣。上海中国画院院长、当代著名画家程十髮的名字就非常典雅。人们会问，这名字不是跟“三毛”差不多，何言典雅。其实，“程”和“十髮”都是量词。《说文解字》：“十髮为程。”在古代“程”是一种长度单位：十髮为程，十程为分，十分为寸。十髮者，是对“程”古义的注解；于是姓＝名，名＝姓，其中奥趣非同凡响，能欣赏其雅妙者寥寥可数。

曾任全国人大委员长的万里，也是以量词起名的。美国著名作家马克·吐温，原名萨缪尔·兰亨·克莱门（Samuel Langhorne Clemens），他小时家贫，曾在密西西比河上当水手和领航员，在航行中，通常以 12 英尺（两浔，1 英尺 =0.3 米）水深较为安全。当水手们喊出“水深两浔——Mark Twain”时（Mark 是标志，Twain 是两浔），处于高度警觉的掌舵手就有了安全感，可以放心驾驶了。这段生活留给他深刻印象。后来便采用 Mark Twain（马克·吐温）为笔名。

在汉语中，量词相当复杂而有趣。老外学汉语，觉得量词就相当难掌握。比如英语说一头牛、一张桌子、一把椅子、一只鸟、一本书等，只用 a cow，a desk，a chair，a bird，a book 就可表达出来，统统用数词 a 就解决了，因此他们学习汉语时脑子里就没有量词的概念，于是曾经闹出“给你一刀”的笑话——据上海电视台报道，几位外国学生到上海学习，与中国同学生活在一起。一天，一位中国学生向一位留学生借用水果刀，这位外国同学很高兴地拿了一把刀递过来，并说：“给你一刀”，让中国学生吓了一跳。还有类似的例子：有一位老师在课堂上讲解量词——老师：“量词有时不能随便省略。”学生：“请举个例子。”老师：“比如‘我给你一枝枪’，如果省略掉量词‘枝’，可能就会出人命了！”

量词不但不能省略，而且要用得正确，不能误用。有“语林啄木鸟”之称的《咬文嚼字》编辑部，于 2009 年 12 月 24 日公布了 2008 年中国出现频率最高、覆盖面最广的十大常犯语文差错，其中之一是量词“位”的误用。公布中指出，“位”不是一个普通的量词，它含有敬重意味。但有些媒体却用其表达“一位罪犯”或“一位贪官”。“位”也不应用于自称，有的人自称“我是一位歌手”。

“人”的量词，最常用的是“个”。此外，“位”“名”“员”“班”“伙”“帮”等也根据不同情况当作“人”的量词。有意思的是“条”也可作“人”的量词，如“一条人命”“一条好汉”，还有鲁迅说的“四条汉子”。我国有“民以食为天”的格言，于是家庭人数就以“口”为单位，夫妻叫“两口子”，有了个孩子就称“三口之家”，但“口”又不能指具体哪个人。有个小学三年级的学生写作文，题目是《我爱我家》。她写道：“我的家是三口之家，一口爸爸，一口妈妈和一口我。”老师说量词有误，要她重写，她改为：“一坛爸爸，一桶妈妈和一副我。”老师说这样的量词不但不对，而且莫名其妙，让她解释。她说：“妈妈整天说爸爸是酒坛子，所以说是‘一坛’；爸爸总说妈妈是饭桶，所以说是‘一桶’；他们都说我是他们的心肝，当然是‘一副’啦……”

动物的量词如一匹马、一头牛、一只羊、一口猪、一条蛇、一尾鱼等。历史上有“一字得官”的故事，说的是一个“科员级”小文书，因为妙解鱼的计量单位而跃升为“厅局级干部”——清，康熙初，有位巡抚名叫张自用，他是满族人。一次，他到河南陈州（治所位于今之淮阳）视察，陈州知府为巴结上司，特以陈州鲫鱼相赠，并附揭书“鲜鲫百头”。张乃北方人，习惯称鱼为“尾”，见揭书为“头”，颇感骇愕，连忙召来中军（巡抚的卫队长），曰：“送鱼者皆称尾，此独称头。陈州牧由进士得官，一定另有说法。”中军无以对答，即推荐手下一个名叫白谦的知书小吏。谦至，跪答：“小人常读《诗经》，有‘在藻’之篇，其首章云：‘鱼在在藻，有颁其首’；次章有‘鱼在在藻，有莘其尾’；故鱼有称尾，亦有称首者。今州牧称头而不称尾，正是尊重巡抚大人的意思。”其实，“颁”是大头的意思，“莘”是长的意思，根本没有“可称头也可称尾”的含意；前后两句的意思本来是：鱼在何处？在水藻，这硕大的是它的头。鱼在何处？在水藻，这么长的是它的尾。可白谦却借此两句进行别解，着实十分乖巧。张自用被白谦那么一忽悠，旋即化惊为喜，下座扶起白谦说：“你有此学问，岂能屈居于役下？”即调入幕府掌管书记，不久又提拔至省提塘（相当于现在的厅局级官员）。

有些量词不少人容易用错，最常见的是把“首”当作“词”的量词。诗是以“首”为量词的，但词的量词却是“阕”，而有些人虽然知道不能用“首”但却误用了“阙”。有些量词容易念错，如容量单位合升斗石，“合”不念（hé），而应念作（gě），“石”不念作（shí），而应念作（dàn，担）。

物品的量词各有其来历，如信的量词叫“封”，因为要封口；机关枪的量词叫“挺”，因为它的枪杆要挺架起来射击；帽子叫“顶”，乃头的

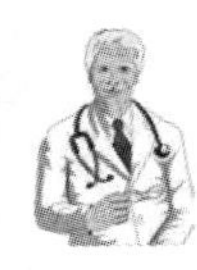

上部称为“顶”，故头顶上的饰物也就以顶为量词；而轿子的顶盖似帽子，于是它的量词也“挂靠”为顶了。

有不少古代的量词现在已经不用了，比如“级”，当今作为阶梯的计量单位，但在古代，曾经是头颅的“计量”单位，如“首级”即是。秦制以斩敌首加爵，一首加一级，后因谓斩敌首为首级。《汉书·卫青传》“斩三千七百级”（“师古曰，本以斩敌一首拜爵一级，故以一首为一级。”）再如“寻常”一词乃表示平常、普通之意，而“寻”与“常”都是长度单位。八尺为寻，倍寻为常（一丈六）（1 尺 =0.33 米，1 丈 =3.33 米），故“寻常”也就表示“尺寸之地，很普通和一般”的意思了。

目前我们经常使用的一些量词，可能不少人并不清楚其来历，如一笔存款、一记耳光等。账目一项之所以说是“一笔”，那是因为要把收入的款项用笔记录下来，因此，以“笔”为量词。《中文大辞典》：“谓有所增益，以笔就而书也。”铜钱一枚叫“一文”，为何以“文”为量词呢？那是古时的铜钱一面铸有文字之故。纸张 95 ~ 100 张为一刀，为何称作“一刀”呢？乃其一刀下去修齐的张数。500 张机制纸为一令，这就是来自老外的了，“令”是从英文“ream”音译过来的。一打也是从英语音译过来的。英语中“dozen”是 12 个的意思。15 分钟为何称“一刻”呢？那是因为古时候不是用钟表计时的，计时的东西叫铜壶滴漏，人们想知道几点了，就看水面到哪一条刻度线了。壶滴完一个刻度，相当于现在钟表计时的 15 分钟，因此就叫一刻钟。时间的量词还常见到“刹那”“瞬间”“弹指”“须臾”等字眼，都是表示非常短暂的时间概念。它们到底指多长时间、相互之间是否有差别？我们可以从古代的梵典中找到答案，在《僧只律》中即有这样的记载：“一刹那为一念，二十念为一瞬，二十瞬为一弹指，二十弹指为一罗预，二十罗预为一须臾，一日一夜有三十须臾。”据此，可推算出具体时间来。即一天一夜 24 小时有 480 万个“刹那”或 24 万个“瞬间”，1 万 2 千个“弹指”，30 个“须臾”。再细算，一昼夜有 86400 秒，那么，一“须臾”等于 2880 秒，一“弹指”为 7.2 秒，一“瞬间”为 0.36 秒，一“刹那”却只有 0.018 秒。

脸上打一巴掌为何说是“一记耳光”？以“一记”为一次，虽然也用在其他部位，如茅盾有“打一记屁股”的描述，但是，多用于打“耳光”。之所以称作打“一记耳光”，乃是打有过错的人，让他记得自己的过失，因此以“记”为计量单位。《汉字大字典》：“记，识也。谓识之使不忘也。”《书·益稷》“挞以记之。”孔传：“笞挞不是者，使记识其过。”

中医艾灸的艾炷（艾条），一根为一壮。为何以“壮”为量词呢？乃因一根系强壮的人的一次用量。《梦溪笔谈·技艺》医用艾一灼谓之一壮者，以壮人为法，其言若干壮，壮人当依此数，老幼羸弱，量力减之。

古人创用“眼”作为井和泉的量词是相当有水平的，因为眼睛的泪腺是不停地分泌泪液以润滑眼球的，眼泪也称作“泪泉”，而井和泉也是昼夜不停地涌出井水或泉水来的，这就恰如其分地以生理现象来比拟自然现象，不能不令人赞许。

No.11　解读检查结果的阴阳之结

某些化验或检查结果的报告单常用（＋）（－）来表示。这里的（＋）（－）是用来表示结果是阳性或阴性。不少人对阳性和阴性的实际意义并不了解，甚至还会发生误解。在此，就来解读一下检查结果的“阳性”与“阴性”。

随着医学的发展，名目繁多的化验、检查项目也随之增加，许多缺乏相关医学知识的人误以为检查结果“阳性”就代表自己患病。其实对于其化验、检查结果的阳性和阴性，要根据实验或检查的方法、目的不同而具体分析，方能做出正确的判断。

1. 阴性和阳性

阴性和阳性是实验结果的判别方式之一，被称为定性检查，阴性的含义类似于“无”；而阳性的含义类似于“有”。例如，为一位停经妇女做尿液妊娠试验检查，若结果是阳性（＋），就说明这位妇女很可能已经怀孕了。再如，大便隐血试验阳性，往往提示有上消化道出血的可能性。相反，化验单或报告单上的阴性（－），则多数基本上否定或排除某种病变的可能性。

2.“好坏”不能一概而论

阳性或阴性的结果的意义，并不能一概而论，不能说阳性就是“不好”，阴性就是“好”。例如，乙型肝炎病毒表面抗体（抗 HBs 或 HBsAb）阳性（+）表示曾经感染过乙型肝炎病毒或者预防接种过乙型肝炎病毒疫苗。如果是后者，则还需要做定量实验，抗体达到 10 国际单位 / 升才表示有抵抗力。由于没有感染乙型肝炎病毒且表面抗体阴性者对于病毒的抵抗力很弱，所以这种情况下阴性反而是不好的。

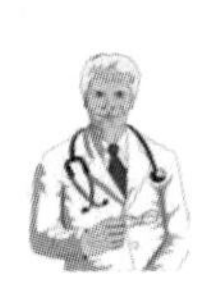

小儿一侧阴囊肿大，往往有 2 种可能：①睾丸鞘膜积液；②腹股沟斜疝。为了进行鉴别，医生就会进行透光试验，即将手电筒从阴囊下面照射阴囊。由于睾丸鞘膜积液囊内是液体，所以是透光的，故结果为透光试验阳性；而腹股沟斜疝是肠管滑进阴囊而不易透光，结果则为透光试验阴性。由于后者比前者更难以处理，因此，透光试验阳性反比阴性好一些。

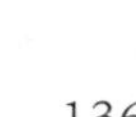

并非所有的阴性结果都代表正常，通常阴性给人的印象是正常，所以人们在化验单上看阴性就比较轻松和放心。的确，在多数情况下，一个阴性的实验结果，可以表示化验中没有检查到某种病变成分或此种成分含量很低。例如，某些物质有微量的排出，含量在正常范围内，或用常规方法检测不到，就可以称为阴性，如尿糖、尿蛋白的定性检查等。若某种病变物质没有被发现，如尿或粪便显微镜检查没有发现炎症细胞或寄生虫卵，可记为“镜检：－”。许多抗原或抗体检查也习惯用阴性表示正常，如没有被乙型肝炎病毒感染，又没有进行预防接种的人，体内查不到相应的抗原，所以乙型肝炎表面抗原（HBsAg）为阴性。

不过，阴性结果也并非都代表正常。例如，精液中果糖含量降低或呈阴性（－），则是精子活力不足，可导致不育，其阴性结果就属于异常。

3. 阳性结果代表的临床意义也不尽相同

阳性结果就一定有问题吗？并非尽然。虽然不少项目的阳性代表了问题的存在，但另外一些阳性结果就不一定代表“有问题”了。例如，人类第二大血型系统的 Rh 血型，99.5% 以上的中国人为阳性，化验单上会标明“Rh：阳性”，只有极少数人 Rh 血型为阴性。又如，妇女尿液中的人绒毛膜促性腺激素（HCG）出现阳性结果，有几种可能性，包括正常怀孕、妊娠相关疾病、滋养细胞肿瘤等。

4. 如何通过化验单判断自己的病情

目前的化验单每个项目的后面都附有参考范围。如果是定量实验，会有具体的数值；如果是定性实验，会提供正常参考范围是阴性或阳性。可以根据参考范围来判断结果是否属于正常。

有时，（＋）的多少还能表示某种疾病病情发展程度的严重性。例如，糖尿病患者的尿糖试验：（＋）为病情轻，（－）为病情得到控制，而（＋＋）或（＋＋＋）说明病情没有得到控制，在继续恶化和发展。患有胃十二指肠溃疡病的人，大便隐血试验（＋＋＋）或（＋＋＋＋）则说明患者出血较为严重。可以认为这是一种半定量的结果，如果条件允许可以使用更加精准的定量实验，如直接报告具体的数值。

5. 一些试验结果只有鉴别作用

某些试验的阴性和阳性不具有正常与否的含义，而是起鉴别作用。如浆膜腔积液分为漏出液和渗出液，渗出液中含有大量浆液黏蛋白，李凡他试验（Rivalta 试验）是区别渗出液和漏出液最主要、最常用的方法之一。李凡他试验阳性（+）表示积液为渗出液，阴性（–）表示积液为漏出液。

6. 具体问题具体分析

当您拿到一张化验单，应根据每个人的具体情况分别判断。如果笼统地认为阴性要比阳性好，就是一种误解了。下面再列举几种具体情况下，阳性及阴性的含义。

表示体格检查的结果——医生对体检对象或患者进行体格检查，若未发现病患的体征，往往会记述：体检未见阳性体征。若心肺检查未见异常发现，则谓“未见心肺阳性体征”，或“心肺检查阴性”，可记录为：心肺（－）。

结核菌素试验阳性——表示受试者已感染过结核杆菌而有抗结核杆菌的免疫力，并不一定有结核病。接种过卡介苗的人也呈阳性。强阳性（局部红肿硬结明显增大或有水泡、溃烂）者，可能有活动性感染，应进一步追查病灶。试验阴性者表示未感染过结核杆菌、未接种过卡介苗或卡介苗接种不成功。

表示影像学检查的结果——肾结石的成分如是草酸钙，拍X线平片时病灶显影较深，叫“阳性结石”；由于痛风患者肾结石的成分是尿酸，显影很淡，叫“阴性结石”。

No.12　为何说CO中毒是“第三者插足”？

王先生与刘女士是大学同学，从大二起相恋，毕业后即结为伉俪，并由父母出资开办了一家“华夏旅游公司”，夫妻任正副老总。公司开张后生意颇旺，由于业务繁忙，刘女士特聘闺蜜张女士任公司总管。且说张能言而貌美，她的到来就如锦上添花，公司更加红火。为了拓展业务，刘总经常出差。某次王总携张出席饭局，王总大醉，张某拥王总在酒店客房休息，二人竟情不自禁而经历了一夜情。自此，王张便成了情人。且说张某颇有心计，在跟王总幽会中她一再鼓动王总让她替换刘女士。虽然情人娇艳诱人，但念及老婆恩情而不忍离弃。鉴于王总犹豫不决，张某只得伺机行事。3个月后，张某向王总出示一张某医院的化验报告，证明她已怀孕，以此逼王总就范，这令王总进退两难。为了达到目的，张竟持化验报告跟刘女士谈判。此时，刘女士方知丈夫不忠、闺蜜不义，顿觉五雷轰顶，悲恸欲绝。毅然驾车回府，关闭门窗，打开厨房的煤气以饮恨自尽。王总赶回家时妻子已经昏迷，即刻抱起送摸鱼医院抢救，急诊室医生即刻进行输氧等救治。当医生了解到患者轻生的缘由后，便对送诊的王总等人说：“其实，‘小三’夺爱就像煤气中毒，煤气中毒就像‘小三’夺爱……”

1. 煤气中毒恰如“小三”夺爱

以上王刘张主演的《小三夺爱记》，这在社会生活中是经常发生的事件。其实，煤气中毒的发生机制和过程，也恰如“小三”夺爱。这里，我们把王先生比作血红蛋白（Hb），刘女士比作氧气（O_2），张女士比作煤气——

一氧化碳（CO），就可以说明白了。

话说在人体内，红细胞中的血红蛋白（Hb）和氧气（O_2）是一对“结发夫妻”，这对“夫妻”结伴为人体输送 O_2 到全身各个器官和组织，携带二氧化碳（CO_2）排出体外，保证人体正常的生理活动。且说煤气又称一氧化碳（CO），这 CO 却是“第三者”，它跟 Hb 有更大的亲和力，一跟 Hb“勾搭”上就缠住 Hb，不愿离开；而且它会得寸进尺，要“上位”以取代“原配”（O_2）。由于 CO 缠住 Hb，因此 Hb 便无法正常与 O_2“牵手”，O_2 便不能被输送到全身，于是造成人体缺氧，严重时则会窒息而死亡。

上述比喻可用医学的原理加以解释——正常情况下，氧气（O_2）被吸入肺部，在肺泡中进行气体交换，红细胞释放 CO_2 并被呼出体外；便迎接 O_2 与红细胞上的血红蛋白（Hb）结合，携带新鲜 O_2 的血红蛋白称为氧合血红蛋白，氧合血红蛋白随动脉血运往全身每个角落，参与新陈代谢。据研究发现，O_2 与 Hb 的亲和力远远不如 CO，CO 与 Hb 的亲和力是 O_2 与 Hb 亲和力的 300 倍。而且 CO 与 Hb 结合成为碳氧血红蛋白后，它们又“互相缠绵”不易分离，结果 O_2 不能完全与 Hb 结合，这就造成 CO 取代 O_2 来跟 Hb 结合，遂使人体缺氧而发生 CO 中毒。

2. 煤气是密室中的“无声杀手”

煤气中毒，准确地说应是一氧化碳（CO）中毒。煤气不完全等于 CO，因为煤气中除了含有大量的 CO 外，还有其他成分。任何含碳燃料燃烧不充分时都会产生 CO，如煤、天然气、石油、木炭、烟草等，而引起中毒的凶犯则是 CO。

CO 致人中毒，往往在密闭的空间进行，由于在密闭的室内 CO 无法排出，人吸入大量 CO 而中毒。例如在门窗紧闭的室内，如果 CO 源源不断地产生，室内人员很难逃脱厄运。因为 CO 无色无味，中毒时很难察觉，待意识到 CO 中毒时，可能已经失去活动能力，根本无法打开门窗，切断气源，如无外人发现，只能眼睁睁地等待死亡。

CO 中毒是日常生活中经常发生的事故，如室内取暖的煤炉烟筒漏气、煤气灶具的橡皮管破裂逸气、燃气热水器安装在浴室而密闭门窗洗澡、在通风不良的餐馆吃火锅、在密闭的空调车内打盹或睡觉等均易发生 CO 中毒。采用煤气自杀者亦非罕见。

No.13 “灌肠”与“洗肠”

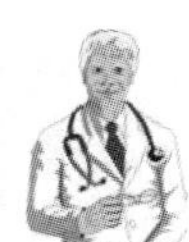

洗胃、导尿、灌肠皆是排解胃肠或膀胱内排泄物以求使人体免除痛苦或排洗误吞毒物的治疗措施。一般而言，洗胃及导尿的用词还是比较恰当的。而我们为了解除患者之便秘，将结肠灌洗，下达医嘱曰：“灌肠”就有些不妥。为了促进便秘患者不能或难于解出的“粪块”而进行“清洁灌肠”，“灌肠”其实应是“洗肠”。而且“灌”与“排”的含义是对立的。英语“coloclysis”，既有“灌肠”的含义，也有“结肠灌洗”的意思。

当然，一般所谓“灌肠”乃是用导管自肛门经直肠插入结肠灌注液体，以通便排气的治疗方法。这实际就是“清洁灌肠”；“灌肠”用于诊断或治疗，除了对付便秘，还有注入药物进行治疗的“保留灌肠”；注钡剂进行造影的“钡剂灌肠”等。

有意思的是粤、桂等省的一些地区，称呼香肠为“灌肠”，这跟剁碎猪肉“灌”入猪的小肠内晒干而成的制作方法有关；香肠多在腊月制作，又称为“腊肠”。

No.14 腋臭与乳臭

提及“臭”字，其结构就是“狗鼻子”，这个字的上半部“自”就是鼻子的形状，下半部是“犬”（狗）。鼻子的“鼻”，上半部“自”是鼻子形状，下半部“畀”是鼻字的发音。我们将“本人”称为“自己”，就是当别人说到自己时，往往指着鼻子说：“你说的是我。”可见这个“臭”字也就是“狗鼻子”也。为什么用“狗鼻子”来构成“臭”字呢？那是因为狗最具特色的生理功能是灵敏的嗅觉。汉字的“臭”字包括各种气味，而不单指“臭气”。汉语成语“朱门酒肉臭”乃“朱门酒肉香”的意思。狗是根据它的尿味来“认路”的。我们可以观察到，狗出“远门”往往走一段路便抬起一条腿在路边拉一点尿，回来时便闻“尿”识归路，而且能够分辨是否“本狗”的尿，它不会按其他狗的尿味作“信号”寻找回归之路的。

“臭”字有两种读音（chòu）和（xiù）。难闻之气味读（chòu），其他各种气味读（xiù）。

腋臭的读音为（yèchòu），乳臭的读音为（rǔxiù）。不少人把腋臭的读音误读为（yèxiù），腋臭又叫作狐臭，事实上狐臭（húchòu）不单指腋窝发出的“狐臊”气味，所谓狐臭乃由于腋窝、阴部等部位的皮肤内汗腺分泌异常而产生的刺鼻臭味。腋臭与狐臭的“臭”字都应念作（chòu）。

而形容奶腥气的乳臭，则应念作（xiù）。汉语成语有“乳臭未干”，应读作（rǔxiù-wèigān），而不应读作（rǔchòu- wèigān）。乳臭未干，意思是身上的奶腥气还没有褪尽。形容人幼稚不懂事理，对年轻人表示轻蔑的说法。出自《汉书·高帝纪上》。

溴化钠、溴化钾、溴化银的“溴”也是读（xiù），不能读作（chòu）。

No.15　司药与司机

现在医院药房的工作人员皆称为“药剂师”，医院里开小车或救护车者皆称为“司机”。其实，“司机”是各种机动车驾驶员，火车、汽车、电车等交通运输工具上的驾驶员都应称为“司机”。“司”是主持、操作、经营等方面的人员，上至司令，下至司炉都是“司长”。兹把“司字辈”的人员选解如下。

司驾：①掌管舆马的人。②驾驭车马的人。③官名。司舵：掌舵，亦指舵手。司账：管银钱账目的人。司狱：①掌管刑狱的官员。②元刑部设司狱司，明因之。司号员：军队中负责使用军号进行通信联络的士兵。司仪（也叫主持人），是举行典礼或召开大会时主持仪式的人。司药：即现在的药剂师……

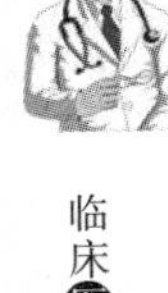

No.16　队伍与配伍

古代军队的最小单位，是由五个人编成，故“伍”就泛指军队。我们常说军队为“队伍”。《解放军进行曲》开头一句就是“向前，向前，向前，我们的队伍向太阳……”人们常常用“伍”字来表达“队伍”的含义，如入伍、退伍、行伍（hángwǔ）等。古代军队编制：五人为“伍”，二十五人为“行”，后用行伍泛指军队，如行伍出身。

由于军队经常排队行进，对于人群需要排列行进的队列也称为“队伍”，比如，领队者提醒：我们的队伍要排整齐，步子要一致……由“队伍”援引出来的词语，是把一批同类的人员称为“队伍”，诸如干部队伍、教师队伍等。

根据部队的掉队军人转而将某一集体中跟不上大家的称为“落伍”。既然把“伍”作为群体的代称，便有同伙的人的意思，如羞与为伍或不与该人为伍。

“伍”还用在制药和用药上，两种以上的药制成复方制剂，若甲药与乙药不能混在一起，则称为配伍禁忌。

No.17　穿衣与穿孔

我们着衣着鞋袜为何叫作“穿衣服”“穿鞋袜”呢？因为衣裤和鞋袜都是有“孔洞”的，人们着衣着鞋袜，都要把身体的某一部分“穿”过衣服或鞋袜的“孔洞”——领口、袖子、裤筒才能着（穿）好，故叫作“穿衣服”“穿背心”“穿裤子”“穿鞋袜”等。（本书“第六集 No.13. 医护人员的‘穿’‘戴’”一则，也曾经探究并简述过“穿”字的由来）。

临床上常常有胃穿孔、肠穿孔和鼓膜穿孔的病例，那是病变侵蚀胃肠黏膜或鼓膜而造成“孔洞”，使胃肠内容物流入腹膜而致病情加重，或使鼓膜减退或丧失功能而致听力减退或致聋。

医学美容也有几种“穿孔”，其实，这是人为的“穿孔术”，如耳垂“穿孔”是为了佩戴耳环，印度女士有“鼻翼穿孔”佩戴鼻环者。

No.18　把握与掌握

把握——人们让某人做一件事，往往问他“有没有把握”。有把握或没有把握是来自器物有没有“把”可以用手握住而不易掉下或打破。有“把”可以握住的器物（如茶杯），因为有“把”可握，可以“稳拿”，比喻事情可以办成。没有“把”可以握住的器物则比较难办，要充分注意才能做好，故可能回答说：“这件事做好还没有‘把握’”。这是以器物有没有“把”可以握住来比喻完成任务的可能性。

掌握——所谓“掌握”，其实是指“事”“物”被捏手心里，可以随你拿捏处理的意思。《西游记》中有这样的描叙：孙悟空一个筋斗就十万八千里，为何他逃不出如来佛祖的手心。因为孙悟空受佛祖“掌”（手掌）“握”（紧紧抓住）。

我们根据“掌握”这个动作来表达两个意思。其一是了解事物，因而能充分支配或运用：如掌握技术、掌握理论、掌握原则、掌握规律、掌握自己的命运等。其二是主持或控制：如掌握会议、掌握政权等。

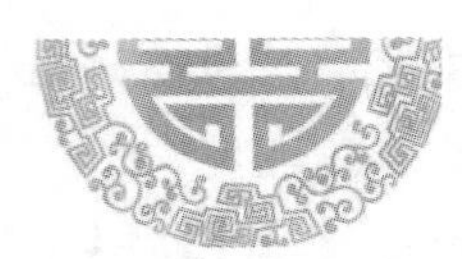

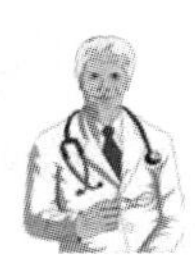

第九集 症候钩沉

No.1 话说病灶

医学上，病灶是临床解剖学和病理学概念，是机体发生病变的关键部位，即机体上发生病变的部分。例如，肺的某一部分被结核分枝杆菌破坏，这部分就是肺结核病灶。临床和病理上，一个局限的、具有病原微生物的病变组织，就称为病灶。

人体中的病灶除了导致被侵袭的器官或组织造成损害外，它还会引发远隔器官的病变，这在医学上称为“病灶感染”。前者称为原发病灶，后者称为继发病灶。原发病灶，一般是以慢性炎症的形式存在，它可以是静止的，也可能是活动性的感染“基地”。

人体中任何组织或器官的病变都会成为病灶。如牙周病、牙龈炎、骨髓炎、慢性扁桃体炎、鼻窦炎、胆囊炎、慢性阑尾炎等，都是经常“惹是生非”的病灶。

病灶里面虽然有病原体，但是平时也仅能危害所在部位的组织。但是当拔牙手术、上呼吸道感染、过度劳累，即人体抵抗能力下降的时候，它们就兴风作浪，开始出击。这种情况称为病灶扩散。

病灶扩散引发的常见疾病有亚急性心内膜炎、风湿病、类风湿关节炎、多形红斑、慢性肾炎等。临床上许多疾病找不到确切的病因时，医生经常要通过会诊的形式，经过各种检查或化验手段，寻找体内隐藏的病灶，并对可疑的病灶进行相应的处理。例如，患有急性肾炎时，可能的起源是扁桃体发炎，所以医生在治疗急性肾炎的同时，也要给患者注射青霉素，控制咽喉附近的炎症，就是这个道理。

No.2 疾病的“联通”“移动”与“联想”

我国有两家通信集团公司，一曰“联通”；一曰“移动”；另有一家平板电脑和手机产品的集团公司，叫作“联想”。其实，患者的疾病发展中，其病征（症状或体征）或病灶，就可能因“联通”或“移动”而出现异象。因此，对病症的分析就必须根据病症的特点加以“联想”，才能得出正确的结论。病征的“联通”，是以牵涉痛为特点，病症（病灶）的移动则以转移灶特征。由于这两者不似通常的表现，或则声东击西，或则移无定处，极易忽悠医生和患者。因此，充分认识疾病发展中的“联通”与“移动”现象，从而通过“联想”来细加辨别，才能识别其庐山真面目，这对于正确诊断疾病就显得非常必要。

1. 病征“联通”——牵涉痛

据报载：有位患胆囊结石的老媪住院，准备做手术摘除胆石。然而入院第二天早餐吃了一根油条而突然发生心绞痛随即心博骤停，经过抢救才转危为安。为何一根油条竟然放倒患胆囊结石的老媪呢？原来这个老媪患了“胆心综合征”。此症除了可致胆绞痛之外，还会引起心绞痛。那么，胆疾发作为何会引起心绞痛呢？这可从牵涉痛的原理加以解释，那是因为支配胆系的神经和支配心脏的神经在脊髓部位有部分交叉，这就如人体也存在着“互联网”系统，人体的某些器官之间，常可通过“互联网”而遥相呼应。当胆疾发作时，可致胆绞痛，也可通过神经反射，引起冠状动脉收缩、痉挛，冠状动脉血流骤减，而出现心绞痛、心律失常，甚至心博骤停。胆囊结石患者最忌进食油腻食物，因为当油腻食物进肚，便会促使胆囊收缩，胆囊受胆石的摩擦刺激便会发生胆绞痛及（或）心绞痛。

牵涉痛的例子甚多。比如，冠心病发病出现心绞痛或心肌梗死时，疼痛常常不表现在心前区，而是“声东击西”，在其他部位出现疼痛，牙痛就是其中的一种，据统计，18% 的冠心病疼痛部位可以在牙齿上，故医学上称为心源性牙痛。

通常，胆囊炎、胆石症发作时，常在右肩部感到疼痛，可误诊为肩周炎；发生阑尾炎时，发病开始时常觉上腹部或脐周疼痛；患胃溃疡和胰腺炎时，会出现左上腹和肩胛间疼痛；肾结石掉入输尿管时，出现肾绞痛的同时则可引起腹股沟区疼痛等。这些内脏疾病发病时，除了患病器官的相应部位作痛外，还可牵涉远离患病器官的部位疼痛，这种疼痛称为牵涉痛，我们姑且称其为"联通"。

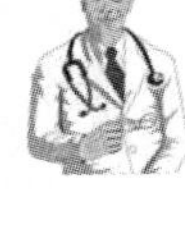

2. 病灶"移动"——转移灶

除了上述提及的感染性病灶之外，通常转移灶主要是对恶性肿瘤（癌灶）而言，良性肿瘤是不会转移的。作为癌症病灶有原发灶（"癌灶"）与转移灶。"癌灶"的转移途径主要有如下几种：①直接浸润——是指肿瘤细胞直接侵入周围临近组织，从而引起肿瘤的增大和扩散。比如直肠癌直接侵入膀胱、肺癌局部浸润食管等。②血行转移——当肿瘤细胞侵入血管中，它会随着血液循环快速转移到距原发灶较远的器官，进而"生根发芽"，生成新的肿瘤转移灶。例如胃癌病灶可通过血行转移将癌细胞扩散到其他器官；乳腺癌可经血行转移至身体的任何一个器官。最常见的远处转移为肺和肝脏。值得提醒注意的是，有的肺癌患者毫无肺部症状，在肺部"平安无事"的状态下，却突然出现脑部症状。有的被诊断为脑栓塞，有的被诊断为癫痫。这是因为肺癌在肺部症状出现之前就发生了脑转移，这种情况，医学上称为"脑先行型肺癌"。文献报道称"脑先行型肺癌"占肺癌患者的 1%。据国外专家报告，脑瘤有 1/3 来自肺癌。脑转移瘤之所以以肺癌为最多见，乃因为肺癌细胞可不经肺部毛细血管的滤过作用，直接经左心房、左心室、颈内动脉或椎动脉至脑。③淋巴转移——淋巴系统乃更常见的转移途径，主要表现为区域淋巴结的受累，偶尔也会出现远处淋巴结构的转移。鼻咽和甲状腺的淋巴结转移癌，原发癌的病灶多在头颈部；而锁骨上窝的淋巴结转移癌，原发癌多在胸腹部。④种植转移——是指某些肿瘤细胞能够像种子一样，播撒在哪里就在哪里生根发芽，形成一个转移病灶。这种转移方式主要发生于胸腹腔内的肿瘤，这些肿瘤会突破脏器，在胸膜、腹膜、心包等处播散，并常常形成“满天星”样的弥漫转移。

有资料表明，癌症的转移灶最常在肝脏和肺脏“旅居”；最常“旅居”肝脏的“来客”依次为乳腺癌、大肠癌、卵巢癌、胃癌；最常“旅居”肺脏的“来客”依次为乳腺癌、肝癌、胃癌、卵巢癌；全身多处“客居”者有肺癌、胃癌和乳腺癌。

除了癌的转移灶可称作病症的“移动”现象外，以下几种情况也可说是属于病症“移动”。

①心房颤动患者心脏内的栓子流至动脉系统，可导致脑栓塞或肾脏栓塞；颈动脉内的斑块脱落可致脑梗死。②子宫内膜异位症，内膜碎片常常“流浪远方”到达肺部，每到经期即可发生咯血或引起气胸。③金属异物可随肌肉运动而移动，若窜入血管可流窜到全身各处。④某些感染性疾病可发生转移（即第九集 No.1 提及的感染性病灶），如肺结核可以转移成肠结核或骨结核；中耳炎、鼻炎、心内膜炎等细菌性感染病灶可转移到脑而引起脑脓疡。

3. 病症“联想”——识真相

病征的“联通”与病灶的“移动”往往会干扰患者的病情和影响医生准确下结论的思路。因此，在分析病情和做出诊断时，必须认真“联想”，充分“论证”，应考虑到患者的病情是否由于牵涉痛或转移灶造成的，必须结合相关的情况加以细致的分析，方能“去伪存真”，得出正确的结论。

No.3 “闪昏”“离昏”“再昏”的“中间清醒”

“欲擒故纵”是三十六计中的第十六计。其计谋是擒拿敌人不采取急逼，而是暂时放松一步，使敌人丧失警惕，斗志松懈，然后再伺机而动，歼灭敌人。诸葛亮七擒孟获，就是军事史上一个“欲擒故纵”的绝妙战例。故事情节是这样：蜀汉建立之后，定下北伐大计。当时西南夷酋长孟获率十万大军侵犯蜀国。诸葛亮为了解决北伐的后顾之忧，决定亲自率兵先平孟获。蜀军主力到达泸水（今金沙江）附近，诱敌出战，事先在山谷中埋下伏兵，孟获被诱入伏击圈内，兵败被擒。孟获不服失败，诸葛亮便把他放了，如此六擒六纵。到了第七次孟获被擒，终于感动了孟获，他真诚地感谢诸葛亮七次不杀之恩，誓不再反。从此，蜀国西南安定，诸葛亮才得以举兵北伐。

我们在临床也发现病魔进犯人体善于采用三十六计，如疼痛不在病变部位的“声东击西”计，隐匿发病的“暗度陈仓”计等。而颅脑损伤后出现硬脑膜外血肿的“中间清醒”现象，就是病魔施展的“欲擒故纵”之计。兹举病例并提醒注意颅脑损伤后的“中间清醒”现象。

某单位电工阿强，在一次检修线路时从梯子上摔下，头部着地，当时昏迷。被同事送到医院，他已清醒，并能下地行走。医生诊查后认为有必要留在观察室过一夜再回去比较恰当。阿强认为摔了一下没有伤口，如今行动自如，不必待在医院，执意要回家休息。回家吃了晚饭便上床入睡。谁知第二天早晨不见起床，家人推其不醒，而是再度昏迷，送去医院，经CT检查为颅内血肿，不久出现脑疝而死亡。原来脑外伤引起的颅内血肿（特别是硬脑膜外血肿）在意识上有一个“昏迷—清醒—昏迷”的过程，这个过程也可说是“闪昏”→“离昏”→“再昏”。人们很容易被中间清醒期所迷惑。若是阿强听医生的话留在医院观察，及时得到处理，可能不会丧命。

不少人头部外伤后，如果没有大的头破血流，即使有短时间的昏迷，也常被视为轻伤而不以为然。有时医生要求留下来观察，常遭到患者或家属的拒绝，甚至以为是医生为了创收而强留患者住院，这实际上是非常错误的。因为颅腔是颅骨组成的一个封闭的腔，颅骨外是头皮，颅骨内紧贴着一层硬脑膜，其内裹着大脑组织。如果发生硬脑膜外血肿，大多数患者可出现“昏迷－清醒－再昏迷”的典型过程。所出现的中间清醒，常使人失去警觉，甚至错过抢救时机。

颅脑受伤后，大脑受到较大的震动，脑功能发生短暂的障碍，此时患者便出现短时间的意识障碍；如果没有脑组织损伤，患者会很快清醒，即人们常说的“脑震荡”。在大脑受到震动的同时，若发生了颅骨与硬脑膜之间的血管破裂出血，即可形成危及生命的硬脑膜外血肿。在患者出现中间清醒后，由于血肿压迫脑组织，患者会再度出现昏迷。上述清醒时间的长短，取决于破裂血管的大小和出血速度的快慢，短者数分钟，长者数小时。据统计，90% 的患者在 24 小时内，少数患者还可以长一些。当出血增多时，随着脑组织受压程度的加重，患者的昏迷程度越来越深，同时患者出现脉搏减慢、血压升高、受伤侧瞳孔散大等颅压升高、脑疝形成的症状和体征，这时如得不到及时诊断和手术清除血肿止血，就会危害患者生命。

因此，当头部外伤后，尤其是有过伤后短暂昏迷的患者，无论有无头皮裂伤，一般都应密切观察 24 小时或更长时间，以便及时发现硬脑膜外血肿的迹象，进行早期诊断和及时手术，清除血肿和止血，解除脑组织受压，抢救患者的生命。切记，千万不要被“中间清醒”所忽悠！

No.4　传染与感染之别

传染与感染并不是一回事。通常传染是指传染病的病原体可以从一个人经过一定的途径传染给另一个人 。传染病的传播途径通常包括空气传染、飞沫传染、粪口传染、接触传染、垂直传染、血液传染等。而感染是指细菌、病毒、真菌、寄生虫等病原体侵入人体所引起的局部组织和全身性炎症反应，不是病原体从一个人传给另一个人。

No.5　原发性与继发性之别

原发性，就疾病而言， 是开始得的这个疾病， 和其他疾病无关。最常见的是原发性高血压，它不是由某种疾病所引起的。如果因为肾动脉狭窄或肾脏病所引起的，则属于继发性高血压。有的继发性疾病则可能由治疗药物所引起。如某人最初得了某肿瘤，化疗后诱导了白血病，那么原来那个肿瘤是原发性肿瘤，白血病是药物引起的继发性白血病。

No.6　话说“无菌之炎”

在某银行工作的张先生，由于长期有久坐不动的习惯而出现尿频、尿急和尿道灼热等症状，而且尿道口还溢出白色透明的分泌物。开始他怀疑自己是不是出差不注意而被旅店的洗浴用具传染了性病。到医院去就诊，经过前列腺液检查，诊断为“无菌性前列腺炎”。听到自己患了前列腺炎，便要求医生给他用抗生素治疗。医生告诉他，他患的前列腺炎不是由于细菌感染所引起的，所以，不需要使用抗菌药物。医生进一步向他做了详细的解释：“无菌性前列腺炎又称慢性前列腺充血或前列腺溢液。一般认为，能使前列腺经常反复地充血的各种因素皆可能引起发病，比如，忍精、过度的手淫、久坐、饮酒和常吃辣椒等刺激性食物等都是诱发本病的原因。你平日的工作性质就是每日久坐的时间过长，而且骑摩托车上下班，于是引起发病的因素主要是久坐。因此，你的病不需要用抗生素或其他抗菌药物。今后要改变久坐不动的习惯，上下班改坐公交车，避免喝酒和吃辣，如有忍精和过度手淫的坏习惯则应改正。”

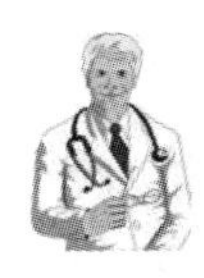

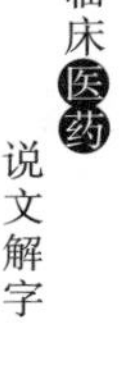

不少人一听说身体某个部位发炎，就以为是病原微生物所引起的。病原微生物包括细菌、病毒、支原体、立克次体、原虫等，其中，多数人都会把发炎（医学上称为“炎症”）和细菌感染画个等号，认为引起发炎的“元凶”就是细菌。其实，炎症分为生物性炎症和非生物性炎症。当然，人们所患的炎症，以生物性炎症为主，因此，我们可以说，病原微生物，特别是细菌是引起炎症的“惯犯”。但是，不是“惯犯”引起的非生物性炎症也并非罕见。下面就谈谈一些非生物性炎症，即不是“惯犯”引起的炎症。可以引起非生物性炎症的因素包括物理因素、化学因素和人体自身免疫因素等。

1. 太阳晒出的炎症——日光性皮炎

日光性皮炎是物理因素引起的炎症，是由日光诱发的一种迟发性光变态反应性皮肤病。主要是由于紫外线照射所引起。临床表现为多形性皮疹，可有红斑、丘疹、水疱、糜烂、鳞屑、苔藓样变，常以某种皮疹为主。

紫外线照射也可“伤眼”而引起电光性眼炎。常见于电焊、紫外线灯及高能电源等损伤。表现为发病突然，双眼有异物感，疼痛剧烈并伴有畏光、流泪和眼睛痉挛等症状。

2. 喝酒喝出的炎症——酒精性肝炎

喝酒伤肝，人所共知。酒精性肝炎是化学因素引起的炎症。酒精对肝脏的危害按照“酒精性脂肪肝→酒精性肝炎→酒精性肝硬化”三部曲逐渐发展。酒精进入人体后主要在肝脏进行分解代谢，长期饮酒会形成酒精性脂肪肝。酒精可破坏肝细胞膜并可损伤肝细胞，还可造成肝脏毛细胆管的损伤，或诱导自身抗体的产生，造成肝细胞和毛细胆管的炎症。

酒精也可引起胃炎。大量烈性白酒入胃，可直接损伤胃黏膜的上皮细胞，破坏了胃黏膜的屏障作用；而进入黏膜中的氢离子的逆流又进一步加重了胃黏膜的损伤，于是引起胃炎。

3. 吃药吃出的炎症——药物性胃炎

药物性胃炎也是化学因素引起的炎症。许多药物都可对胃黏膜产生不同程度的损伤而引发药物性胃炎，比如解热镇痛药、抗风湿药，以及某些抗菌药、皮质激素等。

药物之所以会引起胃炎，在于药物的“攻击”作用攻克了胃屏障的防御作用。药物在引发胃炎中有 4 招：第 1 招是药物本身对胃黏膜的直接刺激和损伤；第 2 招是抑制胃黏膜分泌各种防御物质；第 3 招是促进胃酸、胃蛋白酶的分泌，为“攻击”助战；第 4 招是减慢胃黏膜上皮细胞的更新速度。各种“伤胃”药物各有不同的招数，有的一种药有两三招。攻击作用“得势”的结果，便引起药物性胃炎甚至导致胃糜烂和出血。

药物还可以引起某些器官的炎症，如利福平、异烟肼等引起的药物性肝炎，呋喃旦啶等引起的间质性肺炎，非那西丁等引起间质性肾炎，布洛芬、复方新诺明等引起的药源性脑膜炎等。

4. 郊游游出的炎症——过敏性鼻炎

过敏性鼻炎是一种常见的呼吸性过敏症，而最常见的是“花粉热”。“花粉热”是一种春天里草地和树木以及秋天里的种子所散播在空气中的花粉所引起的季节性过敏症，人们往往在春季秋季郊游踏青时引发。另一种过敏性鼻炎是终年性的，其过敏原主要包括灰尘、动物皮毛等。患者可出现流鼻涕、打喷嚏、眼睛痒、流泪、鼻塞和鼻、喉、上颚发痒等症状。

以上举出的四种炎症，都不是由细菌、病毒等病原体引起的。还有些炎症则是全身性自身免疫性疾病或免疫变态反应性炎症，如类风湿性关节炎、急性肾炎等。急性胰腺炎则是它自己分泌的消化液（胰液）排出受阻，使胰液返流到胰腺，胰液中的胰酶消化自身胰腺及其周围组织所引起的化学性炎症。此外，长期吸烟可引起慢性咽炎及慢性支气管炎等。这些都不是“惯犯作案”引起的炎症，因此，当我们的机体某一部位发炎时，除了要“通缉”“惯犯”外，也要警惕非生物性的“小偷小摸”作案，不让它们漏网。

“无菌之‘炎’”发生后，有时比生物性的炎症更加麻烦，因为它对抗菌药物“不感冒”，往往需要比较长的时间的调治才能缓解或治愈。但是，其预防就比较简单，只要采取“惹不起却躲得起”的办法，远离非生物病原，便可避免这类炎症的发生。

No.7 《枫桥夜泊》引出的“病”与“歌”

大家也许都知道，唐代诗人张继旅居寒山寺写下了不朽之作《枫桥夜泊》，这首诗引来了中外众多游客，现代诗人经过考证认为是张继的“失眠”之作；国内的词曲作家还创作了流行歌曲《涛声依旧》。

俗话说：“前半生睡不醒，后半生睡不着。”不少人到了中年之后，就会经受睡眠障碍的困扰，因此，中老年人的睡眠问题倍受关注。

失眠是人类的一个普遍现象，古今中外都不乏失眠者。台湾作家张晓风撰有《不朽的失眠》一文，描写了1200多年前张继中了进士，但在铨选中未获官职，只得黯然回乡，途中失意孤旅，一路怅然。某夜泊于寒山寺外的舟楫中，想到仕途迷茫，怎么也睡不着，而在失眠之夜创作了一首不朽的诗篇《枫桥夜泊》：

月落乌啼霜满天，

江枫渔火对愁眠。

姑苏城外寒山寺，

夜半钟声到客船。

失眠，一个看似不是病的病，随着现代生活节奏的加快，生存竞争压力的增大，越来越多的人在经受着失眠的困扰，每当夜幕降临的时候，别人酣然入睡，而失眠的人却辗转反侧、夜不能寐。据世界卫生组织调查，全世界 27% 的人有睡眠问题，将近一半的人受到各种睡眠问题的困扰，而以中老年人占多数。

1. 失眠为何困扰中老年人

中老年人之所以容易罹患失眠，归纳起来有以下八大因素。①生理性因素：年龄越大，睡得越少。睡眠是脑部的一种活动现象，由于中年以后，特别是老年人神经细胞的减少，自然就能引起老年人睡眠障碍。②心理因素：各种心理社会因素，均可使中老年人心事重重而难于成眠。中年人可因职场竞争激烈或夫妻一方外遇而不能安寝；老年人可因退休后的失落感，丧偶和子女离家的孤独感而彻夜难眠。③精神因素：近年来，中老年人出现抑郁状态及抑郁倾向的比例明显增高，抑郁症多有失眠。④生活因素：不少中老年人由于不良的生活习惯而长期失眠。中年人爱"泡吧"到三更，老年人爱打牌到深夜，这就打乱了人体的生物钟而造成失眠。有的老人白天睡觉时间过多，到了晚上就难以入睡。日常嗜饮咖啡、浓茶的中老年人往往容易失眠。⑤疾病因素：老年人多有脑动脉硬化，有的还患有高血压或阿尔茨海默病、震颤麻痹等疾病，这些疾病都可使脑部血流量减少，引起脑代谢失调而产生失眠。⑥环境因素：老年人对环境因素的变化相当敏感，当他们突然置身于陌生环境中时，很容易引起失眠。夜间吵闹的环境（如居所临街、邻居喧哗、周围嘈杂等）亦可使老年人难以入睡。⑦药物因素：中老年人往往患有多种疾病，不少药物会引起神经兴奋而使人失眠；如治疗结核病的异烟肼，治疗喘息的麻黄素、氨茶碱等，易使人产生兴奋而难以入睡。另外左旋多巴、苯妥英钠等都能引起老年人失眠。利尿剂会增加夜尿次数，造成再度入睡困难。⑧夜尿因素：老年人逼尿肌功能紊乱以及前列腺肥大，膀胱内残余尿多，会导致夜尿次数增多，从而扰乱睡眠。

2. 失眠有多种类型

根据失眠发生的过程，可分为四种类型。①入睡困难型：有这类症状的人是有心去睡，却睡不着，上床半小时以后仍不能进入睡眠状态。②易醒及醒后难以入睡型：睡觉很浅，很难进入深睡阶段，容易惊醒，觉醒时间超过半小时，而且醒后入睡困难。③早醒型：这类失眠者入睡正常，也能进入深睡阶段，但早上醒来过早，再也难以入睡。④睡不醒型：这类失眠患者不管上床睡觉多早，睡觉时间多长，但是就是睡不醒，起来觉得很累。根据失眠持续的时间，失眠又可分为三种。①短暂性失眠：又称轻度失眠（少于 7 天）。②短期性失眠：又称中度失眠（7 ~ 30 天）。③慢性失眠：又称重度失眠（多于 30 天）。

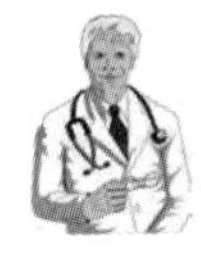

3. 中老年人如何摆脱“愁眠”（失眠）

如何对付中老年人的失眠呢？那就得根据引起自己失眠的原因进行对症处理，下面的 8 项措施可供参考。①平衡心态：保持乐观、知足长乐的良好心态。对社会竞争、个人得失等有充分的认识，避免因挫折致心理失衡。“无忧才是入睡方”，心里无所牵挂，自然安然入睡。②生活规律：建立有规律的一日生活制度，保持人的正常“睡—醒”节律。限制白天睡眠时间，老年人白天可适当午睡或打盹片刻，中年人不宜白天午睡时间过长。③ 改良环境：保持卧室清洁、安静、远离噪声、避开光线刺激等。④适度运动：白天适度的体育锻炼，有助于晚上的入睡。⑤戒除“恶习”：不宜经常“泡吧”、熬夜；避免睡觉前喝浓茶、咖啡、可乐等。⑥治疗“痼疾”：对所患的中老年病必须进行合理的治疗，如采用中西药改善脑血管病、减轻前列腺肥大，以解除因病失眠的因素。抑郁症患者可进行心理疏导或药物治疗。⑦调整用药：对于药物因素引起的失眠，可以通过停换药物或改变服药时间来解决。具有兴奋或利尿作用的药物尽量不在睡前使用。⑧服药安眠：可先试用简单的方法“助眠”，如睡前半小时洗热水澡、泡脚、喝杯牛奶、吃块面包等。若未取效，则可对症服用安眠药，根据所患失眠的类型（入睡困难型、易醒及醒后难以入睡型、早醒型、睡不醒型）选用短效、中效或长效安眠药。

No.8 “胆大包天”的来历

汉语成语中有“胆大包天”这条成语，其实，这一成语出自三国名将姜维死于胆心综合征的所见。

姜维，字伯约，是三国时期智勇双全的骁将，他深得蜀汉宰相（武侯）孔明的器重。孔明认定只有姜维才能掌握和继承他的谋略和兵法。于是，孔明在五丈原沉疴不起，弥留之际，便在病榻前将一生所著二十四篇《用兵谋略》密授姜维。

姜维本为魏将，后归蜀，得诸葛亮信重，任为征西将军。孔明病逝后，继领其军，后任大将军。屡攻魏未能取胜，于是坚守剑阁。后刘禅（阿斗）出降，他不得不降于魏将钟会。咸熙元年（264 年），钟会谋反，姜维假装与其联合，想乘机恢复蜀汉。二人商议后，假借庆祝元宵而举行宴会，并与众魏将同席共饮。席间，钟会假称郭太后有遗诏，胁迫诸将签名共讨司马昭。连宴三日，困闭诸魏将于宫中，严兵把守，即欲开始行动。原准备放出诸将共同举行“宫廷政变”，但又恐诸将不服，考虑这些魏将日后必为后患，遂转而决定将他们杀死坑埋。钟会命姜维领武士往杀众魏将。姜维方欲行动，忽然一阵心疼，昏倒在地；左右扶起，半晌方苏醒。因谋反计划泄露，当日（正月十八日），魏兵从四面八方冲入宫内，钟会被乱箭射死，并遭斩首。姜维拔剑上殿，往来冲突，不幸心疼转加。遂仰天大叫：“吾计不成，乃天命也！”遂自刎而死，时年 59 岁。

从姜维在举事时出现“一阵心痛”，不久又有“心痛转加”，以现代医学知识来判断其属于“心绞痛”似无疑问。但是其心绞痛是否冠心病所致却难以肯定。因为姜维自刎身亡后，魏兵争欲报仇，遂剖其腹，发现姜维的胆囊硕大如斗，这就给我们提供了“病理解剖”（尸检）的线索，即姜维生前患有胆系疾病——胆囊炎、胆石症。据正史《三国志·蜀志·姜维传》记载：“维死时，见剖胆如斗大。”在古代和现代汉语中，“斗胆”一词，就是根据姜维剖腹见及胆囊硕大这一发现而来的。以现代医学观点分析，姜维胆大如斗，显然系胆囊炎、胆石症所致，并很可能因为结石嵌在胆囊管（颈）而致胆囊积水。所以，综合临床症状（阵发心痛）及“尸检”发现（胆如斗大），就可以给他做出诊断：胆心综合征。

所谓胆心综合征，是由于胆系疾病（胆囊炎、胆石症）发作，引起胆绞痛，并通过神经反射引起心绞痛。有的甚至胆绞痛并不明显，而只是出现心绞痛。其发作往往在进食油腻食物后引起。姜维与钟会假设饮宴，从元宵至正月十八日，连续三个昼夜与困在宫中的魏将共饮，就是姜维胆疾发作的诱因。

那么，胆疾发作为何会引起心绞痛呢？这可从牵涉痛的原理加以解释（关于牵涉痛在本集 No.2 亦稍有论及）——乃系因为支配胆系的神经和支配心脏的神经在脊髓部位有部分交叉，当胆疾发作时，通过神经反射，就可引起冠状动脉收缩、痉挛，冠状动脉血流骤减，遂可出现心绞痛、心律失常，心电图也可见心肌缺血的表现。1968 年，国外一位名叫弗来特曼的专家首先提出了胆囊疾病与冠心病两者相关的观点。他指出，支配心脏的感觉神经和支配胆囊的感觉神经在胸 4 ~ 5 神经处有交叉现象，故而当两者中有一方出现病变时，便可互相影响。所以，当胆囊发生病变时会通过神经反射引起心脏冠状动脉痉挛、收缩，心肌缺血，发生心绞痛，并会诱发心脏活动失调，引起心律失常。还有，当胆道发生梗阻，血中胆红素和胆酸浓度增高时，迷走神经兴奋，直接抑制心肌细胞的能量代谢和心脏的传导系统，引起各种心律紊乱。另外，胆道感染时细菌产生的内毒素也会抑制心脏活动，导致心肌供血不足而引起心脏病变。临床上发现胆心综合征在慢性胆囊炎患者中并不少见，特别是在慢性胆囊炎合并感染时尤为常见，有关报道表明，其发生率可达 50% ~ 70%。

胆心综合征有如下的临床特征：①先有胆系疾病再继发心脏症状。②胆疾加重，心脏症状也加重，胆疾好转，心脏症状也好转。③心前区有程度不同的闷痛或绞痛，每次发作时间较长，可达 30 分钟以上，有的可持续数小时，常有心悸、心跳不规则及心电图出现心肌缺血改变。④心脏症状多因进食油腻食物或情绪激动而诱发。⑤使用硝酸甘油或救心丸不易缓解；而用阿托品、杜冷丁则可缓解。

目前认为，胆心综合征有两种类型：一种是胆有疾、心无病，病在胆、痛在心的纯系胆疾发作所致的心绞痛（这一型用俗语比喻是有“贼胆”而没有“贼心”），即上面提到的具有五种特征的那一类。另一种是既有胆疾又有冠心病（既有“贼胆”又有“贼心”），这就可因胆疾发作而使有病的冠状动脉痉挛、心肌缺血而出现心绞痛。这种心、胆同病的胆心综合征患者，在中老年人中为数不少，他们常会在饱餐，特别是进食油腻食物后出现“胆战”“心惊”。胆疾发作通过神经反射，再经过脊髓这一“网站”，与心脏“互联网”，那么，这心，这胆，遂结成“网友”，遥相呼应，同病相怜，有难同当，这就是中老年人常见的胆心综合征。笔者称其为“胆－心黄昏恋”。

单纯胆疾所致的心绞痛，则是治胆即可“安心”；不少患者经过胆囊切除术后，心绞痛也就宣告解除。如系心胆同病的胆心综合征，则除了治胆还要治心；若单纯治胆（胆囊切除或内窥镜下取出胆石等），虽然除了“贼胆”，但冠心病没有减轻，那就会因为“贼心不死”而还会让患者“痛心不已”的。

No.9 何谓“假孕综合征”

近年来，有些嫁入豪门的佳丽，都盼着“早生贵子”，以求稳定婚姻，提高自己在豪门的地位，期盼宝宝将会成为亿万家产的继承人。于是有些嫁给富二代的美貌佳人，终日盼望神仙“送子”，或找“大师”发功，或跋涉寺庙而求神拜佛，祈望子嗣“入怀”，“良种”结胎。然而，往往事与愿违，自感“身怀六甲”，其实却是朝思暮想的心理“怀孕”，因此“腹中有胎”竟是“子虚乌有”，实系“身怀六甲，纯属虚构”。

其实，假孕事件在民间也常发生。不信，且看小芳的“怀孕”经历。

小芳结婚近 3 年还没有怀孕，看到同龄的姐妹们婚后都生儿育女当妈当娘了，每当看到他们牵着抱着“公子”“千金”时，心里很不是滋味；她婆婆天天都盼着早日抱上孙子，急得小芳四处打听，希望能得到“送子灵药”。平时，只要看到那些街头巷尾的“祖传秘方”广告，就一定要去江湖郎中那里寻医问药，可就是不见怀孕，小芳想自己的身体蛮好，发育也很正常，岂会成为“‘绝代’佳人”。她天天愁，月月盼，终于有一天她出现了不思饮食、喜欢吃带酸味的东西，并有恶心、呕吐和停经现象。不久，乳房开始胀大，肚子也好像隆起来了，有时还自觉有“胎动”。然而，过了两个月，腹部再也没有继续膨隆。小两口暗地里犯起了嘀咕，便上医院看医生。到医院一查，子宫大小正常，未听到胎心音，做 B 超也未见胚胎。原来小芳并非怀孕，而是患了“假孕综合征”。

说起“假孕综合征”，不由得想起清代“余尚书清宫识假孕”的轶事。乾隆当朝时，后宫有一丽人，叫作惇妃，深得皇上宠爱；但随着乾隆的移情别恋，她在争宠之中渐渐处于下风。于是，她极想生下一子，以挽回失去的地位。乾隆 41 年，她竟遂心愿，有“喜”了。

惇妃有“喜”，乾隆大悦，对她恩宠有加。可是隔了几个月，惇妃停经之后又见点滴淋沥，似乎是“漏胎”。皇上连忙钦示太医细为诊疗。太医陈世官等人不敢怠慢，使尽平生之学，安宫保胎，扶正固本。然而，过了 3 个多月，症状依旧，不见成效。乾隆寻思另择良医以保龙胎。此时大学士英廉力荐刑部尚书余文仪为惇妃诊治。这余文仪不仅满腹经纶，而且对岐黄方药、诸家医论、妇儿杂症等颇有研究。一经英廉力荐，即领旨入宫，为惇妃诊治。他望、闻、问、切后，心想，惇妃虽是去年 8 月有“喜”，也曾见“喜”形，而近来又见点滴淋沥，外形不见明显凸起，内体也未有胎动，孰“喜”非“喜”，令人狐疑。

久在宦海沉浮的余尚书，深知个中利害，若直言道破机关，恐有身家性命之忧，故小心翼翼，如履薄冰，先不声张，只作暗示。说“先按漏胎论治，滋补阴血，疏通肝气，再观后效”。方用四物汤，养血疏肝。一个月过去，余文仪复诊惇妃，见其妊脉已不见踪迹，“喜”形亦更不像，为假孕无疑；

为留余地，启奏皇上：惇妃之孕，屡用安宫保胎之剂，但经血应时而来，请再观一月，若脉仍不见妊象，“喜”形消失，则不敢报“喜”。又过了一个月，惇妃月经乃按期而至。此时，假孕原形毕露。惇妃无可奈何，只能暗中对余文仪恨之入骨。

假孕是一种生理和心理综合逆差所致的疾病，患者多为新婚后 2 ~ 4 年，由于婚后多年不育而又朝思暮想成为一个拥有孩子的少妇。她们在强烈的精神因素影响下，产生一系列酷似早孕反应的症状和体征。假孕的发生实际上是一种幻想心理作用的结果。其机制就是由于有些育龄妇女盼子心切，积“思”成疾。由于家庭和社会的压力，当其看到与自己同时或先后结婚的育龄妇女陆续怀孕并相继得子时，便会天天盼望“喜”事临身。于是在其大脑皮质形成了一个强烈的“盼子”兴奋灶，从而引起下丘脑及脑垂体的功能发生紊乱，反馈性地使体内性激素尤其是雌性激素水平升高。雌性激素有促进育龄妇女皮下脂肪组织合成的作用并可逐渐积蓄于腹部，继而就会出现肚子增大以及闭经等现象。这种现象，又进一步使假孕者以为已有孕在身了，于是相继出现了恶心、呕吐、食欲改变、喜吃酸等类似妊娠反应的现象。有的假孕者在怀孕的心理作用下，除感到腹部逐渐增大，甚至感到有“胎动”，有的则可出现乳房增大。这便会使她“认假为真”，对自己怀孕深信不疑。此时，即使医生诊断出假孕，她和其家属有时未必能接受这一事实。其实，假孕经过简单的检查就能识别。只是医生要对她们做耐心的解释工作，必要时做 B 超检查提供证据，使其了却“心病”，真孕便可指日可待。

那么，应如何避免“假孕综合征”呢？①育龄夫妇在婚后 2 年以上未见怀孕，则应到医院进行专科检查，以明确是否不孕症。并且根据不孕的原因在丈夫还是妻子，进行针对性的治疗。②出现婚后多年不孕，切勿轻信“野广告”盲目寻医问药；不要把生育的希望寄托在游医或“祖传秘方”上面。③当自己感觉有“孕情”，特别是“孕情”似是而非时，应该到医院检查以明确诊断。现代医学对早孕及各期妊娠的诊断既方便又准确，比古代单凭“喜脉”定真假的方法精确千万倍。④假若医生查明自己“怀胎”

是假孕，也不必怀疑和灰心，要相信科学的客观事实，不能只凭主观感觉。总之，只有通过科学的检查，并及早有针对性地治疗，才能使得腹中宝宝“从无到有”，心想事成。

No.10　谨防“新居综合征”

刘女士的先生在外地经商，她跟12岁的儿子留在江城。去年初夏，考虑到儿子马上就要小升初，于是用两百多万元在一间重点中学附近的小区购买了三室两厅的商品房，又用几十万元承包给一家公司装修。新居装修后内部的确显得时尚、气派。到了9月初，由于儿子就要开学，装修后不到一个月就搬进了新居。

刚刚入住，一切都颇觉得新鲜，母子均很愉快。然而，1周后儿子感到喉咙发痒、发干，进而出现咳嗽，且有头昏、疲乏等症状。刘女士到药店买来止咳药水让孩子服用，但是，喉痒、咳嗽未有改善，头昏、疲乏也好似日见加重，而自己也觉得皮肤无故发痒。她曾听人说，有些新居由于“风水不好”就会“闹鬼”；暗想孩子无缘无故得病，自己也出现身体不适，可能就是新宅的“风水”问题，于是决定先去看医生，若孩子的病总是不好的话，还得去归元寺进香摇签卜卜新居的“凶吉”……翌日便到医院就诊。医生询问了病情，考虑所谓新居“闹鬼”乃室内污染所致，遂告诉刘女士：孩子之咳和你皮肤之痒皆属于“新居综合征”，建议找环境检测部门对新居做一次检测。不出所料，检测结果是新居的甲醛和总挥发性有机化合物（TVOC）均严重超标，暂时不适合居住。要求开窗通风一个月，并在室内养些“吸毒”的花草，待复测合格后再入住。刘女士只得就近租房暂住……

1. 新居为何“欺主”？

提及新居“欺主”，不禁想起美国驻意大利大使馆“闹鬼”的旧闻——1953年，美国总统艾森豪威尔委任曾帮助他竞选成功的卢斯夫人为美国驻意大利大使。为迎接卢斯夫人的到来，罗马的使馆人员将她要入住的居室天花板用一种绿颜色的涂料粉饰一新。她到任后，惬意地住下了。

然而，一年后卢斯夫人出现疲惫不堪、骨骼有蚁噬感和下肢麻木症状，好像有“幽灵”在笼罩着她。这年夏天，她回国做了全面体检，这时她已严重贫血。经各项有关检查，最后确诊为砷中毒。原来，天花板上的绿色涂料含有砷，由于罗马的空气异常潮湿，使涂料粉末纷纷脱落，造成有毒的“雾气”充满整个房间；在喝咖啡和进早餐时，这种含砷粉末又像撒胡椒面一般落入食物中。卢斯夫人在这一年多时间内，通过呼吸道和消化道吸入了大量的砷而导致慢性中毒。

由此可见，当迁入新居之后，本来是“乔迁之喜”却遭遇新居“闹鬼”而落得个“乔迁之‘忧’”的境地时，就应想到是美化居室的“化妆品”在作祟。这些“化妆品”主要是装潢材料，如黏合剂、涂料、填充剂、油漆等均含有有机溶剂。这些有机溶剂都会散发出各种有机化合物气体，并对人体产生各种不良影响。

2. 何谓“新居综合征”？

20 世纪 70 年代以来，欧美多个国家不断出现因为迁入新居或进驻新写字楼而与“乔迁”相关的病症，医学家将其定名为“新居综合征”。据 WHO 报告，新宅入住者有 30% 会发病。

“新居综合征”主要有以下 12 种症状。①每天清晨起床时，感到憋闷、恶心，甚至头晕目眩。②家里人经常容易感冒。③虽然不吸烟，也很少接触吸烟环境，但是经常感到嗓子不舒服，有异物感，呼吸不畅。④家里小孩常咳嗽、打喷嚏，免疫力下降，不愿意进入新装修的房子。⑤家人常有皮肤过敏等毛病，而且是群发性的。⑥家人共有一种疾病，而且离开这个环境后，症状有明显变化和好转。⑦新婚夫妇长时间不怀孕，又查不出原因。⑧孕妇在正常怀孕的情况下发现胎儿畸形。⑨新搬家或者新装修的房子里，室内植物不易成活，叶子容易发黄、枯萎，特别是一些生命力强的植物。⑩新搬家后，家养的宠物猫狗甚至热带鱼莫名其妙地死掉，而且邻居家也是这样。⑪感觉喉疼、呼吸道发干，时间长了头晕，容易疲劳。⑫新装修的房子和写字楼房间或新买的家具有刺鼻、刺眼等刺激性异味，而且超过

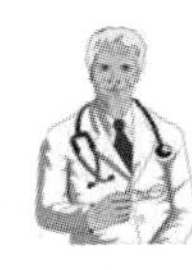

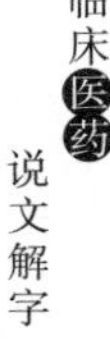

一年气味仍不散。

3.“新居综合征”的“主犯”是什么？

装修污染，有害化学物质众多，这里把“主犯”曝光示众。①甲醛：为室内污染的主要元凶。多种合成板材、胶黏剂、墙纸、涂料等都含有甲醛。②苯：目前多用甲苯、二甲苯代替纯苯做各种胶、油漆、涂料和防水材料的溶剂或稀释剂。③氡气：是放射性物质。某些建材如花岗岩、瓷砖、石膏、煤渣粉压制的碳化砖中都含有氡。④醚酯类及三氯乙烯：在油漆、干洗剂、粘贴剂中均含此类物质。

上述这些物质均是看不见摸不着的，它们混在空气中，对人体产生各种不良影响。

4. 如何预防“新居综合征”？

为预防“新居综合征”的发生，在选购装修材料时应采用符合国家标准的绿色建材。装修后不要过早迁入，至少要开窗通风排污 1 ~ 3 个月以后再入住（新房装修后多久可以入住，不能单纯用时间概念来确定，最重要的判断依据是新房装修后的屋内空气质量是否达标，有毒物质是否一定程度排除。如果空气达标，即可入住。因此进行室内空气质量检测和复测至关重要。）迁入新居后要保持良好的通风状态，避免潮湿及根除霉菌的滋生环境，采取措施消除过敏原。养花可以治理室内污染，如长青藤和铁树对苯有消除作用；万年青、雏菊对三氯乙烯有清除作用；吊兰和虎尾兰对甲醛有清除作用等。

No.11 何谓“皮花科”？

有许多患者在就诊时常常提出疑问，为什么得了性病要看皮肤科，其实回答这个问题要从性病的临床特点谈起。中华人民共和国成立前，我国的主要性病为梅毒、淋病、软下疳、性病性淋巴肉芽肿等，这些病或多或少会出现皮肤方面的临床症状，特别是梅毒，各期的多种皮肤表现要与许多皮肤病鉴别，才能确诊，没有皮肤科的专业知识是很难正确诊断的。

由于性病当时称为“花柳病”，故当时的皮肤科又称为“皮肤花柳科”（“皮花科”）。中华人民共和国成立后通过政府各级部门的重视，20世纪60年代初性病在我国基本被消灭，将“皮肤花柳科”（“皮花科”）改为“皮肤科”。近年来性病患者在国内逐渐增多，有些地方的皮肤科又改为了“皮肤性病科”。特别是新的病种如生殖器疱疹、传染性软疣、阴虱、尖锐湿疣、艾滋病等，这些病种同样伴有很明显的皮肤病变，甚至只有皮肤病变，需要与其他一般的皮肤病鉴别，以免造成误诊，没有皮肤科的专业知识是很难做出正确诊断的，故患了性病最好是先看皮肤科。

曾有一些患者和有关人士向专家们提出建议，最好是将皮肤科与性病科分开诊治：一者防止交叉感染；二者减少社会对皮肤科就诊患者的误解，以免尴尬。然而，基于性病的上述临床表现和特点，将它们人为地分开，既不利于患者的诊断和治疗，也不利于对皮肤性病科医师的培养。再者，一般的接触和就诊环境是很难传染性病的。因此，以科学的态度仍应定为皮肤性病科。当然，性病的病种多，累及的器官和程度也很复杂，必要时也需在专家的指导下请泌尿外科、妇产科等相关科室会诊确定最佳的诊疗方案。

No.12 痛苦流泪为何叫作“哭鼻子”？

哭，是因痛苦悲哀或感情激动而流泪。流泪是眼睛的事，那么，我们常常说哭为“哭鼻子”，这是为什么呢？

那是眼泪的“分洪渠”——鼻泪管“分洪”之故。鼻泪管乃连通鼻与眼的管道，上口接泪囊，末端开口于下鼻道的外侧壁。泪水可经鼻泪管流入鼻腔，故痛哭时涕泪交流，此乃泪潮盈眶时，鼻泪管“分洪”所致。但是，假若泪水过多而超过鼻泪管的“分洪”能力，泪液便溢出眼眶，于是出现“泪流满面”的现象。老年人面部皱纹纵横交错，因此，老人痛苦流泪时，从眼眶溢出的泪水，便会沿着面部皱纹的沟沟壑壑流淌，那就形成“老泪纵横”了。

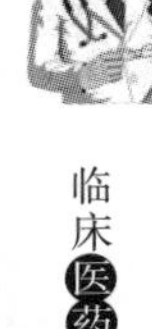

No.13 人不可貌相，病却可貌相

俗话说：人不可貌相，海水不可斗量。所谓“人不可貌相”，意思是不能只根据相貌、外表判断一个人。有的人以貌取人，往往就会看错人。然而，有些疾病却有特殊的“脸谱”和外表，医生可“按图索‘疾’”得出诊断，且不会看错病。

去年夏天，邻居的女儿小芳考上大学，这孩子长得眉清目秀，而且性格温柔，举止斯文。龙年春节她回家过年，我发现她目光炯炯，眼球略显突出，而且走路也变得急急匆匆。我考虑她患了甲状腺功能亢进症（简称甲亢）。某日，她到我家串门，我问她近来是否爱出汗？答：“然！”又问她饭量是否也大了。答：“您咋知道我饭量加大了？的确如此。”我便告诉她父母，您女儿可能患了甲亢，最好到医院去查个究竟。小芳父母问我为何怀疑孩子患了甲亢？我打趣地对他们说：“我会相面，能够‘以貌诊病’。”他们将信将疑，遂陪小芳去医院就诊。经过相关检查，小芳确诊为甲亢。医生给她开了他巴唑口服，经治疗后症状逐渐减轻。

不少疾病都具有特殊的“脸谱”，这种“脸谱”往往比患病前显得“丑陋”。例如系统性红斑狼疮患者患病前可能面色白净，患病后则会在鼻梁两侧出现蝴蝶形红斑而怕“照镜‘亮相’”；患肢端肥大症的患者，小时长相可能惹人喜爱，可到了成年却变“丑”而“对不起观众”——脸部增长，眉弓、两颧及下颌隆凸，耳鼻增大，牙齿粗疏，唇舌肥大，手足也变得厚大。但也有极少数疾病会使人变“美”，如林黛玉患了肺结核，由于两颊潮红而出现“病态美”。

临床医生常常很注意观察患者的面容，根据某些疾病的“脸谱”做出初步诊断，并可从头、面、眉、发及五官发出的“信息”，顺藤摸瓜地进行针对性的检查，从而得出正确的诊断。作为患者或其家人，了解某些疾病的特殊“脸谱”，往往能够及时去医院就诊，从而避免耽误病情。下面就谈谈几种常见疾病的“脸谱”，供大家“借鉴”。

1. 贫血面容

面容枯槁，皮肤及黏膜苍白无血色，是多种疾病所致贫血的面部表现。据报道，缺铁性贫血患者可出现蓝色巩膜，发生率高达 97.6%，是缺铁性贫血的重要体征。

2. 甲亢面容

甲状腺功能亢进症是因甲状腺分泌过多的甲状腺素引起的一种疾病，多表现为面部消瘦，双眼睑缩短，黑眼珠上方露白，眼球突出，上眼睑挛缩，两眼看近物向内侧聚合不良，很少眨眼，炯炯有神，且带有惊愕的表情。

3. 黏液性水肿

为甲状腺分泌激素过少所致，患者面色苍白或蜡黄，颜面水肿，眼睑松弛，头发稀疏，眉毛减少，表情迟钝而冷淡，少言寡语。

4. 二尖瓣面容

二尖瓣在左心房和左心室之间，有些风湿性心脏病患者可引起二尖瓣狭窄。由于二尖瓣狭窄引起肺部瘀血，患者面颊部小血管通过迷走神经反射性扩张，于是出现面颊紫红、口唇发绀。这种面部表现被称为“二尖瓣面容”。

5. 肢端肥大症面容

主要表现头颅增大，额部皱纹多，面部变长，皮肤粗厚，两侧眶缘突出，两睑增厚，两颧部隆起，两耳肥大，鼻宽长大。乃因成年人发生脑垂体瘤，瘤细胞分泌过多生长激素所致。古人有将五岳比之于面部，将额部、鼻子、下巴及两颧，也称为“五岳”。史书上形容明太祖朱元璋的面相是“五岳朝天”，即面部这五处尤见突出肥大。如果将朱元璋的“五岳朝天”面容扩展开，就可以导出一种疾病面容，即肢端肥大症面容。也就是说，朱元璋可能患有肢端肥大症。

6. 满月面容

乃皮质醇增多症的特殊面容，因肾上腺皮质功能亢进症或由于服用过量的糖皮质激素所致。患者脸面红润胖圆，犹如满月，常有痤疮，毛发增多（女性有胡须），同时脱发，而颈背肥厚。

7. 克汀病面容

乃地方性克汀病（亦称呆小病）的特殊面容，因孕妇缺碘致胎儿生长发育障碍，病儿发育差，面容愚笨，反应迟钝，头大，鼻梁下陷，两眉间短宽，舌厚而大，常外伸，流涎。

8. 苦笑面容

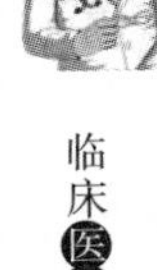

为破伤风的特殊面容，患者外伤数日后即出现头向后伸，四肢抽搐，牙关紧闭，面肌痉挛，状如苦笑，故称苦笑面容。

9. 面具面容

为震颤麻痹（又称帕金森综合征）患者由于肌张力增强而构成的特有面容，由于表情肌活动受抑制，面容呆板，不眨眼，双目凝视，无表情，如面具状，形成所谓“面具脸”。本病由于兼有肢体震颤，全身强硬，头部前倾和慌张步态等，故俗称为“抖抖病”，世界拳王阿里就患帕金森综合征，他的面部肌肉僵硬，无表情，呈面具面容，大家也许还记得他在1996年为亚特兰大奥运会点燃了圣火时的面容、表情和动作。

10. 伤寒面容

乃伤寒病的毒血症的临床表现之一。观察患者面部，其表情淡漠，反应迟钝，对周围呈无欲状。见于伤寒病极期，是伤寒杆菌内毒素作用于神经系统所致。

11. 肺结核面容

表现为面色苍白，颊红如胭脂，消瘦。此面容多见于肺结核活动期，往往与午后潮热（每到下午即有发热）同时出现。

12. 面瘫面容

面瘫最易通过自己照镜子或别人发现，其中最明显的便是口角歪向一边。但是，出现面瘫有两种可能，一种是病情严重、可危及生命的脑卒中；另一种是病情不重、不会危及生命的周围性面神经麻痹，两种面瘫仔细观察则有不同之处——脑卒中患者的中枢性面瘫，只累及病变对侧的下半部面肌，而不影响上半部面肌，故只有鼻唇沟变浅，露齿时口角下垂，不能吹口哨等，但可以皱额、蹙眉、闭眼；而面神经炎引起的周围性面瘫，则是累及同侧的所有面肌，患者除出现口角㖞斜、鼻唇沟变浅等下半部面肌瘫痪的表现外，还有同侧额纹变浅，不能皱额、蹙眉、闭眼等上半部面肌瘫痪的体征。

13. 病危面容

病危面容又称“垂危面容”或“希波克拉底面容”，乃世界医学之父希波克拉底首先发现垂危患者会呈现这种面容。其表现为面色苍白或呈铅灰色，目光暗淡，眼周塌陷，鼻骨峭耸，表情忧虑，额部有冷汗。常见于大出血、严重休克、脱水及急性腹膜炎等病患者。

14. 醉酒样面容

醉酒样面容又称“三红”体征，是流行性出血热发热期的主要体征之一。乃由于流行性出血热病毒的毒素和抗原抗体复合物作用于血管壁所引起的毛细血管中毒现象。观察患者面部、颈部和上胸部，可见显著潮红充血，颇似醉酒样面貌。此种面容对流行性出血热的诊断有重要价值。

15. 马方面容

此乃马方综合征的特征性面部表现。多数患者仅表现为面颊瘦长。比较严重和典型的马方面容乃患者面部呈长方头畸形，面狭长，两眼斜视，两睑及眼球震颤，两眼晶状体呈对称性向上方脱位等面部特征和身材高、四肢长、心血管损害等表现。马方综合征最特征性体征为“蜘蛛状指”，即十个手指纤细修长如蜘蛛爪样，其最危险的病变为主动脉瘤，往往因主动脉瘤破裂而猝死。

No.14　观步察病，“步步惊心”

提起步态，我们都很欣赏每天早上在天安门升旗的“国旗班”战士们的飒爽英姿和矫健步伐，他们的步态展现出庄严国威。我们也很欣赏时装模特在T台上摇曳生姿、仪态万方的猫步，她们的步态展示出诱人的魅力。然而，我们日常走路却不能采用这样的步态。

正常成人走路的步态应按照生理活动的规律而进行，是平稳、协调、有节律的两腿交替进行。步态是经过学习而获得的，因此，它具有个体特性。正常步态必须完成三个过程：支持体重，单腿支撑，摆动腿迈步。有些人的走姿特别端正严谨，在步行时每步的距离都大致相同，据说地质学家李四光每步跨度是0.85米远，他是受大学课堂上一老师的无意的讲说启发的，从而能在荒郊野岭迅速判断距离与方向。

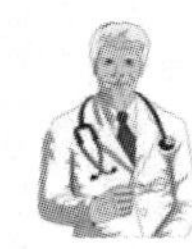

俗话说："坐有坐像，站有站像"，那么，行也有行像。行像就是走姿，每个人的走姿并非千遍一律的，但是，其肢体的动作都应当符合生理要求。要想知道自己走路的姿势是否正确，最简单的一个办法，只要看看鞋跟就知道了，很多人的鞋跟都有不同程度的磨损，这些就提示你平时走路的着力点正确与否。正确的步行，鞋底的磨损是平均的，而不是分布不均的。如果你的鞋底磨损不平均，那就说明你的走姿不正确。

步态主要靠骨骼的结构和各部分肌肉的紧张度来保持，而神经系统功能起着相当重要的作用。如果大脑或局部神经、肌肉、关节等有病变时，常可出现各种各样的特殊步态，而特殊步态往往是某种疾病的标志。过去曾有艺人编了一则笑话，说是"八仙 "中的铁拐李有三个徒弟，铁拐李教他们走路，由于没有拐杖，于是大徒弟走路画圈，二徒弟走路是脚尖点地，三徒弟是后脚拖地。一次，铁拐李把他们带到沙滩上检查他们的步子练得如何。大徒弟先行，他在沙地上画了一个个的圈，并对铁拐李说："师傅，您看我走路还会写字呢！"二徒弟跟在后面走，在每个圈里加上一个点，也对铁拐李说："师傅，大师兄写的字还差一点，您看我给他补上！"最后是三徒弟拖着后脚把沙地上的圈和点都拖没了，他对铁拐李说："师傅，他们写得都不对，所以我把它擦了……"

世界著名喜剧大师卓别林，则是以"鸭子步态"来展示他的喜剧效果的。看过卓别林主演的电影如《摩登时代》《城市之光》等影片，都会看到卓别林特征性的形象和动作——鼻子下一撮小胡子，黑礼帽、黑皮鞋，外八字脚（鸭子步态），于是皮鞋也是外八字形。卓别林走起路来就像鸭子走路那样左右摇晃。

这里"转播"一则描绘这些步态的顺口溜：

走路若画圈，定是有偏瘫。

走路似醉酒，小脑疾病有。

走路碎步冲，患有帕金森。

走路如鸭步，肌病靠得住。

走路像剪刀，病变在大脑。

下面就按这则顺口溜的次序分别作一简述，并一起谈谈一些其他常见的特殊步态。

1. 划圈步态

表现：行走时先将下肢外展而后内收，故行走时足外甩，划半圆，故又称为“圆规步态”。

病症：此为偏瘫患者行走时的步伐状态。见于脑卒中恢复期或其后遗症。

2. 醉酒步态

表现：行走时摇晃不稳，左右倾斜，步态紊乱，不能走直线，似醉酒状。

病症：常见于小脑疾病（如小脑脓肿、肿瘤）和迷路炎等。

3. 慌张步态

表现：患者全身肌肉张力增高，躯干倾向前方，跨步小心，起步动作慢，移步间隔短少，步态不稳，身体欲向前方跌倒。患者想平衡其身体，结果造成快速行走，走路呈碎步冲，而行走时越走越快，难于立即止步。

病症：见于锥体外系有病变者，如帕金森病（即震颤性麻痹）。

4. 鸭子步态

表现：走路时身体左右摇摆，即两足距离很宽，躯干左右摇晃，腹部前凸，上楼梯要一脚先上去，另一脚再提上去，而且很费力。

病症：常见于佝偻病、大骨关节病、进行性肌营养不良等。

5. 剪式步态

表现：患者行走时，两膝相碰，两小腿交叉呈剪刀状，步幅小，常用足尖踏地而行。

病症：此步态常见于脑性瘫痪和截瘫患者。由于两下肢肌肉张力增高，尤以伸肌及内收肌群受累较明显之故。

6. 跨阈步态

表现：此种步态为下垂足的步态。走路时，患腿高抬，而患足下垂，足尖离地前，先将膝关节、髋关节屈曲，使腿抬得过高，跨步小，并使足尖擦地而行。

病症：常见于腓总神经麻痹、坐骨神经麻痹或多发性神经炎（维生素 B_1 缺乏症）的患者。

7. 共济失调步态

表现：患者呈现一种不稳定、不协调的走路姿势——两脚间距宽、脚跟先着地而后脚尖着地的双拍式步态。起步抬脚过高，骤然垂落，且双目向下注视，两脚间距很宽，以防身体倾斜。闭目时则不能保持平衡。

病症：所谓“共济”，是指神经、肌肉、关节各部分动作的协调。此种步态常见于脊髓痨患者。

8. 间歇性跛行

表现：开始步行无症状，行至一定距离可出现下肢麻木、无力、酸痛，难于继续行走，休息一会则症状缓解而可以重新起步行走，但再步行一阵又会出现上述症状，于是走走歇歇，故名。

病症：此步态不是脑—神经系统的病变所引起，而系血栓闭塞性脉管炎的一种特征性表现。乃因行走稍久后，患肢发生缺血之故。检查可发现其足背动脉搏动消失。此外，由于中央型椎间盘脱出或椎管狭窄症，使马尾神经受压及血运障碍，亦可引起下肢运动后无力及不能行走，称为“马尾性间歇性跛行”，但其足背动脉搏动存在。

除了上述八种常见的特殊步态之外，还有两种“跛行”也较为常见。其一是保护性跛行：走路时，患侧足刚一点地则健侧足就赶快起步前移；健足触地时间长，患足点地时间短；患腿迈步小，健腿跨步大；患腿负重小，健腿负重大。这种保护性患足点地跛行，多见下肢受伤者。其二是拖腿性跛行：走路时，健腿在前面，患腿拖后，患肢前足着地，足跟提起表现为拖腿蹭地跛行。可见于儿童急性髋关节扭伤、早期髋关节结核或髋关节骨膜炎等。

还有其他一些疾病的特殊步态就不一一列举了。医生往往能根据步态做出初步诊断而做进一步的检查。“观步察病”，也是医生“视诊”的一项重要内容。某些特殊的步态能为临床提供很有价值的诊断线索。有句俗话说：“先让病人走一走，便知病情七八九。”这不是无稽之谈，而系“有稽之谈”。所以，观步察病，需“步步经心”，发现情况往往就是“步步惊心”了。对有特殊步态标志的某种疾病而言，真可说是“举足轻重”呢。

No.15 远方来客的水土不服

有不少从外地刚入学的大学新生，在家乡时身体倍儿棒，胃肠也好，可到了外地的大学却莫名其妙地“闹肚子”；有的人首次到外地打工，初到异乡却不明原因地出现头昏和食欲减退；有些南迁的北方人，来到东南沿海却会脚丫子发痒起水疱；有的人外出旅游会无缘无故地发生腹泻。这些现象往往出乎他们意料之外，而且，这些症状也跟相应的疾病有所不同，他们便以为得了什么怪病。其实，这就是自古以来人们已经注意到的病症——水土不服。

我们常常遇到这样的场面——远方来客初来乍到，往往会被人问：“有没有水土不服？”这话，用科学术语来说，就是水土适应，即人的某些生理功能能否调整到与其所处气候环境相适应的最佳状态。一个久居祖籍的人，往往适应了故乡的生存环境和生活习俗。如美洲安第斯山的土著人，世世代代生活在低氧、低气压的地方，他们的肺活量比平地居民大，血中携带氧气的红细胞和血红蛋白也比平地居民多；在我国，东北人和西北人的耐寒能力比东南沿海的人要强，北方人的耐热能力却比南方人要差。这些，都是长期生活、久经锻炼的结果。身在故土，倍感舒适。当因旅游、迁徙、打工、求学等出远门，离开故土来到他乡时，常因一时不能适应异地的气候、生活环境和饮食习惯，发生暂时的身体不适或疾病，这就是人们常说的水土不服。

水土不服不是一种病，而是一种综合征。其病程虽短，但有时也会伤身误事。1998年，第13届亚运会在曼谷举行，我国田径选手多数来自北方，对泰国的湿热气候和生活环境极不适应，不少选手频频腹泻。于是，一上场就力不从心，只好眼睁睁看着金牌被对手捡走。

他乡水土为何“欺生”呢？水土不服主要表现为胃肠不适、纳差、吐泻、易着凉、精神不振、失眠等，这是远方来客对他乡水土不适应之故。主要原因有五。

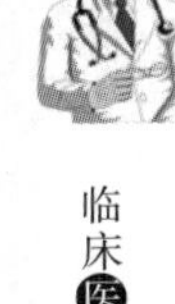

1. 水土性质

各地的水土因含矿物质和微量元素的不同，水质、土质便有差异。如水中含钙、镁离子多，为硬水，少则为软水。不经常出远门的人，一旦到了异地，饮用了超出原地限度的过低或过高硬度的水，就会引起胃肠功能紊乱，发生食欲不振或吐泻。抗日战争时期，有一所学校迁往昆明，到了昆明不少师生出现吐泻等消化道症状，后经检测原来是当地的水含镁离子多之故。各地的土质影响当地的粮食、蔬果、畜产品等，这些食物又可对人体产生影响，如微量元素锌与食欲有关，若原地土质含锌丰富，到了缺锌的异地，便会出现食欲减退现象。

2. 气候与地理环境

气候（主要是温、湿度）和日照、风雨等状况，以及海拔高度等，都可使远方来客不能适应。驻守海岛的士兵，常被海岛的湿气所困扰；从平原去西藏的经商者，往往都会出现高原反应。到庐山旅游，有的人往往发生腹泻，经检测，原来庐山夏季多雨，云雾缭绕，寒气逼人，在那种环境下，有的人就易患胃肠型感冒而引起腹泻。

3. 饮食习惯

不同地区的人所食用的主食品种会有不同，不同品种的食物在人体内的消化过程各不一样。各地区主食所含营养素的比例和所含杂质不同，所以，体内的消化酶对本土的主食就能充分发挥消化功能，对异地主食的消化功能就差。如素以大米为主食的南方人，体内的消化酶已充分适应消化谷类食物，而对玉米、高粱或面食的消化功能就不佳。若突然改以玉米类为主食，体内消化酶一时难以适应，于是消化功能下降，致使吃下去的食物不能被消化酶完全消化，滞留在消化道内发酵，产酸产气，引起腹胀、肠痉挛或腹痛、腹泻等症状。

4. 异地过敏（体质因素）

有些过敏体质的人，久住一个地方，突然迁往新的住地，就会由于生物性或化学性的致敏因素而患病，这叫异地过敏。过敏者大都会在脚上、小腿上起一些小疙瘩或水疱，且奇痒。有时不注意抓破了，还会引起感染。

5. 菌群失调

在正常情况下，人们的皮肤、黏膜以及与外界相通的腔道，都有细菌、真菌等微生物存在，这些菌群互相依赖，互相制约，彼此和平共处，相安无事，维持着人体与外界的平衡，这些菌群对人体不仅无害，反而有益。肠道的正常菌群，在机体的食物消化过程中不仅起着重要的促进作用，而且对危害人体健康的致病菌有着强大的抑制作用，可以有效地抑制它们的生长繁殖，这对人体来说，是非常重要的，在医学上被称为生态平衡。

当人们出远门时，不同的生活环境使正常菌群的生活环境发生了变化，机体各部的正常菌群在种类、数量、毒力等方面都会发生变化，有些平时（在家乡或定居所在地）与机体共存的致病菌由于得不到制约，就会使人得病；而那些平时正常提供营养物质、帮助消化吸收的细菌也会受到抑制而减少，从而出现“不服水土”的症状，用医学术语来说，就是肠道菌群失调症。肠道的菌群失调往往比较明显，于是便发生厌食、呕吐、腹胀、腹痛，甚至腹泻不止等水土不服的症状。

那么，如何防治呢？我国古代很重视水土不服的预防，外出到异地他乡，往往带上一把故乡土，到异地煮水饮用，以避免水土不服现象。其实，真正有效的预防办法，是加强身体锻炼，提高机体对外界的适应能力；平时不挑食，不偏食。出门在外注意饮食和饮水卫生。初到异地，要根据天气增减衣服，做到饮食有节，起居有度，生活有序。如此，往往可避免水土不服的发生。经过一段时间，水土不服现象就会消失。因此，轻症者不需特殊治疗，注意休息，调整生活节奏便可以了。有感冒症状者，可服用抗感冒的西药或中成药；腹泻者可用黄连素、藿香正气丸或保济丸；腿足疮疹可局部搽药，并服用抗过敏药。症状较重者须到医院诊治。民间有一治水土不服的验方可一试：取生姜 3 ~ 5 片，用米醋浸泡一夜，次日取出，酌加红糖、茶叶；沸水冲泡，闷盖 5 分钟后频频饮服。

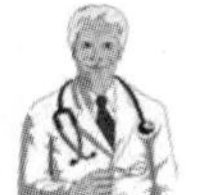

No.16 妇女怀孕为何叫作“身怀六甲”？

“六甲”本是纪年单位，时序空间的代号，但随着道教的发展，渐渐将之神化，不但各有神职，亦各有神称。“六甲”皆属阳，有阳不能无阴，因此，由“六甲”自然引出“六丁”。所谓“六丁”指的是：丁卯、丁丑、丁亥、丁酉、丁未、丁巳，它们也有相应的神称。据说“六丁”“六甲”为天帝役使，能“行风雷，制鬼神”。道士可用符箓召请之。

一种说法为“身怀六甲”可能是房中术和道教发展起来以后，人们求子说的祝福之语，类似中国人观念中常有的“生个男娃”或“生儿子”好传宗接代之类，希望怀个男婴。随着社会的发展及语言的演变，这类“专指”就慢慢演变成“泛指”，怀孕也就通称为“身怀六甲”了。

另一种说法为《隋书·经籍志三》中的《六甲贯胎书》，谓妇女身怀胎儿。传说中甲子、甲寅、甲辰、甲午、甲申、甲戌六个甲日，是上天创造万物的日子，也是妇女最易受孕的日子。故称女子怀孕为身怀六甲。

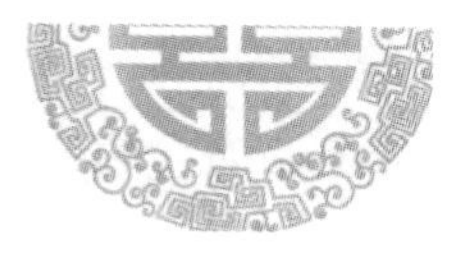

第十集　病名选释

No.1　“感冒”一名来自官场

医学同道们也许都已经发现，现代的医学专业书籍已经没有把“感冒”当作一个疾病名称，而是把它归列到“上呼吸道感染”中。感冒（普通感冒）的英文为 common cold，cold 是寒冷、着凉的意思，相当汉语的“伤风”。其实将“感冒”当作病名，并非医学专家或医学界取的名称；翻遍中医经典，均无“感冒”一词。说来会令人感到意外，该病名的直接源头不在医家，却在官场。

南宋年间，馆阁（中央级学术机构）设有轮流值班制度，每晚安排一名阁员值宿。当时值班阁员开溜成风，开溜的名堂，代代阁员约定俗成，在值班登记簿上均写为“肠肚不安”。一位名叫陈鹄的太学生，硬被拉去馆阁值宿。他开溜时，偏不循例照写“肠肚不安”，却标新立异大书“感风”二字。

陈鹄之所以发明出“感风”这个新奇用语，自有客观原因。在很长时期内，中医对病因的表述都不规范明晰。南宋医学理论家陈无择首次把引致百病的病因区分为外因、内因、不内外因三大类；就外因而论，又区分为六淫，即风、寒、暑、湿、燥、火六种反常气候变化。陈鹄对他的同时代人陈无择尚未获得宣扬的新学说显然已有了解，故而在开溜时能够卖弄小聪明，随手借来六淫之首“风”，并前缀以“感”——感者，受也。陈鹄所创先例，为其后数世官场不时因袭，迨至清代，却发生突破性形变。

却说清代官员办毕公事请假休息，例称请“感冒假”。“冒”——透出也。“感冒假”作为一个意义总体，可作如是阐释：本官在为该公务操劳之际，已感外淫，隐病而坚持至今，症状终于爆发出面！故而不得不请假将养。

No.2　动物特征之病症

人类的疾病或病症，有不少是以动物器官、动作、气味等特征来命名的，这些病症因颇为形象而易为患者记忆和识别，它们几乎涉及临床各科，因此说医院也是另类的“动物世界”了。如蜘蛛痣在肝病常见（内科）；驼背（骨科）；蜂窝组织炎（外科）；虎牙（口腔科）；蝴蝶斑（妇科）；熊猫眼征（脑外科）；飞蚊症（眼科）；兔唇（整形科）；羊癫疯（神经科）；狼疮（皮肤科）；水牛背（内分泌科）；蝉鸣性耳聋（耳鼻咽喉科）；猫叫综合征（儿科）等。按十二生肖的12种动物命名的病症也有其代表，如①子·鼠（关节鼠）；②丑·牛（牛皮癣）；③寅·虎（虎牙）；④卯·兔（兔唇）；⑤辰·龙（缠腰龙）；⑥巳·蛇（海蛇头征）；⑦午·马（马蹄足）；⑧未·羊（羊癫疯）；⑨申·猴（刺猴即单纯的扁平疣）；⑩酉·鸡（鸡眼）；⑪戌·狗（犬吠咳）；⑫亥·猪（猪头皮）。

兹介绍32种以动物形象特征命名的病症或疾病。①鸡：鸡眼、鸡胸。②鸭：鸭步（鸭行步态）。③鹅：鹅口疮。④狗：犬吠咳。⑤猪：猪头皮。⑥老鼠：关节鼠。⑦兔子：兔唇、兔眼。⑧猴：刺猴、猴痘。⑨龙：缠腰龙（带状疱疹）。⑩老鹰：鹰爪手。⑪鱼：金鱼眼、鱼鳞病、鲤鱼嘴。⑫青蛙：蛙腹、蛙形腿、蛙形鼻。⑬蛇：蛇皮病（即鱼鳞病）、海蛇头征。⑭乌龟：龟背（强直性脊柱炎的俗称）。⑮牛：牛皮癣、水牛背。⑯马：马蹄足。⑰骆驼：驼背。⑱狐狸：狐臭。⑲狼：狼疮、狼咽（腭裂，常与唇裂并发）。⑳老虎：虎牙。㉑大象：象皮腿。㉒熊猫：熊猫眼、熊猫眼征。㉓麻雀：雀斑（面部斑点状色素沉着，似麻雀的羽毛颜色）。㉔蝴蝶：蝴蝶斑（即女性的黄褐斑，状似蝴蝶）。㉕蜜蜂：蜂窝组织炎。㉖蜘蛛：蜘蛛痣。㉗蚊子：飞蚊症（老年人常出现眼前小黑点飞舞）。㉘猫：猫叫综合征（患者第 5 号染色体短臂缺失，婴儿时有猫叫样啼哭而得名）。㉙羊：羊癫疯（癫痫，发作时似羊叫）。㉚蝉：蝉鸣性耳聋。㉛蚂蚁：蚁走感（末梢神经炎可致皮肤有蚂蚁爬行的痒感）。㉜蚯蚓：蚯蚓腿（即下肢静脉曲张）。

下面介绍部分常见动物特征之病症。

1. 鸭步

鸭行步态（简称鸭步）是严重性假肥大型营养不良症的一种症状表现。患者两足撇开，步行缓慢摇摆，呈特殊的鸭行步态。

2. 鹅口疮

为白色念珠菌感染所致的口炎。多见于新生儿、营养不良、腹泻、长期使用广谱抗生素或激素的患儿。鹅口疮是以口腔白屑为特征的一种常见疾病，因口腔布满白屑如鹅口，故名。又因其白如雪片，故又称“雪口”。

3. 犬吠咳

犬吠样咳嗽，咳嗽声音如犬吠，多见于会厌、喉头疾患或气管受压。常见于急性会厌炎、小儿急性喉炎。

4. 猪头皮

流行性腮腺炎（痄腮）在南方俗称为“猪头皮”，患儿腮帮子会红、肿、热、痛，像猪头皮一样，所以又名“猪头皮”。

5. 关节鼠

关节内游离体是由于关节外伤或某些特殊病变，造成关节软骨、骨质和其他组织的碎片脱落而积留于关节内所致。因游离体可因关节活动而改变其在关节腔内的位置，犹如老鼠一样在关节内窜动，故关节内游离体又被称为“关节鼠”。以膝关节最多见。

6. 鹰爪手

其特点为手干瘦尖细，手指关节弯曲固定好似鹰爪，见于尺神经或正中神经损伤、脊髓空洞症、进行性肌营养不良、麻风病等。

7. 金鱼眼

眼球向外突出谓“金鱼眼”，俗称“大泡眼”。形容眼睛出现水肿或眼睛本身就很大。其成因可能是遗传（家族遗传）或甲亢。另外，带度数

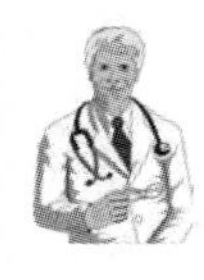

很高的眼镜，长时间不摘，慢慢的眼睛会突出，俗称“金鱼眼”。

8. 兔眼

眼睑闭合不全是指上下眼睑不能完全闭合致使眼球暴露，俗称“兔眼”。兔眼可见于先天性上、下眼睑过短或缺损，各种原因所引起的睑外翻或角膜葡萄肿、“牛眼”、眼眶占位性病变、甲状腺功能亢进及眼眶蜂窝组织炎等所致的眼球突出患者，也可发生于全身麻醉或重度昏迷时。轻者在用力闭眼时眼睑可闭合，但睡眠时不能闭合；较重者因下方球结膜及角膜经常暴露，可产生炎症和干燥，并发生兔眼性角膜炎，继发感染可致角膜溃疡而失明。

9. 熊猫眼

黑眼圈的别称“熊猫眼”，是由于经常熬夜，情绪不稳定，眼部疲劳，衰老，静脉血管血流速度过于缓慢，眼部皮肤红血球细胞供氧不足，静脉血管中二氧化碳及代谢废物积累过多，形成慢性缺氧，血液较暗并形成滞流以及造成眼部色素沉着。

10. 熊猫眼征

乃系颅前窝骨折，常累及额骨眶板和筛骨，引起的出血经前鼻孔流出，或流进眶内，眶周皮下及球结膜下形成瘀血斑，称之“熊猫眼征”。

11. 蛙形鼻

鼻息肉患者如病史长，息肉体积大，可引起鼻外形改变。鼻梁增宽扁平，两侧鼻背隆起，外形像青蛙，即所谓“蛙形鼻”。

12. 蛙形腿

蛙形腿是一种臀部软组织挛缩症的俗称。因患该病的人走路呈“外八字”，腿的外观像蛙类的腿形，故俗称为“蛙形腿”。

目前，该病的起因尚不明确。一般认为有如下 5 个因素：①患者自幼长期肌内注射史及使用刺激性药物。②臀部感染、难产髋关节脱位、臀部手术及外伤。③臀筋膜间室综合征。④患者与正常同龄人相比血清中 IgA 增高，红细胞 C3b 受体及免疫复合物降低。⑤基因与遗传。

13. 蛙腹

当腹腔内大量积液，仰卧位时液体因重力作用下沉于腹腔两侧，致腹部外形宽而扁，称为“蛙腹”。（坐位或侧卧时下腹部明显膨出。大量腹水致腹压增高时，腹膨隆呈球形，并可使脐部突出）

14. 海蛇头征

是由于肝硬化患者后期，腹部静脉曲张导致曲张的静脉从肚脐放射状分布，称为“海蛇头征”。

15. 水牛背

因吃激素的副作用而造成，颈后部突出，背部肌肉明显凸起，呈半月形，有点像驼背患者的背部，因长期服用激素还造成体重增加。

16. 驼背

驼背是一种较为常见的脊柱变形，是胸椎后突所引起的形态改变。主要是由于背部肌肉薄弱、松弛无力所致，因似骆驼的脊背（驼峰），故称“驼背”。驼背俗称为“驼子”“罗锅”“罗锅腰”。驼背之所以俗称为“罗锅”，乃因驼背就像背着一个锅子一样。

最著名的驼背患者是驼背状元刘墉。刘墉（1719—1804）是清代书画家、政治家。乾隆十六年（1751）进士，刘统勋之子。官至内阁大学士，为官清廉，有乃父刘统勋之风。刘墉是乾隆十六年的进士，做过吏部尚书，体仁阁大学士。相传刘墉有驼背，所以他在民间有个外号叫作“刘罗锅”。

17. 马蹄足

马蹄足又称“垂足”“尖足”。患者站立时以足尖着地，而足跟悬空，形如马蹄。此征可见于先天性畸形、脊柱裂、脊髓灰质炎后遗症等。

18. 象皮腿

下肢淋巴水肿是淋巴液回流障碍，使淋巴液在皮下组织积聚而引起纤维增生、脂肪硬化，后期肢体肿胀，而且皮肤增厚、粗糙、坚如象皮，故又称“象皮腿”。国内最常见的是丝虫病性淋巴水肿及链球菌感染性淋巴水肿。

19. 蜂窝组织炎

蜂窝组织炎简单地说就是一种皮肤伤口的细菌感染，当细菌感染已经侵犯到皮肤皮下脂肪层，因为皮下脂肪本身的排列方式就有点像蜂窝，所以这类炎症又称为蜂窝组织炎。

20. 蝴蝶斑

黄褐斑俗称“蝴蝶斑”“肝斑”或者“妊娠斑”。主要发生在面部，以颧部、颊部、鼻、前额、颏部为主。黄褐斑多为边界不清楚的褐色或黑色的斑片，多为对称性。黄褐斑的出现多数与内分泌有关，尤其是和女性的雌激素水平有关，月经不调、妊娠、服避孕药或肝功能不好以及慢性肾病都可能出现黄褐斑。黄褐斑与膳食也有着密切联系。

No.3 “风满杏林”风险不同

有患者问:“伤风和破伤风只是一字之差,是否同一类病?”我告诉他:“伤风和破伤风都带‘风’字，但两者却是风马牛不相及的疾病。伤风是普通感冒的俗称，是上呼吸道的病毒性感染；而破伤风则是由于外伤致破伤风梭菌侵入伤口，其外毒素引起以全身强直性肌肉痉挛（抽风）为特点的疾病。破伤风应念作‘破伤’→‘风’，因此说，伤风破伤风，此‘风’非彼‘风’。”

1. 科别不同，“风”满杏林

在我国,杏林是医药界的统称。大家也许会发现,中医和西医的病名(或症状)，有众多带有“风”字，诸如卒中（脑卒中俗称“脑中风”）、伤风、破伤风、痛风、麻风、白癜风、紫癜风、鹅掌风、急惊风、漏肩风、鹤膝风、喉风（锁喉风）、产后风、上马风（性猝死）、风湿、类风湿、风疹、风团（风疹块）等。这里就涵盖了内科、外科、小儿科、皮肤科、耳鼻咽喉科、妇产科、男科等范畴。可见各科患者中，有不少是患了带“风”字的疾病，这就堪称“科别不同，‘风’满杏林”了。

2. 病名带“风”，含义不同

不同类别、科别的疾病名称都沾上“风”字，颇具中国特色。中医遣“风”字作为病名或某些病症的俗称甚多，有的也被西医沿用。归纳起来有 5 种情况和含义。

1）因风邪致病而得名。

中医的病因学中强调“六淫”（风寒暑湿燥火）致病，而“风”乃“六淫”之首，且认为“风为百病之长”，因此不少“风”字号之病皆归咎于“风邪”侵袭所致。这里说的“风邪”并非单指气象中的寒风，而主要是风毒之邪。伤风、漏肩风（肩周炎）和产后风（产后体虚风寒侵袭致怕冷等）则属于感受风寒而致病。伤风（感冒）乃“着凉”引起，感冒的英文为 cold，意译为“冷”，中西医的见解不谋而合。“六淫”常兼邪致病，如风 + 湿，则与风湿、类风湿的取名有关。西医对这两病的病因尚未阐明，但这两病的关节疼痛会在阴雨天加重，则说明与风 + 湿的关系。风邪善行，故为风湿性关节炎之游走性关节痛做了注解。

破伤风病名首见于宋代《太平圣惠方》：“身体强直，口噤不能开，四肢颤抖，骨体疼痛，面目喎斜，此皆损伤之处中于风邪，故名破伤风。”是指先有破伤，风毒之邪由创口侵入而引起惊风的一种疾病。我国西医亦称为破伤风，那么西医为何沿用破伤风之名呢？那是国外称破伤风为 tetanus，意译为强直性肌肉痉挛，跟我国说的“抽风”之含义大致相同。因此，取“破伤”而致“抽风”的意思倒也相当恰切。

“脑中风”（脑卒中）的“中”为打击之意，“风”善行而数变，又如暴风疾至，古人将此类疾病症状与所观察的自然现象联系起来，用比喻的方法将此疾病命名为“中风”。“脑中风”的学名为“卒中”，“卒”，通“猝”，读为猝（cù，促）音。猝然、突然、急暴之义；“中”，音（zhòng），被击打、受伤害之义。西医认为卒中乃系脑血管破裂出血或脑血管被堵塞使脑实质缺血所致，因此把它称为急性脑血管病。由于此病发病急骤，好像灾祸骤然降临，故又称其为脑血管意外。

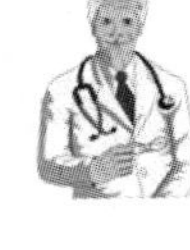

2）因症状来去如一阵风而得名。

有些疾病的症状来得快走得快，俨如一阵风，故以“风”命名。如痛风往往在夜间发作及至天亮就告缓解。再如风疹，由于其疹子来得快，去得也快，故得“风疹”之名。荨麻疹的疹块也是来去匆匆。因此，便俗称为“风疹块”或“风疹团”。

3）因病症游移似风而得名。

白癜风和紫癜风，乃因“脱色”的白斑或“着色”的紫斑之出现部位游移不定而授予“风”字。白癜风是一种后天因皮肤色素脱失而发生局限性白色斑片状皮肤病，全身任何部位的皮肤均可发生。在我国古代称这种病为“白癜”，又因其发病“居无定处”，“风”行到哪个部位哪个部位发白，故此命名白癜风。紫癜风现代医学称为紫癜，有过敏性紫癜和血小板减少性紫癜，其紫色斑块也如白癜风那样，“风”行到哪个部位哪个部位就出现紫色斑块，故也得“风”名。

4）因病情急重并可致命而得名。

病情危重或可致命者也有以“风”命名者，如小儿惊厥和性生活中之猝死，皆以“风”取名。小儿惊厥乃危重急症，故称为“惊风”；其临床以抽搐、昏迷为主要症状。通常由于急性病（特别是急性热病）引起的惊厥称为“急惊风”；由此而衍生出喉风等病名。当咽喉突然肿痛、喑哑、喉鸣、呼吸困难等，严重者可以致命，故中医则称其为“喉风”（锁喉风），相当于西医的小儿急性喉炎、白喉等病。性猝死发生在性交过程中者称为“上马风”。

5）因病种相类似而“挂靠”为“风”。

由于不少关节和皮肤疾病以“风”命名，于是，有些皮肤、关节的病症也就“傍”上了“风”字，如麻风（乃其表现为麻木性皮肤损害而得名）、鹅掌风（即手癣，因手掌粗糙开裂如鹅掌）、鹤膝风（膝关节结核性关节炎，患病的膝关节形状似仙鹤的膝盖）、痢后风（细菌性痢疾后的反应性关节炎）等。

No.4　西医病名索趣

很多人都知道西医病名有不少是从外文翻译过来的，多数是音译加意译。中医、西医病名的来历和确定也有不少有趣的轶闻，这些趣闻能够帮助人们了解某些疾病的来龙去脉。

1. 痛苦的"花花公子"——登革热

登革热是由音（登革）和意（热）两部分组成，其外文为dengue fever。登革（dengue）一词源自西班牙文，意为"装腔作势""娇态""女人气"。本病患者急性期因为肌肉关节疼痛，行走时给人以装模作样的架势，俨如豪门公子，英文dandy便是"花花公子""纨绔子弟"的意思，所以英文又称它为dandy fever（"公子热"）。其实，患者不是"装腔作势"，而是骨痛难忍而"步履维艰"，所以，它又叫作"断骨热"（breakbone fever）。据此，笔者戏称其为"痛苦的'花花公子'"。

2. 谬误的"瘴气"致病——疟疾

疟疾的病因古人皆怪罪于污浊的空气。我国古代将疟疾称为"瘴疠"或"瘴气"，这与外文称疟疾为malaria是相同的含义。malaria系意大利文，由mal－（不良的）加－aria（空气）构成此词。可见古代中外人士都不谋而合地得出错误的"共识"，认为引起疟疾之元凶是"不良的空气"——瘴气。直至1880年，法国的拉弗兰在疟疾患者的红细胞中发现了病原体——疟原虫，才打破了"瘴气"之说，解开了千年之谜。

那么，我国为什么又称它为疟疾呢？乃因本病有全身寒战、寒热交作、全身疼痛，实在是对人体"酷虐"的"凌虐"，故称为"疟疾"。明代有一位"幽默大师"名叫陈全，他是永乐四年丙戌（1406）进士第二人，以榜眼授翰林院编修。他曾经作了一首"疟疾词"，对疟疾的症状描述得十分形象。说是有一次，他患了疟疾，寒热交替，痛楚难忍。于是，他以亲身的感受作了一首《叨叨令》曰：

冷来时冷得冰凌上卧，

热来时热得蒸笼里坐；

疼时节疼得天灵盖破，
颤时节颤得牙关儿搓。
只被你害杀人也么哥，
只被你闷杀人也么哥，
真是寒来暑往人难过。

3. “百变”的歇斯底里——癔病

在社会学和政治学上，以往常常使用“歇斯底里”。诸如把热衷于战争的人称为“战争狂人”，也称为“战争歇斯底里”（war hysteria）。因为“歇斯底里”的表现是失去理智的精神失控的状态。我国称这种病为“癔病”，乃由精神刺激或不良暗示引起的一类神经精神障碍。大多发病突然，可出现感觉、运动和自主神经功能紊乱，或短暂的精神异常。患者具有鲜明的情感色彩，检查却不能发现相应的器质性改变。其表现形形色色，可出现众多疾病的症状，患者堪称“百病模仿秀”或“百变天后”。

癔病为什么称为“歇斯底里”（hysteria），乃因为绝大多数癔病患者是女性。hysteria 一词，源自 hystero，含“子宫”之意。在西方，医学之父希波克拉底当时就认为本病与子宫有关，是一种妇女独有的疾病，是由于性的过度刺激或压抑所致。中世纪时，西欧宗教迷信盛行，当时把本病患者看作魔鬼附体或女妖。后来 C·莱波伊斯指出本病的发病机制在脑而不在子宫，而且少数男性也可患此病。

4. “羊倌”的“高卢病”——梅毒

在美国作家德博拉·海登的《天才、狂人的梅毒之谜》一书中，记述了历史上的许多名人都曾经是梅毒患者：贝多芬、希特勒、舒伯特、舒曼、波特莱尔、亚伯拉罕·林肯、梵高、尼采、福楼拜、莫泊桑等。其实，他们都不是梅毒的代表人物，梅毒的代表人物和“形象大使”是一个名叫西菲利斯的“羊倌”。梅毒的英文名称为 syphilis（西菲利斯），源于拉丁语。据考最早以 syphilis 称谓梅毒是在 16 世纪的上半叶。1530 年，意大利维罗那的医生、天文学家、诗人弗莱卡斯特罗（Girolamo Fracastoro，1478—1553）发表了题为《西菲利斯：高卢病》的诗作。这首诗叙述道：一个名叫 Syphilus 的年轻牧羊人，侮辱了阿波罗神；神为了报复，让这个年轻人的肢体断落，让他的骨头、牙齿暴露直到腐烂，让他的呼吸发出臭气，而且不能发出声音。

弗莱卡斯特罗在诗中通过对这个名叫 Syphilus 的牧羊人所患病症的展示，描述了当时流行于意大利的性病——“高卢病”（即梅毒）。Syphilus 被后来的人们认为可能是第一位患此疾病的人，于是便把这种疾病叫作 syphilus，而 syphilis 作为首个梅毒病例，那就可以说他是梅毒的“首席代表”或者该病的“代言人”。1718 年，英语从拉丁语中借用了 syphilus，以 syphilis 用于通俗英语文献当中。疾病史上，syphilis 一词被广泛使用是在 18 世纪末期。

5. 致命的突然冲击——休克

大家都知道休克是病情处于危、急状态。汉字“危”“急”二字的部首都是一把“刀”，可见其严重性。“休克”一词是英语 shock 的音译，其含义是冲击、震惊之意，表示突然对患者的打击。

6. “狼咬”的面部“瘢痕”——狼疮

狼疮有寻常狼疮和红斑狼疮等，都是面部的皮肤损害，特别是红斑狼疮有严重的面部皮损，且以反复发作、病程长为特点。由于皮肤损伤类似恶狼咬伤后的瘢痕，故取“狼疮”为名。狼疮的外文为 lupus，它的拉丁文含义是“狼”的意思，英文中作为医学名词为“狼疮”，作为天文学名词为“天狼座”。

7. 鲜红的“猩血”皮疹——猩红热

猩红热是小儿常见的急性传染病，患儿有发热和出疹，全身到处都是红色疹子，类似猩猩的血色，故名猩红热。

8. 间歇的再起高热——回归热

1997 年香港回归，大家都熟悉“回归”一词。然而，医学上有一种传染病称为“回归热”，它是以热型和病状特点命名的。回归热（relapsing fever）初发期持续高热及出现有关症状一周左右，然后体温骤降，进入间歇期，一般间歇 9 天左右之后，症状复发、体温升高而进入复发期，复发期的表现与初发期相同，故称“回归热”。

9. 病因的存疑得名——Q 热

Q 热是 1935 年澳大利亚一学者在某地的肉类加工厂工人中发现一原因不明的发热病例。1937 年，他描述了在澳大利亚昆士兰地区流行的同样的无名热患者的临床表现，认为是一种新的疾病，称之为 Q 热（“Q”乃 query 第一个字母，即“疑问”之意）。随后便从患者血液中分离出病原体。同年，两学者证实该病原体为立克次体。

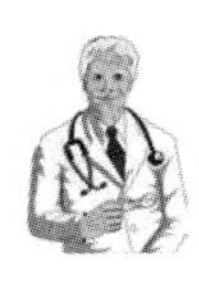

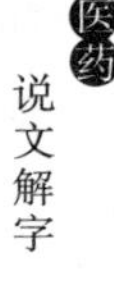

No.5 源于地名的病名

2014 年 2 月，致死率甚高的埃博拉出血热在西非几内亚爆发，并于 3 月扩散到利比亚，5 月扩散至塞拉利昂，7 月末扩散至尼日利亚。据 2014 年 10 月 26 日世界卫生组织最新公布的数据显示，当时全球埃博拉病毒感染者已经超过 1 万，其中有 4922 人因感染这种致命病毒而死亡。

关于埃博拉病毒及埃博拉出血热之名，究竟从何而来呢？“埃博拉”是扎伊尔（即现在的刚果民主共和国）北部的一条河流的名字。1976 年，一种不知名的病毒光顾这里，疯狂地虐杀埃博拉河沿岸 55 个村庄的百姓，致使生灵涂炭，有的家庭甚至无一幸免，“埃博拉病毒”也因此而得名。

与“埃博拉”相似，有一些疾病名称或俗称，是由于在该地首发或多发而得名，或最早发现的病例的籍贯属于某地之故。兹选介如下。

1. 地中海贫血

地中海贫血又称海洋性贫血，是一组遗传性小细胞性溶血性贫血，大多表现为慢性进行性溶血性贫血。本病大多婴儿时即发病，表现为贫血、虚弱、腹内结块、发育迟滞等，重型多生长发育不良，常在成年前死亡。轻型及中间型患者，一般可活至成年并能参加劳动。本病以地中海沿岸国家多见而得名。东南亚各国亦较多见，我国长江以南各省均有报道，以粤、桂、琼、川等省发病率较高。

2. 日本血吸虫病

血吸虫病最早在日本片山地区引起人们注意，当时便把这种病称为“片山病”。1904年日本学者桂田富士郎首先在猫体内发现血吸虫成虫，1909年藤浪与中村证明血吸虫由皮肤侵入体内，1912—1914年宫川、宫入、铃木等查明血吸虫生活史，遂定名为“日本住血吸虫病”。病名中的“住血”二字，表示“寄生在血液中”的意思。全称的意思是：日本首先发现的、寄生在血中的吸虫引起的疾病。（有的人误把血吸虫称为“吸血虫”，错！）

3. 埃及血吸虫病

埃及血吸虫是比尔哈兹（Bilhartz）于1851年在埃及开罗首先发现的，故称为埃及血吸虫病，此病又称为比尔哈兹病（Bilharziasis）。此病流行于非洲和中东，在非洲已有几千年的历史。埃及血吸虫寄生在膀胱与盆腔静脉丛，造成泌尿生殖器官病变，临床表现有尿急、尿频、终末血尿、膀胱刺激与尿路阻塞等症状。

4. 华支睾吸虫病

即肝吸虫病。肝吸虫病之所以称为“华支睾吸虫病”，那是该吸虫于1874年首次在印度加尔各答一位华侨的胆管内发现，故称为华支睾吸虫，此种吸虫的睾丸呈分支状，故其全称叫中华分支睾吸虫或华支睾吸虫。

5. 水俣病

水俣病是因食入被有机汞污染河水中的鱼、贝类所引起的以甲基汞为主的有机汞中毒，或是孕妇吃了被有机汞污染的海产品后引起婴儿患先天性水俣病，是有机汞侵入脑神经细胞而引起的一种综合性疾病。因1953年首先发现于日本熊本县水俣湾附近的渔村而得名，水俣病是慢性汞中毒的一种类型。

6. 克山病

克山病是一种原因未明的以心肌病变为主的疾病，亦称地方性心肌病，于1935年首先在我国黑龙江省克山县发现，由此得名。据资料调查，1980年急性克山病已基本消失。患者主要表现为急性和慢性心功能不全，心脏扩大，心律失常以及脑、肺和肾等脏器的栓塞。

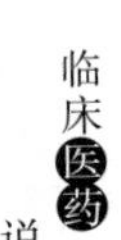

7. 莱姆病

莱姆病主要通过蜱叮咬传播，病原是一种新的疏螺旋体，它是1982年由美国科学家伯多弗发现的，故称为伯氏疏螺旋体。疾病初期常以慢性游走性红斑为特征。临床表现主要为皮肤、心脏、神经和关节等多系统、多脏器损害。1975年，本病成批地集中发生于美国康涅狄格州Lyme镇（莱姆镇）的儿童中，因而得名。

8. 德国麻疹

德国麻疹（Germany measles）并非只发生在德国，其实德国麻疹就是风疹，是一种急性病毒传染疾病。是由德国医师在1814年首次当作一个独立的疾病提出来的。

德国麻疹之命名起因于18世纪时德国医师derBergen诊断其他出疹子的疾病。1841年，英籍医师报道印度一所男童学校发生群体突发之风疹，亦称为德国麻疹。

9. “香港脚”

“香港脚”学名为足癣（我国民间称为“脚气”），通常是指皮肤受真菌感染的一种慢性传染性皮肤病。足癣之所以称为“香港脚”，乃是在鸦片战争时期英国对香港实行殖民统治时，这些大兵们住惯了干燥的环境，来到了潮湿闷热的香港，每个人的脚都长出很多细小的水疱，有些更红肿化脓，奇痒难当，这些大兵误认为是香港特有的疾病，遂误称它为“香港脚”（Hongkong foot）。后来国人因接受西方医学，又将其翻译成“香港脚”至今。在《英汉医学大辞典》中Hongkong foot的注解为：香港脚，发生于南中国足部感染性霉菌病。

10. “广东癌”

中国是鼻咽癌发病率最高的国家，而广东、广西、海南等地都是高发区，发病率比其他大部分国家、地区高，因此鼻咽癌有“广东癌”之称。

流行病学调查显示，鼻咽癌发病率具有明显的地域及种族差异，并存在家族高发倾向。在我国的珠江三角洲及西江流域最为高发。高发的原因与饮食习惯（高发区居民有相同的饮食习惯，喜食咸鱼、腌肉、腌菜等含亚硝酸盐特别高并含有一定量的亚硝胺及其多种化合物的食物）、生活环境（高发地区的空气、水源、食物含有较多的微量元素镍等化学物质）及病毒因素（EB 病毒因素也是鼻咽癌的一大诱因）有关。

虽然鼻咽癌在广东省的发病率如此之高，但也不用太担心，只要在饮食上多注意，多进行锻炼，每年进行一次全身体检，及早发现身体异常。

此外，尚有"新疆出血热"（克里米亚－刚果出血热，是由病毒引起、硬蜱传播的自然疫源性传染病，于 1965 年首先发现于我国新疆的巴楚地区）、诺沃克病毒性胃肠炎（此病毒最初发现于 1968 年美国俄亥俄州诺沃克镇某学校引起的暴发性胃肠炎）、落基山斑疹热（立克次体引起，由硬蜱传播的疾病，病原体最早是在落基山脉的几个州被发现）。

No.6　细说"日本住血吸虫病"

"绿水青山枉自多，华陀无奈小虫何。"这是毛主席的《七律·送瘟神》中的开头两句。那是 1958 年 7 月 1 日毛主席读报时，见江西余江县消灭了血吸虫病而作此诗。这里说的"小虫"乃系血吸虫。

前不久，看到一篇文章，提到有些私企老板让打工仔拼命加班，但是待遇很低。于是形容这老板是"吸血鬼""血吸虫"。其实"血吸虫"并不吸血，因此它不是"吸血鬼"的同义词。近日上网查资料，见及甚多把"血吸虫"与"吸血虫"混为一谈的条目。有一篇记述岳阳楼畔洞庭湖血吸虫肆虐的文章，标题是"天下第一楼，无奈吸血虫"，其实"吸血虫"应改为"血吸虫"。另有一篇是谈到曹操兵败赤壁，乃因为士兵罹患血吸虫病之故，标题是："赤壁之战，曹操饮恨吸血虫"，显然，"吸血虫"亦应改为"血吸虫"。令人难于相信的是，竟然有些从事血吸虫病防治的专业机构和专业人员，也把血吸虫误称为"吸血虫"。

中华人民共和国成立前及成立初期，我国长江流域流行血吸虫病。由于"吸血"比"血吸"顺口，而且不少人以为血吸虫是"吸血"的寄生虫，于是有的人就误把"血吸虫病"称为"吸血虫病"。其实"血吸"与"吸血"

不是一码事。一般而言，“吸血虫”通常指的是吸血的昆虫，如蚊子、跳蚤、臭虫、虱子之类。再看“血吸虫”与“吸血虫”词序不同，其含义也就不同了。血吸虫中的“吸虫”是名词，因为这种寄生虫有吸盘，属于吸虫纲，故称为“吸虫”；而血吸虫中的“血”是这种吸虫的寄生部位——血管。

寄生在人体的血吸虫有三种：埃及血吸虫（寄居在膀胱静脉内）、曼氏血吸虫（寄居在大、小肠静脉内）、日本血吸虫（寄居在门静脉系统），我国长江流域流行的便是日本血吸虫病。由于日本血吸虫寄居在门脉系统的血管里，因此称它为“住血吸虫”，即“居住在血管中的吸虫”之意。那么，为什么又有“日本”二字呢？那是因为这种血吸虫病最早在日本片山（かたやま——Katayama）地区引起人们注意，并由日本学者首先证实。日本片山地区相传有个漆山，早先有一商船满载油漆遇到了大风而搁浅在该山附近的海滩，从此之后人们经过此地时皮肤出现奇痒。那里的农民由于种植水稻，除皮肤搔痒难忍外，腿部出现皮疹，不久，出现腹泻、盗汗、黄疸、恶病质、腹水、水肿等，最后死亡，当时便把这种病称为“片山病”（Katayama disease）。1904 年日本学者桂田富士郎首先在猫体内发现血吸虫成虫，1909 年藤浪与中村证明血吸虫由皮肤侵入体内，1912—1914 年宫川、宫入、铃木等查明血吸虫生活史，遂定名为“日本住血吸虫”（Schistosoma japonicum）。

除了血吸虫外，我国常见寄生在人体的吸虫还有肝吸虫（华支睾吸虫，寄生在肝胆管）和肺吸虫（寄生在肺），事实上也可称之为“住肝吸虫”和“住肺吸虫”，只不过人们不这样称谓罢了。

在人体寄生虫中倒有一种会吸血的寄生虫，那就是钩虫，它对人体的危害主要是由于成虫的吸血活动，钩虫成虫以口囊咬附肠黏膜进行吸血，因此，钩虫病患者多有慢性贫血。钩虫口囊内有钩齿或板齿咬附、破坏肠黏膜并吸血。钩虫吸血时，分泌抗凝素，加重血液的丢失。每条十二指肠钩虫每日所致失血量为 0.14 ~ 0.4 毫升，而美洲钩虫为 0.01 ~ 0.1 毫升（为吸血量、移位伤口渗血量、咬附点渗血量和偶尔肠黏膜大面积渗血量的总和）。血吸虫寄居在血管中，就不存在叮破血管去吸血了，它以吞噬红血球和血液中的营养物质为生，故应说它“吃血”而不是“吸血”。

No.7　似病非病的亚健康

现代人为了“票子、房子、车子、位子、孩子”“五子登科”而拼命地工作，很多人自恃年轻，自认为什么都能扛得住，于是就不惜透支自己的健康。这样，“五子”PK“一子”（身子），结果是身外之物拖垮身内之物（健康）。因此，我们有必要重新认识健康和亚健康问题。当今，有的人“不差钱”，有的人“就差钱”，虽然他们荷包盈虚有别，但是他们的健康状况却同样堪忧，均处于亚健康状态。不信，且看下面二位。

【例一】

“不差钱”的亚健康——鲁女士是一家外企公司董事长助理，她精明强干，堪称里里外外的一把好手，老板对她十分器重和信任。她平时精力充足，从早到晚忙忙碌碌，经常飞来飞去，整个公司在她的管理下，效益一年比一年好。老板给她的待遇不薄，如今她也已经身家千万，在别人看来的确是一个成功者。可近来却不断出现失眠、头昏、乏力，总觉得力不从心，记忆力减退，见了下属不想打招呼，常常烦躁不安，动不动就想发火，自己也能意识到就是不能控制，于是老板催她赶紧去看医生。经过一番检查，没发现什么疾病，最后医生诊断为亚健康状态。

【例二】

“就差钱”的亚健康——市立一中的林老师今年 30 岁，恋爱 1 年后于去年春节走进婚姻殿堂。他的家境并不宽裕，但是为了赶上“时代潮流”，他硬着头皮购买了比较高档的商品房。由于手头拮据，只好借钱付首付，贷款买了个三室两厅，每个月还完贷款只剩下 1000 多元，日子过得紧巴巴的。为了增加点收入，他只得利用业余时间帮一位朋友照看铺子。不到半年时间，他渐渐感到身体疲乏、精神萎靡、食欲不振，脸色苍白，并会头晕。于是就先到学校附近一个学生家长开的诊所就诊，诊所医生怀疑是缺铁性贫血，开了铁剂和维生素 C 内服，但不管用。随后更令他担忧的是他的"性趣"逐渐淡漠，让妻子时时埋怨，不得不到医院向医生求助。他到市属三甲医院挂了专家门诊，经过专家详细询问病史后，血常规检查显示红细胞及血色素均正常，其他各方面检查亦未见异常，确认无器质性疾病，诊断为亚健康状态。接诊的专家幽默地对他说："你不是缺铁，是缺钱；不是缺铁性贫血是缺钱综合征导致的亚健康。"

这两例虽然情节不同，但都彼此彼此，一边唱："起来，不愿做奴隶的人们……"一边却甘做"房奴""车奴""钱奴"。他们日夜奔忙，就如古代一首《尘劳诗》写的那样："碌碌庸庸立世间，朝来直到睡时闲。谁知梦里犹辛苦，千里家山一夜还。"白天辛苦一天，晚上还要做一夜辛苦梦——"走了一晚上的路"，岂不"超劳"？

1. 没有病≠健康

汉字中"健"与"康"是有区别的。"健"是指身体强壮，"康"是指身体舒适。汉语对"健康"的解释是：身体强壮安适。所谓"安适"当然是精神奕奕，生理和心理上都处于正常的平衡状态。所谓健康人，必须"精、气、神"十足。简单地说就要吃得、睡得、玩得——虎气生生。

2. 亚健康——身体状况上的"二等公民"

人们常说谁是"一等公民"，谁是"二等公民"。其实，从身体健康状况来评估，健康人是"一等公民"，亚健康者则是"二等公民"。而"二等公民"往往是疾病和短寿的"预备役"和"候选人"。

亚健康顾名思义，既不是健康，也不是疾病。WHO 经过调查，健康人仅占人群总数的 5%；被确诊患有各种疾病的，占人群总数的 20%；处于健康与疾病之间的亚健康状态约占人群总数的 75%，可见亚健康竟然"打击一大片"。

亚健康人群确实存在着各种不适的主观感觉，但在医学上又不能明确诊断为疾病，这种界乎于健康与疾病之间的状态，医学上称为"第三状态""中间状态""灰色状态"等。早在 2000 年前祖国传统医学就对亚健康有所认识，是属于"未病"范畴。亚健康可以是处于疾病与健康之间的一种生理功能低下的状态，也是很多疾病的前期征兆，还可能是某种疾病没有被明确病因。亚健康既可以向健康的好的方向发展，又可以向不健康的坏的方向发展，这种发展变化是双向的。其大体包括如下几个方面。①身体上及心理上有不舒服的感觉，但在一定时期内又难以确诊为疾病。②某些疾病的前期表现，如心脑血管、呼吸、消化系统和某些代谢性疾病潜伏期，出现了疾病前期的症状或体征，但尚未形成确凿的病理改变，在医学上不能定义为疾病的状态。③一时难以明确临床病理意义的"症"，如疲劳综合征、神经衰弱、忧郁症、更年期综合征等。④重大疾病、慢性病、手术后患者，已经临床治愈，进入恢复期而表现的虚弱及种种不适的状态。⑤衰老所出现的虚弱症状，即在人体生命周期中，各种原因引起的结构老化与生理功能减退。

3. 亚健康——有案情却无证据的案例

亚健康状态主要表现为疲劳，以及同疲劳伴生或因疲劳引发的系列症状。疲劳包括生理的疲劳，也包括心理的疲劳，即躯体和精神的双重疲劳。生理方面包括困倦易睡、浑身乏力、面容憔悴、腰酸背痛、胸闷气短、皮肤干燥、四肢麻木、面部水肿、脱发、多汗、性功能减退、心律不齐等。心理方面包括记忆力减退、注意力分散、精神萎靡、烦躁不安、多梦易惊等。一个人只要出现以上症状中的几项，就可视为亚健康状态者。而一旦与亚健康状态结缘，它就如同幽灵附体一般牢牢地缠绕着你，挥之不去，弃之无力。作为一种非疾病状态，医院临床检测得到的各种正常数据掩盖了它的存在，这就是"有案情却无证据的案例"。久而久之，人们也习惯于亚健康状态的"附体"，长时间地忍受着它的折磨。

亚健康的表现很多，但可以简单地归纳为"三急""四高""五少"。"三急"：心态急、工作急、生活节奏急。"四高"：心理高压、高强度竞争、高节奏、消费高。"五少"：睡眠少、吃得少、娱乐少、交际少、活动少。

4. 亚健康——四大起因与五大危害

1）亚健康的四大起因。

（1）过度紧张和压力：研究表明，长时期的紧张和压力对健康有四害。①引发急慢性应激，直接损害心血管系统和胃肠系统，造成应激性溃疡和

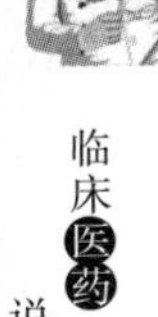

血压升高、心率增快，加速血管硬化进程和心血管事件发生。②引发脑应激疲劳和认知功能下降。③破坏生物钟，影响睡眠质量。④使免疫功能下降，导致恶性肿瘤和感染机会增加。

（2）不良生活方式和习惯：如高盐、高脂和高热量饮食，大量吸烟和饮酒及久坐不运动是造成亚健康的最常见原因。

（3）环境污染的不良影响：如水源和空气污染、噪声、微波、电磁波及其他化学、物理因素污染是防不胜防的健康隐性杀手。

（4）不良精神、心理因素刺激：这是心理亚健康和躯体亚健康的重要因子之一。

2）亚健康的五大危害。

（1）亚健康是大多数慢性非传染性疾病的疾病前状态，大多数恶性肿瘤、心脑血管疾病和糖尿病等均是从亚健康状态转入的。

（2）亚健康状态明显影响工作效能和生活、学习质量，甚至危及特殊作业人员的生命安全，如高空作业人员和竞技体育人员等。

（3）心理亚健康极易导致精神心理疾患，甚至造成自杀和家庭伤害。

（4）多数亚健康状态与生物钟紊乱构成因果关系，直接影响睡眠质量，加重身心疲劳。

（5）严重亚健康可明显影响健康及寿命，甚至造成英年早逝、早病和早残。

5. 亚健康——“十字方针”保健康

针对亚健康的成因和危害，必须强化自我防护，牢记预防亚健康的“十字方针”。

（1）“平心”，即平衡心理、平静心态、平稳情绪。

（2）“减压”，即适时缓解过度紧张和压力。

（3）“顺钟”，即顺应好生物钟，调整好休息和睡眠。

（4）“增免”，通过有氧代谢运动等增强自身免疫力。

（5）“改良”，即通过改变不良生活方式和习惯，从源头上堵住亚健康状态发生。

对付亚健康，中医中药有比较丰富的经验。中医的“治未病”就包括调治亚健康，因此，出现某些亚健康表现，除了到医院进行相关检查以排除器质性疾病外，请中医辨证调治也是很好的选择。

这里，特别要提醒中青年白领，生活上不要只往高处攀比，记住“知足者常乐”“知足者长寿”的格言。兹摘录朱元璋的九世孙、明代学者朱载堉写的一首讽刺贪心无止境者的《十不足》歌为诫——

终日奔忙只为饥，才得美食又思衣。
置下绫罗身上穿，抬头又嫌房屋低。
盖下高楼并大厦，床前缺少美貌妻。
娇妻美妾都娶下，又虑出门没马骑。
将钱买下高头马，马前马后少跟随。
家人招下十数个，有钱没势被人欺。
一铨铨到知县位，又嫌官小势位卑。
一攀攀到阁老位，每日思想要登基。
一日南面坐天下，又想神仙下象棋。
洞宾与他把棋下，又问哪是上天梯？
上天梯子未做下，阎王发牌鬼来催。
若非此人大限到，上到天上还嫌低！

No.8 公不离婆的“夫妻病”

诗曰：“夫妻好比秤与砣，吃饭同桌睡同窝；同病相“连”两口子，老婆呻吟老公和。”

明代民歌《锁南枝》中有一首《泥捏人》，道出了夫妻之间你中有我，我中有你“密不可分”的情状：

傻俊角，我的哥！和块黄泥儿捏咱两个。捏一个儿你，捏一个儿我，捏的来一似活托，捏的来同床上歇卧。将泥人儿摔碎，着水儿重和过，再捏一个你，再捏一个我。哥哥身上也有妹妹，妹妹身上也有哥哥。

俗话说："公不离婆，秤不离砣。"的确，两口子往往有离不开的六同：共桌同餐，共枕同眠；有福同享，有难同当；有喜同乐，有苦同尝。在同样的生活环境、同样的家庭气氛下，有些疾病也会"夫唱妇随"。夫妻相濡以沫，出双入对，而疾病也有它的脾气，对待朝夕相处的两口子"一视同仁"，使他们生病也不搞"AA制"。最近，英国一项对8000对夫妇的调查结果显示，如果夫妻双方中一方胆固醇高或者患有高血压，那么另一方将很容易出现同样的状况。这类容易夫妻共患的疾病，还包括哮喘、消化性溃疡和抑郁症。其主要原因是夫妻双方的饮食结构一样、生活习惯相同。

尽人皆知，夫妻经常零距离接触，夜间还要"合二而一"，这必然会出现"夫妻双双'把病传'"的现象。下面，谈谈夫妻容易共患的疾病，提醒青年一对、中年一双、老年两口子注意防范。

1. 性病：性病未愈，必须"断交"

当前，中青年夫妻"有难同当"的"难"，最常见的就是性病。近年来，性传播疾病的发病率不断攀高，夫妻中一方得了性病，另一方很容易被传染上。性病的传播途径主要是性的直接接触和间接接触，所以一方得了性病，除了与配偶"断交"（性隔离）外，还要注意对毛巾、脸盆、被褥的清洁消毒。已被污染的用具，可用肥皂水冲洗、开水煮烫、阳光暴晒及用消毒液等方法处理。

有些性病不仅通过性行为传播给配偶，唾液、血液等都有可能成为传播途径。性病在没有治愈之前，夫妻是绝对不能"复交"的（恢复性生活）。淋病性尿道炎的治愈不是单纯看症状的消失，而是要反复做尿道脓液或分泌物涂片细菌学检查，每隔1周进行1次，至少3次没有发现细菌才算治愈。可见，何时恢复性生活，需请医生指导。一方得了性病，夫妻双方应该同时检查或治疗，尤其是淋病性阴道炎、梅毒、艾滋病等，单治一方效果不佳。即使配偶未出现症状，也应及时用药预防。

2. 阴道毛滴虫病：妻子得病，丈夫同治

阴道鞭毛滴虫简称阴道毛滴虫，喜欢在温暖、潮湿、酸碱度适宜的女

性阴道内生长繁殖，故将此鞭毛滴虫冠以“阴道”之名。其实，阴道毛滴虫也可通过性生活侵入男性的尿道、前列腺使之患病，因此，没有阴道的大丈夫也会罹患阴道毛滴虫病。国内的一项调查包含 62 例已婚女性患者，有 8 例患者的配偶没有症状，但在其尿道、前列腺的分泌物中发现滴虫，占 12.9%。男性感染阴道毛滴虫后，多无特殊症状，但严重病例可出现尿道口瘙痒、不适，甚至会有少量稀薄样分泌物从尿道口溢出，同时感到尿频、尿急、尿痛等一系列临床症状。因此，妻子患了滴虫性阴道炎时，夫妻应避免房事。除了性交直接传播外，衣裤、便盆、浴池等都可间接传播，应注意清洁。为了治愈此病及防止复发，必须采取“妻子患病，丈夫同治”的措施，面对阴道毛滴虫，夫妻互相配合，进行“男女混合双打”。千万不要小看男性阴道毛滴虫病，特别是症状不严重的患者，可别不当一回事；由于阴道毛滴虫能吞噬精子，有学者认为其可引起男性不育症。

3. 胃病：使用公筷，避免“湿吻”

人们通常把胃溃疡、十二指肠溃疡及慢性胃炎统称为“胃病”，以往，人们把胃病的病因统统归咎于进食刺激性食物、胃酸分泌过盛、局部血管病变、自主神经功能失调等。近年来，科学研究发现并证实：幽门螺杆菌（HP）是引起胃病的元凶。澳洲两位科学家就是因发现 HP 是胃病的致病菌而获得 2005 年诺贝尔生理学或医学奖的。临床研究发现，胃病患者胃黏膜的 HP 检出率高达 59% ~ 77%。一半的正常人体内都携带 HP。胃病患者牙周存在着大量的 HP，它可以通过唾液传染他人，主要是通过筷子、接吻等途径传染，筷子是其中最重要的传染途径，尤其是共同进餐的家人往往会被传染。夫妻进餐时，筷子将口水沾染菜肴，而且常常互相夹菜给对方，两人口水交流，HP 随唾液传递过去，因此，吃饭时便可传染。在日常生活中，有时夫妻兴致骤至，一阵湿吻（舌吻），HP 又传递给了对方。因此，家有胃病成员就要使用公筷，进餐前筷子要彻底洗干净，以防筷子上沾有 HP；一方有胃病的夫妻应尽量避免湿吻。

4. 癌症：改良习惯，净化环境

据目前医学界研究所知，癌症是不会传染的，肿瘤学家研究发现，诱发癌症的因素虽然很多，但大多数与不良生活方式、生活习惯及环境污染程度密切相关。夫妻长期生活在一起，一些致癌因素就会以同等的方式累及双方。如夫妻同一桌吃饭，不良的饮食习惯会同时损害双方；夫妻同居一室，环境致癌因素会累及双方；丈夫吸烟，妻子也会被动吸烟而受害；夫妻一方感染上肝炎病毒或EB病毒，另一方也会通过密切接触而传染，肝炎病毒及EB病毒与肝癌、鼻咽癌、宫颈癌等有关；丈夫或妻子得了癌症，其配偶也可因精神焦虑、忧郁而引起心理性疾病等。有很多夫妻平时喜食高脂类食物及腌卤制品，而且口味很重，蔬菜水果吃得较少，往往夫妇口味“相投”，因此，食物中的致癌物质，也就“有‘毒’共尝”了。研究表明：高脂、高盐、低纤维素类食物是肠癌、乳腺癌等癌症发生的重要诱因。

总之，“夫妻癌”不是相互传染的，而是在相同致癌因素作用下发生的癌症。如接触了相同致癌因素，经历一段潜伏期，少则十年八年，多则十几年或几十年，双方免疫功能下降，就可能会在同一时期罹患同种类型的癌症，即表现为“夫妻癌”现象。

预防“夫妻癌”，改良生活习惯、避免家庭或夫妻居室的环境污染、调整饮食结构、针对各种致癌因素采取相应对策等综合措施是非常必要的。

No.9　名不副实的病名

年近40的老赵在县里的剧团演喜剧小品多年，虽然他很敬业，但是，在观众中的印象很一般。前年开始，他逐渐发现自己的鼻子和鼻翼两侧的面颊发红，特别是喝酒后更为明显。同事调侃他说，你演了多年戏没有走红，而今你的鼻子倒走红了。有的人告诉他，你这叫“酒渣鼻”，是喝酒喝出来的，把酒戒了就会好的。于是，他便把酒戒了。可是，经过半年多，他虽然滴酒不沾，但是面部中央的“红色根据地”依然“红色江山不变色”。每当吃麻辣火锅，更显现“一树红梅向阳开”的景象。无奈，只得上医院去看皮肤科。医生告诉他，你的确是患了“酒渣鼻”，但是，“酒渣鼻”并不是喝酒引起的。而是毛囊虫寄生在人体皮脂分泌较旺盛的面部皮囊皮脂腺内外所致，由于其外观粗糙不平，很像酒糟样，人们把它称为“酒渣鼻”。特别是喝酒或吃辛辣的食物会使“红色根据地”更加耀眼，因此不少人便误以为是喝酒会喝出“酒渣鼻”。像“酒渣鼻”一样，不少疾病名称，也会因为对病因的误解或对症状的无稽推理而导致学名或俗称的谬误。比如，不少叫“癣”的却不是癣；不少称“瘤”的却不是肿瘤；有些叫“疮”的却不是疮，等等。

1. 叫“癣”不是癣：有些“癣”其实不是癣

在生活中，我们还常常听到一些被称为“癣”的疾病，如奶癣、桃花癣、牛皮癣、红癣、腋毛癣等。但是它们虽然称“癣”却非“癣”。癣，是由于真菌感染引起的皮肤病，上面提到的几种“癣”并非由真菌感染所致，因此，它们并不是癣。抗真菌的药物对它们没有治疗效果。

1）奶癣。

由于奶癣多发生在婴儿哺乳期，于是误以为是吃奶所引起，故在民间把它俗称为“奶癣”，奶癣的学名称为婴儿湿疹。婴儿湿疹是发生在婴儿头面部的急性或亚急性湿疹，肥胖的婴儿易患。皮疹多数为密集成群的粟粒大小丘疹、丘疱疹或小水疱，基底为红斑，边缘弥漫，常为对称性分布。由于搔抓，疹破形成糜烂面，其表面有浆液性渗出，中心较重，而逐渐向四周蔓延，外围有散在的小卫星疹，多是丘疹或丘疱疹。渗出多而炎症轻，二者程度不一是湿疹的特点。由于剧痒，故患儿烦躁不安，夜间尤甚。一般情况下，可以在短期内治愈。顽固者常久治不愈，到 2 岁以后大多数可以自愈，但少数可以延伸到幼儿或儿童期。婴儿湿疹最早见于 1 ~ 3 个月婴儿，有婴儿湿疹的孩子以后容易发生其他过敏性疾病，如哮喘、过敏性鼻炎、过敏性结膜炎等，因此应引起家长们注意。

2）桃花癣。

“桃花癣”是民间对春季常见的面部鳞屑性皮肤病的俗称。实际上，这是单纯糠疹、春季皮炎、过敏性皮炎、脂溢性皮炎等皮肤病的总称。患者脸上会有一片片发白或淡红色的色斑，表面有细小鳞屑附着，可出现瘙痒症状。如再受到阳光中紫外线的照射，就会出现一系列炎症反应，有皮肤瘙痒、发红、脱屑等表现。

“桃花癣”因在“桃花盛开”的时节“迎面”而来，故得此别号。其实，“桃花癣”不是癣。以“桃花”命名自然雅致，但它却使患者的面容不“雅观”。临床资料表明，这种病 90% 以上见于 20 ~ 40 岁的女性，这就会导致“红颜失色”了。不过，它仅在春天里跟女士“相约”，随着季节的转换，病变会不治而愈，不留后遗性皮肤损害，也不会传染。

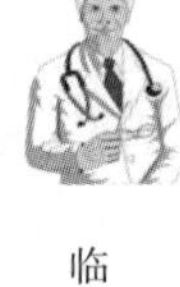

3）牛皮癣。

所谓“牛皮癣”，现代医学称为银屑病，其皮疹特点为大小不等的丘疹或斑块，表面有多层银白色鳞屑，刮去鳞屑后可见一层半透明薄膜，再刮去薄膜则可见针头大小的出血点，皮疹好发于头皮、四肢伸侧及躯干，常夏天痊愈或减轻，冬季复发或加重。典型皮损可以用十六个字来概括：“红色斑疹，银白鳞屑，薄膜现象，点状出血。”本病的发病原因尚不明了，有不少学者认为与遗传、自身免疫、内分泌变化、感染、外伤、手术、精神紧张、吸烟和某些药物等因素有关。

4）红癣。

红癣并非由真菌感染所致，引起红癣的病原菌叫微细棒状杆菌，是一种细菌。这种细菌常寄生于人的鼻、咽、眼结膜、外耳道、皮肤表面等处，当条件适合时，如天气温暖潮湿、皮肤有损伤等，即可侵入皮肤角质层引起感染。本病可发生于任何年龄，但以男性成人多见。皮疹为境界清楚、有不规则边缘的斑片，起初呈红色，以后变成褐色。新的损害较光滑，陈旧的损害起皱或有糠秕样鳞屑。好发于股内侧、腹股沟、腋窝、乳房下等皮肤皱褶部，单侧或双侧发生，一般无自觉症状，但在腹股沟部易受摩擦刺激，可引起瘙痒及苔藓样变，临床极易与股癣混淆。

5）腋毛癣。

腋毛癣也不是癣，它是由纤细棒状杆菌感染所引起，一般不侵犯毛根和皮肤。患者会在夏季发现自己的腋毛或阴毛的毛干外面围绕了一层黄色、黑色或红色的包绕物，尤以黄色最多见。这些包绕物可硬可软，呈小结节状或较弥散，使毛干变脆，易于折断。而患处的皮肤正常，但通常多汗。

由于集结物的颜色不同，汗液可呈黄色、黑色或红色。一般无自觉症状，患者往往在无意中发现。

2. 叫“瘤”不是瘤：有些“瘤”其实不是肿瘤

众所周知，肿瘤，特别是恶性肿瘤是非常严重而危险的疾病。但是，有些称为“瘤”的疾病，即不是瘤。有位女士因为耳朵长期持续流脓，经五官科医生检查，确诊为胆脂瘤而惶惶不可终日；另有一位男士照X光片，发现右上肺有一结核瘤，自认为是肺癌而向家人“交待后事”。其实，胆脂瘤和结核瘤都不是肿瘤。这里介绍几种盗用“瘤字招牌”的疾病。

1）血管瘤。

大家知道，血管包括动脉、静脉和毛细血管，它们都会长“瘤”，通称为“血管瘤”。一般情况下，多把毛细血管瘤称为血管瘤；而把动脉或静脉的血管瘤，分别称为动脉瘤和静脉瘤。然而，不论是动脉瘤、静脉瘤，还是毛细血管瘤或海绵状血管瘤，都与常说的肿瘤不同。通常说的肿瘤，是人体某一器官或者某一部位长出实质性的肿块；而血管瘤却不是肿块，而是某处血管管腔扩张或膨出而呈“瘤状”。比如动脉瘤，便是动脉管壁由于先天性结构异常或后天性病理变化，致使局部动脉管壁脆弱，在血流不断地冲击下，造成局部动脉管壁向外异常扩张或膨出的一种病症；因此说，它叫“瘤”却不是瘤（肿瘤）。苏联总统戈尔巴乔夫的额头上有一块“红记”，他患的就是毛细血管瘤或海绵状血管瘤。在各种血管瘤中主动脉瘤最为危险，它是暗藏在体内的“无声杀手”。

2）结核瘤。

结核瘤又称结核球，它不是一种肿瘤，只是肺结核的一种特殊形态。结核瘤多数由肺部继发结核病灶演变而成。当结核菌数量少、毒力低，而机体变态反应弱、免疫力强时，结核性炎症形成后很快被纤维组织包裹，形成结核瘤。

3）胆脂瘤。

此症叫“瘤”却不属于肿瘤，因为它里面没有肿瘤细胞或癌细胞。那为什么叫它胆脂瘤呢？这是由于它呈圆形，是一种位于中耳、乳突腔内的

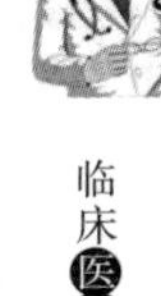

囊性结构。囊的内壁为复层鳞状上皮，囊内充满脱落上皮、角化物质及胆固醇结晶，囊外侧以一层厚薄不一的纤维组织与其邻近的骨壁或组织紧密相连。在一定的条件下胆脂瘤会慢慢增长，并能破坏分解周围的骨质。将其内容物放在显微镜下检查，有胆固醇结晶的化学物质，因此，称之为胆脂瘤。

胆脂瘤的典型临床特点如下：耳朵长期持续流脓，有特殊恶臭，鼓膜松弛部或紧张部后上方有边缘灶穿孔。从穿孔处可见鼓室内有灰白色鳞屑状或豆渣样物质。有外耳道皮肤糜烂、骨质暴露、死骨形成，骨性外耳道下壁或后壁常有骨质缺损。一般有较重的传导性耳聋，如病变波及耳蜗，则耳聋呈混合性。

4）室壁瘤。

所谓“室壁”是指心室壁。室壁瘤并非心脏肿瘤，而是心肌梗死的一种，其并发症发生率为5% ~ 38%，特别是大面积心肌梗死的患者易于发生。室壁瘤是由坏死的心肌组成。心肌梗死急性期发生的急性室壁瘤其心外膜面多有炎症，内膜有附壁血栓形成；而陈旧性心肌梗死形成的室壁瘤主要由斑痕组织组成，仅在心外膜可见到少量心肌，局部还可有钙化形成。

室壁瘤形成的原因，主要是由于梗死区心肌在心室腔内压力影响下，心室肌收缩，使之向外显著膨出。

5）炎性假瘤。

炎性假瘤是慢性炎症的一种较特殊的表现形式，多发生在肺、肝和眼眶。是由于局部组织的炎症增生而形成的一个境界较清楚、外形似肿瘤的肿块。

6）牙龈瘤。

牙龈瘤来源于牙周膜及颌骨牙槽突的结缔组织，没有肿瘤特有的结构，故不是真性肿瘤。牙龈瘤是机械刺激及慢性炎症刺激形成的增生物，还与内分泌有关，如妇女怀孕期间容易发生牙龈瘤，分娩后则牙龈瘤缩小或停止生长。根据病理组织结构不同，牙龈瘤可分为肉芽肿型、纤维型及血管型三类。肉芽肿型牙龈瘤主要由肉芽组织构成，表面呈红色或粉红色，易出血；纤维型牙龈瘤含有较多的纤维组织和纤维母细胞，表面光滑，颜色与正常牙龈颜色无大差别，不易出血；血管型牙龈瘤含血管特别多，极易出血，如妊娠性龈瘤。

3. 叫“疮”不是疮：有些“疮”其实不是疮

1）痔疮。

痔疮并不是疮，而是痔静脉曲张，即直肠下端黏膜、肛管和肛门缘皮肤下的静脉丛扩大、曲张而形成的静脉团，不是人们通常认识的细菌感染引起的疮。

2）臁疮。

臁疮不是疮，而是小腿慢性溃疡。大多数患者原有下肢静脉曲张。

3）红斑狼疮。

红斑狼疮不是疮，而只是红斑，其主要的临床特点是两侧面颊有水肿性红斑，鼻梁上的红斑常与两侧面颊部红斑相连，形成一个蝴蝶状的皮疹。那么为什么称为红斑狼疮呢？大家知道，狼与狼打架的时候，常常用锋利的牙齿撕咬对方的面部，把对方的面部咬得血淋淋后，形成了大片的红色瘢痕。医学家们发现，红斑狼疮患者面部的皮疹与狼打架时咬伤的面部瘢痕相似，就形象地把这个病称之为红斑狼疮，而且这个名称一直沿用至今。

此外，还有一些名不副实的疾病名称，如军团菌肺炎并非军人才患这种病。军团菌的全名叫作“嗜肺军团菌”。1976 年 7 月，在美国费城举行的第 58 届美国退伍军人年会期间暴发了一种不明原因的传染病，它的主要表现为发热、寒战、咳嗽、咳痰、胸痛、呼吸困难、腹泻等。90% 的患者胸部 X 线片显示有肺炎征象。大会期间，参会 4000 多人中共有 221 人染病，死亡 34 人，病死率达 15.4%。由于患病的人多是参加会议的退伍军人，因此当时被命名为“退伍军人病”，后来又被称为“军团病”。

No.10　张冠李戴，一字千金

珊珊婚后一年有了喜，今年清明回老家上坟后出了一身痒疹。到村里诊所看病，医生说是风疹；开了一些药服后消退了。回城一周后到医院去例行孕期检查，告诉医生说一周前曾得过风疹。医生一听觉得问题严重，因为早孕期间得了风疹容易使胎儿发生先天性心脏病等畸形，便对她讲，说不定要做人工流产，并请来主任做决定。主任详细询问病情后，认为她得过的是荨麻疹，俗称风疹团或风疹块，经 TORCH 筛查，结果排除近期风疹病毒感染，决定让她把孩子留下。结果足月娩出一个完全正常的女婴。珊珊不无感慨地说："就差一个'团'字，差一点把我的'千金'给打掉了，真是'一字保千金'啊！"

真是无巧不成书。20 世纪 80 年代在某厂也曾经发生过"一字千金"的病例。张师傅因两腿疲软发麻，心悸气短，到医院去就诊；诊断为"脚气病"需要住院治疗，得先交一千元押金。回来找厂医写转诊单，但在转诊单上的病名一栏写成"脚气"。老张交给厂长，厂长一看，怎么脚气也要住院，不予批准，便把厂医叫来。厂医翻阅病历后，才知道自己少写了一个"病"字，马上补上，厂长终于核准垫付 1000 元。老张对厂医说："你把脚气病写成脚气，少了一个"病"字，差一点 1000 块钱批不下来，这可真是一字千金呐！"

的确不少人把有些相似的病名当作一种病，或者两者之间张冠李戴，因此就会引起种种麻烦和误会。下面选述几种容易混淆的疾病名称，提醒大家注意。

1. 神经病与精神病

人们常把精神失常的人说成是"神经病"。其实，神经病一般是指神经系统器质性或功能性的疾病，而且这些疾病在医学上也不把它称作"神经病"，而是称它为神经系统疾病；它们可在普通医院诊治。

神经系统疾病是脑、脊髓、周围神经由于感染、血管病变、外伤、肿瘤等原因引起的疾病。像脑卒中、脑炎、脑膜炎、脊髓灰质炎、坐骨神经痛等。精神病则是各种原因引起的以精神活动失调和紊乱为主要表现的一种疾病。常见的有精神分裂症、躁狂症等。这就要到精神病院进行治疗。

2. 脑血栓与脑栓塞

脑血栓是脑血栓形成的略称；本病是脑动脉的颅内、外段的管壁病变，尤其是在动脉粥样硬化的基础上发生血液有形成分凝聚，致使动脉管腔狭窄或闭塞，引起相应部位的脑梗死症状。

脑栓塞则系病名的全称，本病是颅外其他部位，有的是远离脑部的器官的各种栓子随血流进入颅内动脉，阻塞动脉而发生脑梗死，并引起相应的症状。栓子半数来自心脏，其次为主动脉、肺静脉血栓、肺外伤或手术时的空气栓塞、长骨骨折的脂肪栓塞等，都可引起脑栓塞。

3. 脚气与脚气病

脚气是足（脚）癣的俗称，又称为“香港脚”。是一种发生于足部的浅在真菌感染。患处可起小水疱，奇痒，擦破则流水、糜烂，并有特殊臭味。而脚气病却是全身性代谢疾病，由于缺乏维生素 B_1 所致；可引起脚气病性周围神经炎和脚气病性心脏病，后者可致心力衰竭乃至死亡。脚气是皮肤科疾病，脚气病则是内科病。

4. 风疹与风疹块

风疹是由风疹病毒引起的急性传染病，有发热，耳后、枕后、颈后淋巴结肿大等症状，发热 1 ~ 2 天后出疹。孕妇在怀孕 3 个月内患了风疹，胎儿容易发生先天性心脏病。而风疹块（又称为风疹团），系荨麻疹或其他过敏性疾病的一种皮肤症状，为速发的稍隆起皮肤表面的皮肤变态反应性改变。通常作为荨麻疹的别称，常由于各种异体蛋白或药物所引起。

5. 风湿与类风湿

风湿性关节炎是上呼吸道感染链球菌所诱发的一种关节炎，以侵犯大关节为主，带有游走性；关节不致畸形。风湿病最大的危害不是关节，而是侵犯心瓣膜，引起风湿性心脏病。

类风湿性关节炎是一种至今原因未明的慢性全身性炎症性疾病。其最突出的表现为对称的多发性关节炎，以手、腕、足等关节最常受累，早期呈红、肿、热、痛和运动障碍，到晚期关节变僵硬和畸形。

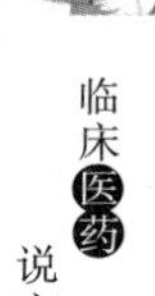

6. 脑水肿与脑积水

脑水肿与脑积水两者都可引起颅内压增高，但两者的病因、病理等都不相同。脑水肿一般是急性的，可发生在任何年龄，系脑组织对各种损伤因素的反应。这种损伤因素引起的脑细胞内外水份增多，导致脑体积增加，使颅内压增高而出现头痛、呕吐、抽搐、昏迷等症状，严重者可发生脑疝而死亡。

脑积水则多发生在婴儿期，一般为慢性渐进性。本病系脑脊液循环受阻或者其产生、吸收发生障碍所致。其颅内压增高系由于颅内脑脊液过多所致。

7. 肺水肿与肺气肿

肺水肿系由于血浆从肺毛细血管漏出到肺间质、肺泡和细支气管内而引起的综合征，临床上主要表现为呼吸困难、发绀、咯白色或粉红色泡沫样痰。多为急性左心衰竭、肺炎、输血输液过多过快等原因引起。

肺气肿乃由于慢性支气管炎、哮喘、支气管扩张、肺结核等病的长期发作，使细支气管不完全阻塞、气道阻力增加而发生阻塞性通气功能障碍。患者之肺组织弹性明显减退，肺泡持续扩大，回缩障碍；于是出现以气短为主要症状的表现。患者肺部呼吸音减弱，胸廓前后径加宽呈桶状等。

8.“流脑”与“乙脑”

“流脑”是流行性脑脊髓膜炎的简称，脑膜炎双球菌存在于患者或健康带菌者的咽喉和鼻腔中，随分泌物排出，经飞沫传播到空气中而使人受到感染。发病季节多在冬春季。“乙脑”即流行性乙型脑炎，是“乙脑”病毒引起的急性传染病。主要是由蚊类传播，蚊子叮咬带有“乙脑”病毒的家禽后又叮咬人，便可使人发病。发病多在夏秋季，病例散在发生，多见于 1 ～ 10 岁的儿童。

除了以上 8 对病症容易混淆外，还有不少疾病容易张冠李戴。如尿毒症与尿崩症；败血症与白血病、坏血病；肾炎与肾盂肾炎等都容易被当作同一种病。由于它们的治疗和预后都不同，因此应注意不要弄错。

No.11 同是伤寒，中西有别

不少疾病的名称，中西医是有所区别的。多数是同病不同名，但是也有同名不同病者。最典型的是“伤寒”。伤寒或说伤寒病，原先出自中医学的范畴，有广义与狭义的区别。而在现代西医学传入东方后，由伤寒杆菌引起的肠道传染病也称为伤寒。中西医学对伤寒的概念并不相同，不可混淆。

广义伤寒是一切外感热病的总称。狭义伤寒是外感风寒之邪，感而即发的疾病。《素问·热论》说：“今夫热病者，皆伤寒之类也。”指的是广义伤寒。《难经·五十八难》：“伤寒有五，有脑卒中，有伤寒，有湿温，有热病，有温病。”其中“伤寒有五”之“伤寒”为广义伤寒，五种之中的“伤寒”为狭义伤寒。

有关伤寒的记载，始见于《黄帝内经·素问》。继后，《难经》明确指出，伤寒的涵义有广有狭，广义伤寒包括狭义伤寒以及脑卒中（感受风邪所致的外感病，不同于杂病脑卒中）、温病、热病、湿温等疾病，即以伤寒名称兼赅（兼该）风、湿、热等病邪所致的多种外感疾病。汉代张仲景“勤求古训，博采众方”，以六经证治为纲要，撰写了《伤寒论》一书，使中医学理法方药得到和谐统一，从而奠定了辨证论治的基础，无论对外感热病还是其他系统疾病，都有重要的指导意义。伤寒的致病因素包括外因、内因。广义伤寒各种疾病的外因为风、寒、暑、湿、燥、火六淫之邪；狭义伤寒由冬令感受风寒所致。伤寒发病的内因为正气虚亏，如果素体虚弱，或劳倦饥饿，起居失常，寒温不适，房事不节，均可导致正气虚亏，易被外邪侵犯成病。

西医（现代医学）中的伤寒（typhoid fever）是由伤寒杆菌污染了水或食物而进入人体消化道、淋巴结和血液、肝、脾脏而发生的经消化道传播的急性传染病。临床特征为长程发热，体温可达39 ~ 40℃（103 ~ 104℉）、全身中毒症状、相对缓脉、肝脾肿大、玫瑰疹及白细胞减少等。主要并发症为肠出血、肠穿孔。其传染途径为粪口途径，传染力很高。

在19世纪50年代克里米亚战争爆发时，因伤寒而死亡的士兵是因战伤而死亡的10倍。伤寒可引起高热和肠道出血，具有很高的传染性。

到了1898年，尽管这种疾病在当时仍然无法治愈，赖特却研制出了伤寒疫苗。在次年爆发的布尔战争期间，士兵死于伤寒者仍然是因战伤而死亡者的5倍。然而在第一次世界大战时，这种疫苗得到了采用。数百万的士兵因战壕内恶劣的条件而死亡，但死于伤寒的只有100人。随着抗生素的开发和应用，当今，伤寒已经不是难治之症，而且病死率也已很低了。

No.12 切了脾为何还患脾病?

有位40岁的先生，历来素体孱弱 。今年夏天因吃生冷过多，出现食欲不振，便次增多，每天排3 ~ 4次稀便，便中有不消化的食物残渣。去看中医，医生说是脾有病，属于脾虚。患者在年轻时就因为外伤做了脾切除，这使患者不明白，没有脾的人为何还会得脾病?

根据患者的病情，笔者发现有不少患者把中医所说的“脾”与西医所说的脾脏搞混淆了。从患者的病情看，中医诊断为脾虚应该是正确的。患者被切掉的脾，是现代医学概念所说的脾，是有形的、有具体解剖位置的脾，它属于网状内皮系统，是人体重要的储血场所和最大的淋巴器官。它参与人体的免疫反应，还有滤血、破血等作用；但它没有消化、吸收功能，跟食物的消化、吸收等毫无关系。而中医所说的脾，却是无形的、没有具体解剖位置的；它的主要功能是消化和吸收，它与胃的关系十分密切，通常以脾胃并称。由于脾胃的主要功能是对食物进行消化、吸收和转运身体所必须的营养，故中医便有“脾是后天之本”的说法。

在中医的脏腑学说中，心、肝、脾、肺、肾，跟西医的心脏、肝脏、脾脏、肺脏、肾脏都有不相同的概念。比如中医说“肾主骨”“开窍于耳”，于是腰膝酸软、耳鸣都归咎于肾。但是，西医的肾脏却是属于泌尿系统，为排泄器官，两者相去甚远。说到这里，笔者还可以介绍一位患者，这位患者因为血吸虫病引起肝硬化、脾脏肿大，西医经过检查说他有“脾功能亢进”，但他看中医时医生辨证说他脾虚，一“亢”一“虚”，这不是互相矛盾吗？其实，知道中西医对脾的概念不同，也就是“此脾非彼脾”，这就不会互相矛盾了。

No.13　脑卒中缘何一病多名？

不少患脑卒中的患者，在门诊或者住院时，都可能会对医生下的诊断发生疑问；这疑问倒不是怀疑医生诊断搞错了，而是一种病被下了多种诊断名称。比如，在门诊或者刚刚入院，医生在病历或在入院通知单上写的是“脑卒中”或“脑血管意外”；但是经过 CT 等检查，便又可能下了个“出血性脑卒中”或者“缺血性脑卒中”的诊断；到最后，出院诊断则又诊断为“脑溢血”“蛛网膜下腔出血”“脑血栓形成”“脑栓塞”“短暂性脑缺血发作”（或用英文缩写 TIA）。有时做 CT 的医生或者临床医生在查房时，还会把“缺血性脑卒中”患者说是“脑梗死”或者更加具体地说是“腔隙性脑梗死”，把 TIA 称为“小卒中”等。这么多名称，简直把患者或其家属搞糊涂了。下面就说说一病多名的由来。

首先说说“中风”（脑卒中）。“中风”这一病名，其实是中医的诊断名称；对“中风”的记载最早见于 2000 多年前，我国医学《黄帝内经·素问》一书。正式把该病命名为“中风”的是东汉张仲景所著《金匮要略》。我国传统医学称该病为“卒中”，证见卒倒、昏迷、半身不遂、口眼㖞斜、言语障碍等。其实，过去提到“中风”或“卒中”就是现在说的“脑中风”或“脑卒中”。现代医学研究发现，“中风”的表现，是由于脑血管破裂出血或脑血管被堵塞使脑实质缺血所致，因此西医把它称为“急性脑血管病”。由于此病发病急骤，好像灾祸骤然降临，故又称其为“脑血管意外”，“脑血管意外”这名，是从外文（cerebrovascular accident）意译过来的，accident 一词，含骤然遭灾之意。因此，一般所说的“脑卒中”或“脑血管意外”，就是“急性脑血管病”的统称；在没有查清具体病症之前，医生通常会下这样的诊断。本来，传统中医下“脑卒中”的诊断，就是指“急性脑血管病”或“脑血管意外”。那为什么现在不单纯称它为“中风”，而把它叫“脑卒中”呢？这是因为如今对身体其他部位的急性血管病变引起的栓塞或出血，有的也以“中风”相称。如“腹中风”（多发性肠系膜血管破裂和腹腔出血）、“眼中风”（眼底视网膜血管出血或阻塞）、“腿中风”（下肢急性动脉栓塞）、“子宫中风”（老年性子宫内膜出血性坏死）等；其实，这些都是俗称，不是正规的诊断名称，但比较通俗易懂，所以，医生也常常使用这些称谓了。所谓“脑中风”，严格地说，也是俗称，作为中医的诊断名称，下“卒中”作为诊断即可，因为中医所说的“中风”或“卒中”，只限于急性脑血管病，中医若下“脑卒中”的诊断，这个“脑”字倒成为画蛇添足了。

卒中可分为缺血性和出血性两大类。

缺血性脑卒中包括动脉硬化性脑血栓和脑栓塞两种。动脉硬化性脑血栓（全称应为“脑血栓形成”）占卒中患者的60%。动脉硬化后血管变为狭窄，血管壁不光洁，血流缓慢以致凝结，使部分脑组织缺血坏死。这种卒中常见于高龄的老人，并常在睡眠时发生，一觉醒来，发现手足不听使唤，起病后病情常有逐步发展的趋势。脑栓塞是因脑外其他部位形成的“栓子”，随血液流到脑血管中阻塞脑血管，使部分脑组织缺血坏死。常见的“栓子”，如心脏瓣膜病或冠心病伴有心房颤动的患者从心房中脱落下来的血栓；亚急性细菌性心内膜炎患者，从心脏瓣膜上脱落下来的细菌栓子；长骨骨折时，进入血管的脂肪栓子；患潜水病时的气栓等。脑栓塞的患者，都有其他疾病的基础，发作突然。

出血性脑卒中包括高血压脑出血和蛛网膜下腔出血两种。高血压脑出血见于长期高血压病患者。在血压波动较大时，大脑中动脉等处破裂发生脑出血，使部分脑组织坏死。这种卒中多见于长期高血压而未妥善治疗者，并常在饮酒、激动、发怒或用力等情况下发作。蛛网膜下腔出血，多为先天性脑血管畸形或脑底部的先天性动脉瘤破裂出血所致。

短暂性脑缺血发作（TIA），也称“一过性脑缺血发作”或“小卒中”。它是指在短时间内脑血流量减少引起的脑功能障碍，其症状与脑血栓形成相似；每次犯病的时间持续不久，通常是数秒钟、数分钟或数小时等，最长不超过 24 小时。往往因症状来得快，消失也快，恢复后不留任何后遗症而易被人忽视。实际上，TIA 症状虽轻，但后果严重，如不及时治疗，会留下隐患。据统计，有 25% ~ 40% 的患者，在 5 年内将产生严重的脑梗死，而威胁患者生命。因此，医学家们常常把它看成脑血管病的先兆或危险信号。

所谓腔隙性脑梗死，是一种直径不超过 1.5 厘米的小梗死灶。这种梗死多发生在大脑深部的基底节区及脑干等部位。这些部位的深穿支动脉阻塞，发生小范围的局灶性脑组织缺血、坏死，便称为腔隙性脑梗死，其最常见的原因也是高血压动脉硬化。

不少人以为脑卒中（急性脑血管病）只是老年人（或中老年人）才会发生的疾病。其实，这种疾病在任何年龄都可发生。如新生儿颅内出血，出生后 2 ~ 3 天即可发病；心脏瓣膜病引起的脑栓塞则多见于青年人；脑血管畸形或脑动脉瘤引起的蛛网膜下腔出血也多见于中青年人，甚至少年儿童。当然，脑卒中以中老年人中患有高血压和（或）动脉粥样硬化，以及冠心病患者最为常见，因此，人们一提到脑卒中就想到是老年人，这显然是可以理解的。

No.14 简述脑外的各种“卒中”

上面介绍了脑卒中一病多名的缘由。由于人体的某些器官或部位也会发生类似卒中的发病机制或表现，于是便把并非卒中之病症授予“中风”的俗称，比如“眼中风”“耳中风”“肠中风”“腿中风”及“子宫中风”等，兹简介如下。

1.“眼中风”

“眼中风”与脑卒中类似，是一种形象的叫法。其病因乃是由视网膜动脉阻塞引起。具体为血管硬化，血管内皮损害形成血栓，或血管壁上的粥样硬化斑块脱落栓塞血管导致发病。动脉硬化症、高血压、糖尿病、高脂血症等中老年患者多发。炎热、寒冷等刺激也是诱因之一。该病发病凶猛，90 分钟内为黄金急救时间，否则预后不良。例如，4 小时之内抢救，想恢复至 0.1 的视力都非常难。

发生“眼中风”有以下这样几种情况。①多为单眼发生，呈正十字划分最轻的缺少四分之一视野，稍有痛苦，基本不会过多影响生活。②也有人对半视野缺失，有可能是上下，也可能是左右半只眼，可能伴随眼底黄斑病变，视物不清变形，其痛苦只有自己知道，郁闷没人理解。③有的甚至缺失四分之三视野，伴随黄斑病变，大面积色块干扰视线，视物模糊变形。④最彻底的就是一开始就一只眼完全陷入黑暗，微弱的光感不足以照亮物体，使得看任何东西都一片漆黑，郁闷至极，外面看不出不正常，眼睛还在，只是功能已经丧失了。

预防“眼中风”一定要养成良好的生活习惯，及时治疗各类老年病，避免过度疲劳及紧张，放松节奏，减轻压力，保证充足的睡眠。高危人群应定期进行眼底检查，以期及时发现早期病变。

2. “肠中风”

所谓“肠中风”其实就是急性缺血性肠病的俗称。“肠中风”的病因和脑卒中的基本相同，主要有动脉血管粥样硬化、血液高凝状态、血管壁损伤等。老年人的动脉粥样硬化是全身性的，不仅在心脏及脑血管中发生，而且在腹腔内，动脉血管也在潜移默化地硬化着，尤其是腹腔内的肠系膜上动脉和肠系膜下动脉，这两根血管是供给肠道血液的重要命脉。如果这两根血管因硬化严重，被血栓阻塞，导致肠道血液流灌不足，就会使某段肠道因缺血而发生溃烂、坏死、出血，这就是发生了“肠中风”。在临床上表现为缺血性结肠炎。

“肠中风”的主要表现是持续的腹痛，以及腹胀、血便、恶心、呕吐等，严重的出现肠麻痹、肠穿孔、败血症，甚至休克死亡！特别是对于肠系膜主要的大血管梗死，往往病情危重，死亡率极高，需要及时手术等抢救治疗。

3. “腿中风”

在日常生活中提及“中风”，人们便自然会想到“脑中风”，却很少有人知道腿也会发生“中风”。其实，“腿中风”是一种常见的外科疾病，如果治疗不及时，也会给患者带来严重的后果。

1）“腿中风”的由来。

“腿中风”在医学上被称为下肢动脉急性栓塞。众所周知，人体的动脉系统就像一棵倒置的参天大树，沿途不断地分叉变细。人体下肢正常的血液循环是血液由心脏输出，通过主动脉和两侧的髂动脉输送至双下肢。双下肢皮肤、肌肉和神经组织的一切功能均有赖于动脉的血液供应。当动脉血流受阻时，其供应范围内的皮肤、肌肉和神经组织就会受到缺血性损害，进而发生可怕的“腿中风”。

2）从“心”而降的祸根。

为什么腿部会突然发生意想不到的“中风”呢？我们知道，正常人的心脏跳动是非常有力而有规则的，一般每分钟跳动 60 ~ 100 次。而患有风湿性心脏病或冠心病的患者，其心房因失去有节律性的跳动而变得毫无规则，并有快慢不一的颤动，这种现象在医学上被称为“心房颤动”（简称房颤）。由于这种不规则的房颤使正常的血液在心房内形成旋转的涡流，从而使血液中的红细胞、白细胞及血小板擅自脱离血流而黏附于“高低不平”的心房内壁上，从而形成附壁血栓。由于这种附壁血栓并不十分牢固，在血液涡流的不断冲击下，随时都会发生脱落，并随血液流向身体的其他部位。当附壁血栓卡在动脉的某个分叉时，许多血小板及红细胞会不断地向它聚集并与其黏附在一起，使血栓越来越大，最后引起血流严重阻塞，从而造成一条腿或两条腿瘫痪或坏死的后果。资料表明，在下肢动脉栓塞的患者中，有 80% ~ 90% 的人患有心脏疾病。由此可见，来自心脏的附壁血栓是引起“腿中风”的罪魁祸首。

3）令人可怕的后果。

人体的下肢动脉被血栓阻塞后，首先出现的症状是剧烈的腿痛（也有部分患者没有这种症状），然后出现明显的麻木感。此时患者会感到患肢发冷、不能随意运动，而且在查体中还发现患肢肤色苍白、足背动脉搏动消失等。由于下肢的皮肤、肌肉和神经组织在缺血 6 ~ 8 小时以后才会出现不可逆的坏死，所以，心脏病患者一旦出现不明原因的腿痛时，一定要到医院进行诊治，否则，当患肢出现足趾发黑、流水、奇臭难闻、剧痛难忍时再去就医，就会造成截肢的后果，甚至还会因患者出现高热、大量肌肉坏死毒素被吸收，而导致急性肾功能衰竭或感染性休克，甚至死亡。

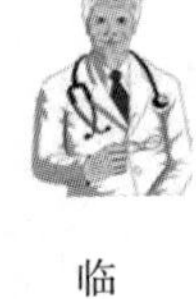

4）神奇有效的气囊疗法。

目前，治疗“腿中风”的方法主要是采取气囊疗法，即在局麻或半身麻醉下，在患者的大腿根部开一个 2 厘米长的小口，将一根顶端带有气囊的纤细导管送入患者的股动脉中，再将导管插过血栓所在的部位，然后轻轻地将气囊撑开并慢慢地牵拉导管，从而使撑开的血栓能被轻而易举地带出动脉。这种手术方法简单，术后患者的下肢血液循环即可得到恢复。

4.“耳中风”

“耳中风”在医学上叫突发性耳聋，目前尚不能明确病因，一般认为是由于微循环障碍和病毒感染等因素造成的内耳神经细胞损伤。诱发因素常为感冒、劳累、精神紧张和受刺激等。很多患者早晨醒来时即感到一只耳朵（偶尔也有双侧耳朵）听不见声音了，可伴有耳鸣、眩晕、恶心、呕吐、出冷汗等症状。患者外耳道、鼓膜往往没有明显异常。突发性耳聋是与情绪有关的疾病，随着生活节奏加快，其发病率逐年增加，且有年轻化趋势。

该病损伤的部位在内耳，即神经的末梢部分，而神经细胞不可再生。一般发病后两天内就诊者，有 50% 以上能恢复听力，发病 3 周后就诊者只有 5% 可恢复听力。因此，越早治疗，效果越好。主要以药物治疗为主，治疗期间，患者最好能安静地卧床休息，心情要乐观、放松，这对康复非常重要。另外，高压氧舱、维生素及能量合剂治疗也有效。通过积极治疗，听力一般都有不同程度的恢复。

“耳中风”应如何预防呢？首先，要养成良好的生活习惯，保持乐观情绪，按时作息，避免劳累。其次，要避免感冒着凉引起上呼吸道感染，远离耳毒性药物（如庆大霉素、链霉素等）及噪声。若发现听力异常，立即就诊是关键，若延误就诊时机，将有可能变成永久性耳聋。

5.“子宫中风”

“子宫中风”也是动脉硬化所致，动脉硬化和卵巢功能衰退与其有直接关系。当妇女绝经或卵巢功能衰退（包括卵巢切除）后，血中的胆固醇及甘油三酯就会逐渐升高，这是造成动脉硬化的重要原因。当动脉硬化严重时，子宫因内部动脉硬化而发生微循环障碍，导致局部缺血、缺氧，子宫内膜即发生坏死、出血。

“子宫中风”的特征是阴道出血，出血量与持续时间因人而异。有的人突然发生大量出血，可致患者休克；有的人则表现为间断性少量出血，呈贫血面容。这种病易发生宫腔感染，有时会出现低热、白细胞升高。

用药仍要针对动脉硬化，“子宫中风”的治疗原则，是针对动脉硬化用药，改善全身血管功能，应用保护血管、抵抗动脉硬化的药物。若发生感染，应及时有效地应用抗生素。出血时可用止血药。

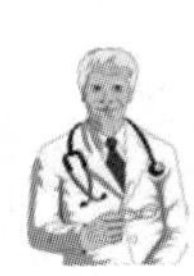

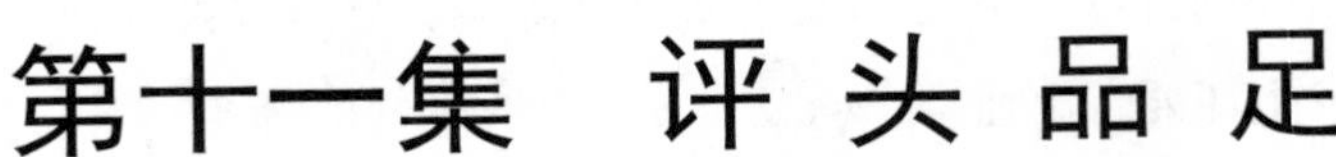

第十一集 评头品足

No.1 无名指并非“无名之辈”

人们常说名字只不过是一个人的符号，那么，人体各系统的“部件”名称，也就可以说是人身上的符号了。我们身上的器官和肢体之名称都有其来历，有的是根据祖国传统医学的称谓而来，有的却来自外文名称的意译；有的是中西同名，有的则中外异称。比如无名指，在我国无名——“无名之辈”，但在国外却有名——“有名之流”。

把人的第四个手指称为无名指，这是中国古代沿袭下来的称谓。为什么把它称作无名指呢？乃是因为古人认为它在徒手操作时，派不上用场，因此就叫它为无名指。在辞书中有这样的记载：“无名指，手之第四指也。”《孟子·告子上》：“有无名指屈而不信。”（信，伸直）赵歧注：“无名指，手之第四指也，盖以其余指皆有名，无名指，非手用指也。”就这样，因为认为它是“非手用指”就不给它“名分”，成了“无名之辈”。其实，在国外，无名指是有名的。西方称它为环指（ring finger），为戴戒指的手指。新郎新娘交换戒指即“定位”套入无名指上（通常是左手无名指），而且在无名指戴有戒指者，亦成为已婚的标志。

在日本，除了称其为无名指（来自中国）或环指（来自西方）外，它另有两个别名——“药指”（くすりゆび）和“红差指”（べにさしゆび）。

关于“药指”的语源，《大辞林》中说：“人们用这个指头把药溶解于水，而得名。”《大言海》中说，古代人们把这个指头称作“无名指”，

到了室町时代，药师（くすし）把药溶于水的时候用这个指头，所以，由“くすし（药师）ゆび”就转变成“くすりゆび”。（日语原文：「薬指」の语源は『大辞林』によると「〔薬を水にとくのに用いたのでいう〕とある。『大言海』には，古く「名无しの指」と言ったが，室町时代に薬师（くすし）が薬を水に溶くのに使い，「くすしゆび」から「くすりゆび」になったかとある。）

称其为“红差指”则是用无名指头研磨胭脂、口红涂抹唇颊。

人的第二指，我国称为食指，这一称谓有两种说法：其一是因为婴幼儿常将第二指放在嘴里含吮舐食；其二是古人用这个指头来蘸汤水、食物先尝尝味道，所以食指又称为“啑盐指”。古人云：“食指，啑盐指也”，这是见诸《证俗文》的解释。何谓“啑盐”？用老百姓的话，就是尝咸淡，知味道。另外还有“食指大动，口福之兆”的典故。春秋时期，郑国贵戚子公（公子宋的字），他的食指有特异功能，每次在吃到美食之前，都会食指大动，为他做预报。在汉语中有“染指”一词，典出《左传·宣公四年》，说的就是子公（公子宋）。有一次郑灵公请大臣们吃甲鱼，故意不给子公吃，子公很生气，就伸出食指向盛甲鱼的鼎里蘸上点汤尝尝走了。后人用“染指”比喻分取非分的利益。

外国不称第二指为“食指”，但是老外中的吸烟人士却以婴幼儿吮舐第二指的现象作为借口，说吸烟是“人的天性”，他们说，既然婴儿生下来没有人教就放个指头在嘴里，那么，长大了也应当放根手指状的香烟抽吸，以延续这种“天性”。西方称食指为“示指”（index finger），这一称谓似乎更为确切。因为人们习惯用第二指来“指示”某一事物。我们说“指挥”，挥动的就是第二指；我们所说的“指点江山”“指示方向”乃至“牧童遥指杏花村”都是伸出第二指来表示的；所谓“指示”也是用第二指来表示的。

拇指与其他四指不同，它虽然仅有两节，但它可与其他四个任何一个手指相捏对碰，而其他四个手指却不能互相捏碰在一起；由于它的功能最大和最重要，故有“手指之母”之称，汉字的“拇”即提手偏旁加上“母”

字就是表示它是五个指头中的老大。有意思的是南方粤语和客家语称拇指为“手指公”，看来他们要跟女同胞“决一雌雄”，连手指的“老大”也不称“母的”要称“公的”，不让“女士优先”。

No.2 喉结——“亚当的苹果”

众所周知，男子汉的喉结明显突出，在讲话或吞咽时上下移动，女子的喉结则不明显。喉结，乃甲状软骨向前颈部突出之物，系男性第二性征之一。关于喉结之名，西方称它为“亚当的苹果”（Adam' s apple）。据说亚当和夏娃在伊甸园偷食禁果（苹果），夏娃吃下后，亚当也开始吃，但是，刚刚把苹果吞到喉咙时，上帝骤至，亚当不敢再往下吞，于是卡在喉部，遂形成喉结。因此女性（夏娃们）的喉结不显，男性（亚当们）则喉结明显突出。这只是神话故事而已。与神话故事有关的解剖名称还有寰椎。寰椎又称为第一颈椎，“寰”通“环”，含有旋转的意思，乃表示由于寰椎的支持，头部可以左右旋转活动。但英文名词却称它为阿特拉斯（Atlas），阿特拉斯是希腊神话中的巨神之一，他能够用自己的头、肩和手作为支柱来支撑着天（地球），不让其坠落，因此，解剖学家把托起头颅（象征天和地球）的第一颈椎，也就比喻为擎天（扛起地球）的巨神而称它为阿特拉斯。欧洲人常以这位巨神的画像装饰地图封面，至今称地图也是 atlas。地图是地球的表面图形，也就以此来象征地球。

No.3 锁骨原系“钥匙骨”

人的胸部以锁骨为上界。锁骨是以“形”取名的，但不是“锁头”而是“钥匙”。锁骨的称谓不是中国“土产”。而系西方对它的命名，因为这根骨头形似古罗马的一种棒状钥匙（clavicle key），故锁骨的外文名为 clavicle。真正的意译应译为“棒状钥匙骨”或“棒状骨”。

像锁骨一样以形取名者为数不少，比如咽部的悬壅垂，英文为 uvula，此词源于拉丁语，意为“葡萄”，悬壅垂的确形似葡萄。我国对它的俗称叫“小舌头”。有趣的是俄国人也把它叫作“小舌头”（язычок）。“悬雍垂”是我国以其功能而取的名称，因为悬雍垂在饮食咽下时有闭塞鼻腔通路的作用，故名。悬，乃悬挂也；“雍”通“壅”，壅塞也。咽部的扁桃体也是以形似扁桃而得名，其实“扁桃”不是桃，而系杏——巴旦杏，乃从伊朗文 badam 音译为“扁桃”，所以巴旦杏的学名为扁桃，巴旦杏仁的成分与效用大致与其他杏仁相同。

以形状取名的器官和部位还有不少，如甲状腺、松果体、主动脉弓、上臂的三角肌等。再如，把胸骨比作一把剑，上部曰“柄”，中间曰“体”，下端就叫作“剑突”。大家经常听到的冠状动脉（coronary artery），所谓“冠状”（coronary），并不是“帽子状”，而是像雅典奥运会冠军头上戴的“桂冠”。因为冠状动脉的左旋支与右旋支环绕心脏如“桂冠”状，故得此名。

No.4　头颅与首级

头部即人之“首”，是人体的“顶峰”。人们把头部作为“第一”的代称，诸如头等、首脑、元首、首长、首席，以某某为首等。国画大师张大千的友人赠送给大师的对联：“海到尽头天是岸，山至高处人为峰。”意境高广开阔。“山高人为峰”说明了一个人只要肯攀登，就能达到“登泰山而小天下”的境界。而头部作为人体之“顶峰”，尚有帽子更在“首”之高处。皇帝有皇冠，学者、官员有“头衔”……因此，笔者也拟有一联：身躯颅为首，人高帽为峰。

以往处决犯人，皆以砍头（斩首）示众。其实不是砍头，而是斩颈，挥刀砍颈而身首分离，命归黄泉。

在古代战场上，砍下敌人的头颅称为“首级”。为何称呼头颅为“首级”呢？那是因为砍得敌人的脑袋一颗便可以升一级。秦商鞅变法时，搞军功爵制。前八级的升级，是在战场上杀一个敌人，把头（首）提回来就升一级。因为砍一颗“首”就可以升一“级”，所以“首”也叫“首级”。当然，不能上交一颗“首级”就提升一级，若上交一百颗岂非要提升一百级吗？

据说韩、朝古代也有上交杀死敌人的头部器官当作战功者，由于携带头颅（首级）过重，遂有割下敌人的耳朵或鼻子以“领赏”，为了避免割下妇女的鼻子充数，割鼻子还得连着长有胡子的上唇。

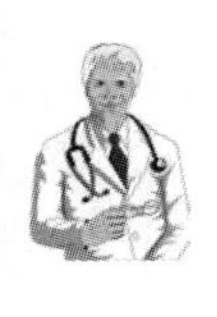

No.5　面孔与七窍

人的面部又叫作脸，俗称为面孔或脸孔。据郭沫若考证，“孔”就是“窟窿”的切音：窟窿－窟窿——“孔”。面部的正面有5个“窟窿”：眼2鼻2口1；侧面有两个“窟窿”：耳2；合计共有七孔，通称“七窍”。

实际上，一般所说的面部为人类头部人体正面部分，范围为额至颌。包括额、眉、眼、鼻、口、唇、皮肤、颊、颌等器官或部分。其中眼、耳、口、鼻、喉称为“五官”，主要就是指颜面器官，但是严格而言，耳、喉两者并不位于颜面。由于正面有“五孔”，故称为“面孔”。

No.6　眼睛与瞳孔

1. 眼睛

眼睛称为“目”，“目”为象形字。事实上把“目”字倒下来更为形象。眼睛要看之处称为“的”或“标”，故有“目的”（箭靶的中心叫作“的”，眼睛盯准箭靶子）“目标”（射击、攻击或寻求的对象或想要达到的境地或标准）等词汇。有句成语曰“有的放矢”，本意是眼睛要瞄准“的”（箭靶子）来射箭。据说有位老师叫学生按此成语来造句。学生曾经听过老师讲过“矢”是“屎”的代称，并曾举《送瘟神》中的诗句“千村薜荔人遗矢”说，“遗矢”即“遗屎”，意思是拉肚子。学生牢记“矢”就是“屎”，既然“有的放屎”，那么便造句曰：“在公共厕所里，有的大便，有的小便；有的放屎，有的放屁。”老师阅卷后非常生气，遂用红笔批上二字：“放屁！”

是否把人或事放在心上，一般均用眼睛来表达。对人有“看得起”与“看不起”之分，对事有“重视”与“轻视”之别。阮籍是建安作家阮瑀的儿子，他和嵇康、向秀、山涛、阮咸、王戎、刘伶等是好朋友。他们经常在山阳竹林之间游玩，人们把他们称为“竹林七贤”。传说，阮籍能作“青白眼”：两眼正视，露出虹膜，则为“青眼”，以看他尊敬的人；两眼斜视，露出眼白，则为“白眼”，以看他不喜欢的人。据说阮籍母亲死时，其好友嵇康来慰问，阮籍给的就是“青眼”；而阮籍看到不顺眼的嵇康的哥哥嵇喜来吊唁时，阮籍就是给的“白眼”。青睐或垂青，表示对人喜爱或尊重，即源于此。不过青睐与垂青还有一定的差别，青睐是指对某一东西的偏爱；垂青意思也差不多，但是垂青是指上级对下级的喜爱，两者地位不同。

老年人容易罹患“青白眼病”——青光眼和白内障。老年人罹患“白眼病”（白内障）最常见，也常可患“青眼病”（青光眼），有的是两者之间而互相促发，先后形成而致“青白眼病”。中国科学院院士，经济学家、历史学家、社会学家、国际问题专家陈翰笙（1897—2004）享年108岁（达到“茶寿”），他就患有青光眼及白内障，他却说：“我一生就有这个‘一青二白’的毛病。”“一青二白”与“一清二白”谐音，显示他对待疾病的乐观态度。

人们往往没有注意到，“眼”还是一种计量单位。由于眼睛有泪腺，昼夜不停地分泌泪液，就如泉水、井水昼夜不停地涌出一样，因此，泉和井便称为一眼泉（一眼清泉）、一眼井（一眼水井）。石油之“油井”也称为“眼”，表示石油源源不断、取之不歇之意。

还有一种误解是，眼睛瞎了，就不会流泪了。其实，盲人也会流泪的。因此，有一首著名的“打油诗”（十七字诗）就存在这方面的错误。说是有位秀才自幼父母双亡，靠舅舅抚养成人。这秀才爱作十七字的打油诗而惹出是非，一次他作打油诗触怒了县令，县令吩咐拖下去打40大板，然后充军发配辽阳（在东北）。临行那天，舅舅赶来送行，两人抱头痛哭。这秀才一遇喜怒哀乐就要作诗。这时，他扶在舅舅肩上，边哭边说：“充军去辽阳，离舅如离娘。两人同下泪，三行。”原来，他舅舅瞎了一只眼。其实，应该是“四行”，因为舅舅那只瞎了的眼也会流泪的。

2. 瞳孔

提起瞳孔，可能不少人会联想到吴育赏画的故事。说是宋代文学家欧阳修曾得到一幅画着牡丹花丛的古画，牡丹花丛下还画了一只猫，他识别不出这幅画画得是精妙还是粗糙。丞相吴育与欧阳修是儿女亲家，一天，吴育到欧阳修家，见到这幅《牡丹图》，观赏一阵后说："这是正午牡丹啊！"欧阳修听后，大为诧异。这幅牡丹图悬挂厅壁已有时日，他时时观赏，却没看出其中的奥妙，而吴育却一语道出。欧阳修不由得连忙向吴育求教："何以见得？"吴育指划着这幅画解释说："以什么来证明它是正午牡丹呢？因为它的花瓣分散下垂，而且花色干燥，这是正午的花态。再看画中的那只猫，瞳孔细成了一条线了，这是正午猫眼的样子。"接着，吴育进一步剖析说："早晨的花带着露水，花瓣是收敛在一起的，而且湿润有光泽。猫的瞳孔，早上和晚上都是圆的，接近中午时，猫的瞳孔就逐渐变得狭长，到了中午，就细如一条线了。"欧阳修听了吴育精细的分析，茅塞顿开，心悦诚服。

人和动物的眼球中间的圆形小孔，是光线进入眼睛的窗户，叫作瞳孔。古代称瞳孔为"目瞳""瞳子""瞳人"或"瞳仁"，都离不开"瞳"字，这个字是目字偏旁加上一个儿童的"童"字。那是因为你看别人的眼睛时，在别人的瞳孔中可看到你的形影像个小童，故称目童为"童人"（小孩子）。有意思的是，英文称瞳孔为 pupil，这个外文名词，除了指瞳孔之外，也有小学生和幼童的含义。这可以说中外对瞳孔的命名是"不谋而合"了。

瞳孔也可以说是一台"测谎仪"，通过它的变化可以测试出言谈的可信度。有研究人员将 20 个人随机地分为两组，其中有 10 个人已被禁食四五个小时，另有 10 个人刚吃过食物。现在分别在他们面前摆上美味佳肴。试验的结果是：前者的瞳孔要比后者大 2.5 倍。"挡不住的诱惑"从瞳孔里反映出来，真实的情感暴露无遗。在对学生进行另一项实验时发现，如果他们认为测试题简单易做，瞳孔就大体保持原状，如果题目偏难，他们的瞳孔不约而同地扩大到最大限度。心理学的研究也表明，口是心非、编造谎言者，瞳孔往往会由于心慌而扩大。表里如一、说老实话者，因为内心平静而瞳孔就处于正常状态。所以，西方的测谎手段之一，就是看人回答问题时瞳孔的变化情况。瞳孔之所以不会撒谎，是因为它受着自主神经

（即交感神经与副交感神经）的支配。

瞳孔既然不会撒谎，那么，人的内心的想法和喜厌，也就会从瞳孔中反映出来。因此，瞳孔还是心理活动的晴雨表。医学界的研究人员在长期观察中发现，当人们心情愉快或见到渴望见到的人时，瞳孔就会扩大；反之，如果是见到厌恶的人或者是心情烦闷时，瞳孔就会缩小。瑞士心理学家汉斯经过多年的潜心研究发现，瞳孔的变化，是初涉爱河者第一印象的准确反馈。例如初次见面，如果女性对男方无好感，凝视对方脸颊的瞳孔立即由大变小；如果是一见钟情，扩大的瞳孔则立即将男性的尊容摄入并马上移开视线，唯恐对方发现自己瞳孔里泛起的频频秋波。瞳孔的大小变化还能反映出女性的魅力所在。日本爱媛大学福井康之教授等人曾做过如下实验：在评选两张看上去几乎一模一样的同一女性照片的魅力时，不知为何参评者都不谋而合地选中了经过摄影师巧妙加工，把她的瞳孔放大的那一张。很多西方肖像画家为了表现女性的妩媚，特意把瞳孔画得很大。中世纪意大利女性常在参加晚会前，用颠茄制成的药水点眼，为的是使瞳孔放大，显得更加妩媚动人。颠茄的外文为 belladonna，这个词汇来自意大利文 bella（漂亮的）donna（女郎）。瞳孔在强光下缩小，在弱光和黑暗中扩大，我国的情侣们往往喜欢在夜幕降临时约会，就是因为那时双方的瞳孔都比较大，互相交流爱意更加浓厚。宋代著名文学家欧阳修攫住了这一现象而写出了“月上柳梢头，人约黄昏后。”这千古佳句。

通过瞳孔变化可以窥探他人的心思。古代的波斯商人是观察瞳孔的老手，在出售宝石之类的贵重商品时，他就盯着顾客的眼睛看，如果看到买主的瞳孔放大，那就说明买主对此很感兴趣，他就会趁势抬价；如果他看到买主的瞳孔没有什么变化，那就说明买主并不是十分感兴趣，他就会把价格压低。现代已经知道瞳孔变化会泄露内心的“机密”，因此有些人就设法不让别人观察到他的眼睛。如世界著名的谈判家阿里斯多德·亚纳西斯，他在谈判时总是戴着墨镜，这样他的瞳孔就不会将他的思想情绪泄露出来。的确，瞳孔是心灵的窗户，它会发出真实的信息，向人们转播“它的主人”的心情和病情的实况。

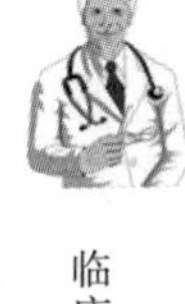

No.7　鼻子与鼻祖

鼻子是面部的"制高点"，人们喜欢把创始人称为"鼻祖"。要解释"鼻祖"，首先得从"鼻"字说起。"鼻"的本字原为"自"。甲骨文和金文中的"自"字都像人的鼻子的模样，"自"和"鼻"的读音是一样的，许慎《说文解字》云："自，读若鼻。""自"在古文中一般作为第一人称代词，即解为自己，因为人们常常说到自己的时候总是指着鼻子来表示。既然"自"字做了人称代词了，那么要写"鼻子"的"鼻"时，又该用哪个字呢？于是又另造了一个形声字代替，在"自"字下加了一个声符"畀"，就出现了一个新字"鼻"，从此，"自"和"鼻"就有了不同的分工。"自"的本义是"鼻子"，并因指着鼻子表示本人。随之就引申为介词，表示"从"再引申为动词"始"。《说文》里有"今以始生子为鼻子"的说法。就是把生的第一个儿子称"鼻子"，这里的"鼻"字的意思即"第一""最初"或"开始"的意思。所以，最早的祖先、创始的祖师就称"鼻祖"了。

由"自"字组合的某些汉字，有的就含鼻子的意思。如"臭"字，由"自"（"鼻"）与"犬"组成。通俗而言，则"臭"即"狗鼻子"之意。"臭"字并非单纯表示臭气和臭味，而是指各种气味（包括香臭气味）的总称。《周易·系辞上》即有"其臭如兰"之说。因此，"臭，凡气之总名，气通于鼻皆曰臭，无香秽之别。"那么，何以"臭"字由"自"（"鼻"）加上"犬"字呢?《说文解字》："臭，禽走，鼻而知其迹者犬也。从犬自。"这里便是说狗的鼻子最灵敏，故"犬"与"自"（"鼻"）便组成了"臭"字。

有意思的是狗外出时，每走一段路就要拉一次尿作为"记号"，回来时边走边闻，按它的尿味便能顺利回到起点。

鼻子是人体面部的"形象大使"，人们往往把"不要脸"一词对友人采用婉约的说法——"不要鼻子"。原来在面部，鼻子最为突出，特别显眼。鼻子还是常常被人们调侃的器官，鼻子长得大、长得扁、长得塌、长得红都会成为名人幽默的题材。

苏东坡门人张文潜中年生病，头发眉毛都已脱落，鼻子也塌了下去。

东坡当众说了一则笑话：孔子率领弟子周游列国时，弟子贪玩，趁孔子不在溜出去玩，后见孔子出现，大家急着躲避。子路反应快，爬到树上去了；子贡躲到墙壁后面；颜回反应慢，找不到地方躲避，最后看到一座烧纸的塔，才躲了进去。孔子走过去之后，只有子路居高临下看得见，于是跳下来喊道："子贡、颜回，吾师去也！"然后说此塔应取名为"避孔塔"。苏东坡乃用谐音取笑张文潜鼻孔塌。

鲁迅也有一则关于鼻子的趣话。有一次，他的侄子跟他一块吃晚饭。侄子看见他父亲的鼻子比鲁迅的高，便对鲁迅说："大伯，您跟爸爸哪儿都像，就是有一点不像。"鲁迅问他："哪一点不像呢？"侄子说："爸爸的鼻子又高又直，您的呢，又扁又平。"鲁迅摸了摸自己的鼻子，笑着说，"我小的时候，鼻子跟你爸爸的一样，也是又高又直的。"侄子问："那怎么……"鲁迅接着说："可是到了后来，碰了几次壁，把鼻子碰扁了。"侄子感觉奇怪，便说："您怎么会碰壁呢？是不是您走路不小心？"鲁迅说："你想，四周围黑洞洞的，还不容易碰壁吗？"侄子好像听懂了鲁迅的解释，随之说道："墙壁当然比鼻子硬得多了，怪不得您把鼻子碰扁了。"在座的人听了都哈哈大笑起来。

西方人比中国人的鼻子高，也曾被毛泽东幽了一默。1976 年 1 月尼克松总统的女儿朱莉和她的丈夫戴维 · 艾森豪威尔访华期间受到毛泽东的接见，能得到如此殊荣，确实喜出望外。接见时戴维凝视着毛泽东，引起了毛的注意，问："你注意到什么？""我在看您的脸。"戴维说，"您的脸的上半部很——很出色。" 听完译员的翻译，毛说："我生着一副大中华的脸孔。" 毛泽东对戴维说："中国人的脸孔，演戏最好，世界第一。中国人什么戏都演得，美国戏、苏联戏、法国戏，因为我们鼻子扁。外国人就不成了，他们演不了中国戏，他们鼻子太高了。演中国戏又不能把鼻子锯了去。"

胡适有一首调侃杨杏佛的大鼻子诗广被流传。"杨大鼻子"，是胡适给好友杨杏佛起的外号。某天，胡适去杨宅造访，不巧主人没在家。性格幽默诙谐的胡适独坐无聊，忽发诗兴，留下了一首打油诗《致杨大鼻子》：

鼻子人人有，唯君大得凶。

直悬一宝塔，倒挂两烟筒。

亲嘴全无份，闻香大有功。

江南一喷嚏，江北雨蒙蒙。

杨杏佛回来后见此大笑，连呼：“好诗！”

据传黎少坪曾经戏作一首嘲“酒渣鼻”的诗。黎少坪乃湖北黄陂人，曾任国民党的湖北财政厅长。抗战时期客居恩施。一日偕友曹某赴重庆，途中与曹某论及面相。黎曰：“尊相甚佳，惟鼻齇，实为美中不足，我念首诗你听，你不会见怪吧！”曹答曰：“愿闻其详。”黎即诵其诗句：

非染亦非烘，祇固肺火攻。

春深玫瑰紫，秋老荔枝红。

仿佛猪肝似，依稀狗肾同。

如何将此物，挂在脸当中？

曹与同行者闻之，皆忍俊不禁。

No.8　牙齿·智齿·龋齿

1. 牙齿

在我国，牙齿可说是“牙”也可说是“齿”。但在日本，这两个字却有严格的区别：人的牙齿叫“齿”，动物的牙齿叫“牙”，不能混淆。汉字的“齿”字，繁体为“齒”，是象形字，上部为一个“止”，下部乃下颌之上的上下两列牙齿，其中的四个尖端朝上的类似“人”字，表示牙齿的形状。有人戏把这“人”字，改为“八”字，四个“八”共三十二，成人的牙齿“编制”就是 32 颗，长够 32 颗为“止”。（本书第二集 No.8 汉字形象与医药用字，也曾提及此论）

古代以“齿”来表示年岁，故“龄”字从“齿”，从“令”。“齿”指“年纪”。“令”意为“当面受役使”。“齿”与“令”联合起来表示“官府规定的服役年纪”。其本义是：法令规定的普通人承担国家义务和享受个人权利的年纪。古代国家对人民的结婚、服役等年纪都做了法律规定。在国家法令规定的年纪范围内的人才可以结婚、当兵或服劳役。这种法定年纪的概念反映到汉字中，就是以“齿”（年岁）为“令”，两者组合为“龄”。

牙齿讲究整齐与卫生，古人用“龃龉”来形容牙齿参差不齐，用“龌龊”来形容牙齿肮脏不干净，是一种病态。龇牙裂齿的，那就是形态不美观了。这些以“齿”为偏旁组合的词汇往往用到现实生活中。如“龃龉”乃牙齿参差不齐，上下对不上，比喻两人意见不合，或谓仕途不顺。“龌龊”表示肮脏，不干净。形容人品质恶劣，或形容气量狭小，拘于小节。

2. 智齿

虽然牙齿“编制”是 32 颗，其实，一般人在幼年期间乳牙脱落之后长出的牙齿有 28 颗，成人还会长 4 颗，就成了 32 颗。然而人的牙齿并非都能够长满 32 颗“编制数”的，那是因为 4 颗智齿并非人人都长。智齿叫作“尽根牙”，在医学上称为第三磨牙。第三磨牙为何称为“智齿”呢？据史载，这一名称是南北朝名医徐之才所创。徐之才出身医药世家，他从小聪慧可人，十三岁就被招为太学生，粗通礼、易，被人称为“神童”。再大一些，他博览经书，又知晓天文，特别是医药，得了家传，更为精通。他不但医术出名，而且口才也非常好，在帝王面前非常知道讨好。有一次北齐武成帝长了颗“牙”，就是所谓的智齿，问身边的御医怎么回事，因为长智齿是个平常的事情，于是尚药典御邓宣文就以实相告，结果武成帝非常生气，使实话实说的邓宣文莫名其妙地被打了一顿。然后又叫来徐之才，让他说怎么回事。机灵的徐之才赶紧上前拜贺说：“恭喜皇上，皇上长的是智慧齿呀，长智慧齿的人都会聪明长寿！”结果武成帝龙心大悦，立刻给了徐之才很多赏赐。有意思的是老外也称第三磨牙为“智慧齿”（wisdom tooth），他们是根据这 4 颗第三磨牙正好在 16 ~ 20 岁时开始萌出，此时人的生理、心理发育接近成熟，于是被看作“智慧到来”的象征，故称它为“智齿”——智慧之齿。这真可谓中外之见不谋而合。

3. 龋齿

龋齿的“龋”很多人把它念作“禹”，正确的读音为（qǔ）。龋病俗称虫牙、蛀牙，那是我国古代以为是“牙虫”蛀噬牙齿而形成齿洞。解放前便有江湖骗子说可以“挑牙虫”来治疗蛀牙，他预先准备小虫子，假装挑牙虫的动作，当患者张嘴仰头之际，迅速将预备好的小虫子夹出来。“齲”是“齿”与“禹”。我国著名历史学家顾颉刚当年考证大禹是条虫子，曾经遭到鲁迅的嘲弄。不过，若把“禹”当作“虫”那也就可解释“齲”为“虫牙”了。

No.9　三寸不烂之舌

舌头，它是构音和说话的重要器官，于是汉字中“舌”与“言”组成“话”字。英语称舌为tongue，这一词汇也含有“语言”的意思，如the English tongue即“英语”。在俄语中“舌”与“语言”则系同一个词汇——язык。

舌头作为人类的语言工具，衍生出“舌战”一词，所谓“舌战”就是通过语言进行“论战”，在《三国演义》中诸葛亮为了说服孙权出兵伐魏而“舌战群儒”的故事最为著名。舌头还作为表达情爱的特殊器官，恋人之间的“舌吻”就是舌头的又一种生理功能。

大家可能都熟悉伊索寓言中的“舌头宴”，说的是伊索还是在做奴仆的时候，一天，主人要宴请当时的一些哲学家，吩咐伊索做最好的菜招待贵宾。伊索收集来各种各样动物的舌头，准备了一席“舌头宴”。

开席时，伊索端上来一盘盘舌头。主人和宾客都大惑不解，主人责问道：“伊索，今天让我的客人吃的是什么好菜呀？！”

伊索回答：“舌头，我的主人。”

主人说：“舌头怎么是好菜呢？”

伊索说：“舌头能言善辩，对尊贵的哲学家来说，这难道不是最好的菜肴吗？”客人们都笑着点头称是。主人又吩咐他：“伊索！明天，我明天要再办一次宴会，菜，要上最坏的。”

第二天的宴席上，伊索端上来的仍然是舌头。

主人大发雷霆："伊索！怎么又是舌头？"伊索幽默地说："老爷您看：这舌头，能歌功颂德，也能溜须拍马；能有话直说，是非分明，也能颠倒黑白，欺上瞒下；有时因一句话得福，有时又祸从口出——难道舌头不是最好的菜，也是最坏的菜吗！"

No.10 臂 膀

胸部的两侧是臂膀。"臂""膀"二字，都是"靠边站"的肢体之意。也可说是"干事"或"助手"。"臂""膀"这两个字的"月"即"肉字偏旁"。"辟"与"旁"都是两边的意思。国学大师钱穆先生当年在中学教书时，两只脚抵壁而眠。不禁想起壁字乃"辟"与"土"组成，觉得"辟"乃两旁的意思：壁——位于室之两旁；避——遇长者尊辈需站立路旁；劈——一刀分为两半；臂——位于躯体之两旁等。人的机体往往以"月"字偏旁的汉字来表达，但"月"字偏旁也表示时间。在汉字中，两者的区别在于"月"字的位置：位于左侧和下部者是代表机体的"肉"字，如肝、脾、肺、肢、脸、胃、肾等；位于右侧者代表日月、天气和时间的"月"字，如明、期、朝、朗、朔、望等（详见第三集 No.4）。

No.11 腰 部

人体或四足动物的胯上肋下的部分，分布在脊柱的两侧，介于髋骨和假肋之间。某些物体上相当于人腰位置的或状似人腰的部位；物体之中部，尤指比两头窄或细的中部。人和动物的中部，皆可称为半中腰，也就是中间或半截，例如：从半中腰（截住、切断等）；他的话说到中间（或半截）就停住了。不论是动物还是人，"拦腰"也是表示"中间"之意，如拦腰抱住；再如大坝把黄河拦腰截断。

腰子，即肾，人或动物的主要排泄器官。肾表面光滑，可分为上、下两端，前、后两面，内、外侧两缘。通常，动物的肾脏称为腰子（猪腰子、牛腰子），人的肾脏一般不叫"腰子"。

形容山丘的高度，可以“腰部”来比拟，则是以两条腿直立的人的腰部之谓，比如“半山腰”。

通常一个人有人支持或有“后台”常常说是“有人撑腰”，也有形容为“腰板子”硬。选美讲究“三围”比例与身高、颜值出众，“三围”包括胸围、腰围、臀围，赘肉缠腰必然落选。

No.12 肠　　肚

肚子是人体的“中原”，肚子里除了肝胆脾肾等器官外，盘踞其中的的是大小肠。人们常说诚实直率的人是“直肠子”或“一根肠子通到底”。其实，从肠道的解剖而言，肠道是弯弯曲曲的，从十二指肠到直肠末端（即肛门），大小肠全长约 7 米（二丈左右），大概有“九曲十三弯”。各段肠腔，是以长度、走向、形状而取名的。如十二指肠，乃其长度相当于十二横指，故名。空肠，系上接十二指肠，下接回肠之一段小肠。这段肠腔在对尸体解剖时见其空虚无物，故名空肠。大肠又称结肠，乃因其形状似打了一个个的“结”，故得此名。直肠和乙状结肠也因形而取名。回肠、升结肠、横结肠、降结肠等则是以走向而得名。回肠与升结肠交界处是盲肠，由盲肠长出一条长度 6 ~ 8 厘米，外径 0.5 ~ 1.0 厘米的小“尾巴”，就是大名鼎鼎的阑尾。为何称它为阑尾呢？那是“阑”含有“残”“尽”的意思，阑尾即残留的尾巴之意。日语称它为“虫样突起”，英文为 appendix，意思是“附件”或“附属组织”。

No.13 骶骨与神龛

骶骨是一种大的三角形骨，由 5 块荐椎（繁体为薦椎）合并而成。骶即臀的意思，又称为荐骨（繁体为薦骨），荐为卧席，乃这块骨头平卧时紧贴着卧席。西方称荐骨为 sacrum，意为“神圣之骨”，因为荐骨形似古罗马的神龛，供奉着神灵。日本人根据这种意思，称其为“仙骨”（せんこつ）。

No.14　“坐南向北”之背部

“背”字由“北”与“肉（月）”组成，隐喻背部朝北，也就是指腹部朝南。“背”作为名词是指人体的后面，人体的面部、腹部是朝前的。“背”字作为动词的词汇，常用者有“背诵”一词，为何说凭记忆把“课文”或“讲稿”的内容背诵出来叫作“背书”或“背稿”呢？而学校老师常常要学生背书呢？原来过去教书先生要求学生背书，是看看学生离开书本能否念出来。教书先生的做法是把课本放在学生的背后，让他凭记忆诵读出来。这就是“背书”“背诵”的来历。时下，名人“脱稿”演讲，也就是“背诵”。即不是看着讲稿诵读，而是离开（脱离）讲稿凭记忆演讲。

No.15　“膀胱之蒂”前列腺

目前，前列腺的名气很大，我国曾经称它为“膀胱蒂”，为何称“膀胱蒂”呢？想必这与前列腺所处的位置有关，前列腺在膀胱的下面，如果把膀胱比作一个瓜的话，那么前列腺就像是瓜的一个蒂了。日本人称它为“摄护腺”，现在中国台湾地区仍然使用这一名称。20 世纪 30 年代，日本人按照英语 prostate gland 仿译为“前立腺”，乃谓其是“（膀胱）前（面）立（着的）腺”，这个名词传到我国，“立”字改作了“列”，遂成了“前列腺”。

No.16　“羞于见人”的耻骨

会阴部是人体的“隐秘地带”。这里谈谈其命名“有中国特色”的器官——耻骨。耻骨之名，中外有别。国人称它为耻骨，乃该骨位于阴部，因此“羞于见人”，故也可说它是“羞骨”。西方称耻骨为 pubic bone，意思为（附）有阴毛的骨。有意思的是古人造这个“耻”字，颇有生理学观点。“耻”本作“恥”。《说文解字》：“恥，辱也，从心耳声”。为何“恥”字由“心”和“耳”两者组成呢？《书·说命下》：“其心愧恥，若挞于市”。《六书总要》：“恥，从心耳，会意，取闻过自愧之义。凡人心惭，则耳热而赤，是其验也”。这里说的是因为内心惭愧，听人说后，耳朵发热，显然是一种生理反射。

提起害羞，我们称女性的阴道就有些太直白，老外却称它为“鞘”（vagina）就相对间接一些。

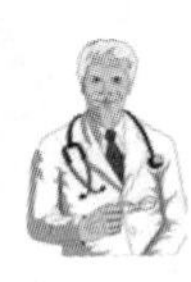

No.17　品　足

双足是人体的“基层干部”，古代则以膝盖以下称为足。《说文解字》：“足，人之足也，在体下，从口止”。《说文·通训定声》按，“足之口，非口齿字，但像膝髁之形状，下从止，止犹趾也，止成文，口不成文，故为合体形字”。这里说的是，从膝盖到足趾为足。足字上部的“口”不是文字（口字），而是膝盖的形状。昔时，把腿、脚、趾皆笼统称之为足。清代褚人获著之《坚瓠集》辛集卷三有一则“足说”甚为有趣，文中说：“脚者，却也，谓却而勿前也；跟者，艮也，谓艮而勿动也；趾者，止也，谓止而勿行也；腿者，退也，谓退而勿进也……”言下之意，乃提倡“慎行”，举步须三思。

英文之“足”为foot，这与英尺相同，英尺的英文也是foot。“足”和“英尺”为何同一词汇呢？据说，英国曾经有一段时期，各地的长度单位很不一致，于是，为了把它们统一起来，英王查理曼便让大臣量下自己的脚的长度，作为标准尺的长度，从此 foot 就有了“英尺”的意思了。另有一说是由 16 位教徒的左脚长度的平均值为 1 英尺。

No.18　说　臀

臀部，俗称“屁股”。作为人体的一部分，人们往往忽略它的重要性。其实，臀部在政治、权力、廉政、法律、哲学、医学、美学、人际关系等方面都有“举臀轻重”的地位。

首先，它是政治立场的象征，领导常常提醒下级“屁股要坐正”，不要坐歪了，更不能坐到敌人或者错误观点那一边去。

臀部是廉政建设的考核标准，群众对各级官员的廉政评价，就是看他的“屁股干净不干净”，民众同声呼吁，凡是“屁股不干净”的干部都要撤职查办。

臀部又是权力是否稳固的隐喻，皇帝坐龙椅要靠臀部效劳，这叫“坐江山”。如果政局动荡，社稷不保，人们就说这个皇帝没有把江山坐稳。提到某位新官上任几天就被免了职，往往说他屁股还没有坐稳就走人了，或者说板凳还没有坐热就下台了，板凳的温度当然是“臀温”导热的结果。

臀部又是办事效率和工作质量的指标，做事讲原则，不捅漏子，不留后患，就不会让别人给你“擦屁股”。捅了娄子，留下后患，就要人家给你“擦屁股”。

臀部也是官场上的寻求升迁之路的必经之地，求官者使出的招数之一就是“拍马屁”，紧跟着上司的屁股，说尽好话，高唱赞歌，上司放的屁都是香的，这都是得官前的“课堂作业”或“技术操作常规”。

臀部是威严而不讲情面的禁地，举凡具有霸气的官员或者蛮男刁女，他（她）们的屁股是摸不得的，人们常常说“老虎屁股摸不得”，这老虎就是指他（她）们。

臀部是古代行刑的重点部位，所谓“杖刑”就是用木棍拷打屁股，常常打得皮开肉绽。过去把办了错事两人同担，往往说：“各打五十板”，这也是“打屁股”的处罚，但只口头上的比喻。明代的朝廷时兴“廷杖”，大臣犯了事，或一言不合冒犯了龙颜，一声喝令，当众扒下衣裤打屁股。不论职位多高，功劳多大，肚子里有无才学，这时候一概没用，只看屁股上的肉厚也不厚。打完还要伏首叩头高呼：“谢龙恩。吾皇万岁，万岁，万万岁！”因为杖刑总没有推出午门斩首可怕。

臀部所以俗称“屁股”，乃是以它的“地理位置”所决定的。即从“屁”的 exit（出风口）到大腿（股）这一块地盘，它的疆界内以“屁”为起点，外达“股”为终点，于是叫作“屁股”。这就像“京广铁路”一样，是从北京到广州那么一段。

臀部含有哲学的概念。它既是“一分为二”又是“合二而一”的肌体。

臀部特别任劳任怨，小孩调皮做错事它替孩子受过，挨竹鞭抽打；人体任何部位生病它也“毫不利己”地替别处分忧，忍痛挨针扎。它的这种高尚精神是身体其他部位望尘莫及的。

臀部是一把“量天尺”，大家也许不知道天有多高，但是，农村的妇女就知道：天有两个屁股那么高。因为她看着自己孩子拉屎，蹲下来屁股朝上翘，往往就会说，“你别把屁股撅得半天高。”一撅屁股就半天高，两个屁股岂不就“欲与天公试比高”吗？

臀部也是民间的时钟。日上三竿还不起床，家里的“堂客”就会催促你起床，她向你报时曰：“日头都晒屁股了，还不起来！”所谓“日头晒屁股”大概就是早上八九点钟。

臀部跟心脏有关。最近国外医学家发现“臀围”大小与心血管病的发生率相关。他们发现，臀围超过 40 英寸（约 1 米）的妇女，患心血管病的概率比臀围小的妇女低 50% 以上。

臀部也是女性形体美的重要组成部分，“胸围”“腰围”“臀围”的比例合理，才能构建出苗条、曲美的身材。于是臀部大小又会影响选美的成功系数。“丰乳肥臀”是女子成熟的象征。在黄金分割中臀部充当了重要的角色，于是人们把大小适度的屁股称为“美臀”。

臀部是女性的敏感地带，常常是遭遇性骚扰的“靶器官”。曾经当过胡适秘书的作家章衣萍，在他的《枕上随笔》有一句诗：“懒人的春天哪！我连女人的屁股都懒得去摸了！”于是鲁迅在 1932 年写的《教授杂咏四首》中，有一首便是调侃章衣萍的。诗曰：“世界有文学，少女多丰臀。鸡汤代猪肉，北新遂掩门。”

臀部还可作画。据说过去有一位画家，很会画《出水芙蓉图》，特别是那荷叶不但着墨浓淡有度，而且荷叶的叶脉也纹理自然，历历可见，深受人们的赞赏。但是，他作画都要关门闭户，不能让人看见。人们都怀疑他是怕别人模仿而不肯在人前泼墨。有一位孩子颇觉好奇，有一天在他作画时便在门缝里偷看。真是不看不知道，一看招人笑。原来，这画家画好荷花后，便脱下裤子，将屁股坐在墨池里，让屁股沾上墨汁。接着便往宣纸上的荷花两旁连坐几下，于是，栩栩如生的荷叶也就印在画幅上了……

臀部完全暴露俗称“光屁股”，而“光屁股”又是一般人对裸体的别称，农村则称为“光腚”。当年赫鲁晓夫诬称中国人两个人穿一条裤子，这是污蔑中华民族的谣言，难道 14 亿人口的中国人竟有 7 亿是“光腚”，于是受到全中国人民的声讨。既然光屁股就叫作“裸体”，说明除了肌肉注射，臀部是不能随便暴露出来的。

No.19　人体“管”“道”如何分上下

医生给患者下诊断常常有上呼吸道感染、上消化道出血或下尿路感染等名称。究竟呼吸、消化、泌尿器官的这些“管”“道”中，哪些是“上”哪些是“下”呢？不少人并不清楚。我们了解何谓“上”何谓“下”，对于疾病的诊疗和预防都有一定的意义。

上呼吸道感染（简称“上感”）是我们最熟悉的疾病，普通感冒就是属于上呼吸道的病毒感染。不少人以为“上感”就是感冒，其实，“上感”还可能是由细菌感染引起的，那就不能称为感冒。

自外鼻孔至环状软骨下缘，包括鼻腔、咽腔、喉头等，称作上呼吸道。声门以下为下呼吸道，包括气管、支气管、细支气管、细支气管末端进入肺泡。从呼吸道感染而言，病原体可以直接进入下呼吸道而使其发生感染，但更常见的是由于上呼吸道感染“下行”蔓延所致。下呼吸道感染一般比上呼吸道感染复杂而严重。

区别上、下呼吸道感染一般并不困难，上呼吸道感染多有鼻咽部的症状，如流涕、喉咙痛等，下呼吸道感染以咳嗽、咳痰为主；前者有咽部充血、扁桃体肿大等，后者可在肺部听诊发现啰音等异常呼吸音；胸部 X 线检查，前者无异常，后者则可能有异常发现。

临床上把消化性溃疡引起的胃或十二指肠出血、肝硬化引起的食道静脉曲张破裂出血等称为上消化道出血。上、下消化道的区分是根据十二指肠悬韧带（又称屈氏韧带）为界的（即十二指肠空肠曲为分界线。此处有一标志，称为十二指肠悬韧带，它像一条绳索，将小肠提起并固定在腹后壁。)位于此韧带以上的食道、胃、十二指肠、空肠上段等消化管道以及胆道、胰管等腺体导管称为上消化道（胆总管与胰管合并开口在十二指肠壶腹）；十二指肠悬韧带以下的消化管道称为下消化道，包括空肠下段、回肠和结肠、直肠和肛门。

上消化道出血较下消化道出血多见，严重的上消化道出血往往致命。著名画家陈逸飞就是因为肝硬化引起食道静脉曲张破裂导致上消化道大出血而死亡的。

通常我们可以从患者是呕血还是便血来区分是上消化道出血还是下消化道出血，显然，患者出现呕血那就肯定是上消化道出血；但是，上消化道出血可因“血往低处流”而进入肠道，故上消化道出血也可出现“血便”。那么，如何判定“上”“下”呢？我们可以从大便的颜色和特点加以鉴别。上消化道出血的血便呈柏油样，其特征是：观其色泽如黑色鞋油，察其性状似芝麻糊糊；闻其气味有血腥飘悠，查其病变在胃肠“上游”。而下消化道疾病出血的大便基本为暗红色或新鲜血便。

上尿路是指肾脏和输尿管，发生在肾脏和输尿管的结石就称为上尿路结石。下尿路是指膀胱和尿道，发生在膀胱和尿道的结石就称为下尿路结石。上尿路感染主要是肾盂肾炎，也包括输尿管炎；下尿路感染主要是急性膀胱炎，也包括急性尿道炎。

不论是尿路结石还是尿路感染，都是上尿路者较下尿路者麻烦。上尿路结石可引起肾绞痛，结石可排入膀胱或嵌顿在输尿管。上尿路感染的病菌虽然可通过血流抵达肾脏而发病，但多数是由于下尿路感染逆行而上，从“下游”到“上游”作案。

上、下尿路的疾病常常会出现血尿，临床上往往根据血尿“发源地”是哪个“路段”来判断和分析病因，对血尿“发源地”的定位，最简单的方法是做“三杯试验”。尿“三杯试验”的方法为：取三只透明无色洁净玻璃杯，在持续排尿（尿线勿中断）过程中，分别留取初、中、末三部分尿液进行检查，第一杯血尿为初血尿，第三杯血尿为终末血尿，血尿均匀分布于三杯则为全程血尿。初血尿——血尿仅见于排尿的开始，病变多在尿道。终末血尿——排尿行将结束时出现血尿，病变多在膀胱三角区、膀胱颈部或后尿道。全程血尿——血尿出现在排尿的全过程，出血部位多在膀胱、输尿管或肾脏。

No.20　人体部件的妙喻

某地犯罪团伙头目老K，纠集多名歹徒在奶头山咽喉要道行劫。为掩人耳目，常打扮成山民出没山腰。我公安人员早就掌握匪徒行踪，先将老K的心腹老Q抓获。老Q乃团伙骨干，系老K的臂膀。此人有头脑、有手腕但心胸狭窄，且具一副蛇蝎心肠；虽其诡计多端，但未能逃出我方掌心。入狱后，不费多少口舌，他便供出多年情同手足的老K及同伙，遂将劫匪一网打尽。——《缉匪记》

诸位看官读了这百余字的《缉匪记》之后，可能会发现文中有不少人体肢体或器官的名称，诸如头目、奶头、咽喉、心腹、骨干、臂膀、头脑、心胸、心肠、掌心、口舌、手足等，这些人体名称，已经“离开人体”而挪作别用——用于比喻某种事物。在日常生活中有许多事物均以人体的部位来比喻，如茶壶的肚子称为壶腹、起重机的吊杆称为吊臂。再如瓶颈、针眼（针鼻儿）、眉批、红头文件、匾额、港口、水喉（消防水喉，粤语称自来水龙头为水喉）、瓶胆、齿轮、月牙儿、扳手、墙脚、马掌。食物有腰果、脐橙、佛手。律诗的四联，第一联叫首联，第二联叫颔联，第三联叫颈联，第四联叫尾联。成语如七手八脚、有眼无珠、口是心非、心知肚明、焦头烂额、君子动口不动手以及以牙还牙，以眼还眼。俗语如黑心肠、拖后腿、红眼病、抱大腿、睁一眼闭一眼、大眼瞪小眼、小胳膊拧不过大腿、刀子嘴豆腐心、直肠直肚、一根肠子通到底等。人体名称的妙喻，是汉语的特色之一，兹将“人体部件”构成的词语选介如下。

软肋：这是时下最常用的比喻用词。软肋乃胁下的小肋骨。《医宗金鉴·刺灸心法要诀·周身名位骨度》“季胁”注：“季胁者，胁之下小肋骨也。俗名软肋。”所谓“软肋”即解剖上称为的“浮肋”，即人体胸腔的第 11、12 对肋骨。人体胸腔有 12 对肋骨，肋骨的前端连接不尽相同。第 1 对肋骨借肋软骨连于胸骨柄；第 2 对肋骨借肋软骨连于胸骨角；第 3 ~ 7 对肋骨借肋软骨与胸骨体相连；第 8 ~ 10 对肋骨借肋软骨依次连于上位肋软骨，形成肋弓；第 11、12 肋骨前端游离于腹肌之中，称浮肋。浮肋部位怕攻击，故多用于形容人或事的薄弱环节——抓住软肋（指抓住弱点），击中软肋（指击中薄弱环节），新闻报道中含“软肋”的例句甚多，如“审计暴露六大体制‘软肋’”“经典败局凸显致命‘软肋’”，等等。

头面：头部和面部。本系旧时妇女头上戴的装饰品。现比喻脸面，指有一定社会地位者——头面人物。

头脑：①比喻脑筋，引申为理智或思想——他头脑清楚；不要被胜利冲昏了头脑。②比喻头绪、要领——这事我摸不着头脑；丈二和尚摸不着头脑。③比喻首领、头领——《红楼梦》第九回：“太爷不在家里，你老人家就是这学里的头脑了。”

头目：某些集团中为首的人（多含贬义）——大小头目数十人。

眉目：①比喻文章的条理——这篇文章眉目不清。②比喻事情的线索、头绪——这件事终于有了眉目。

眉睫：比喻事情紧迫——迫在眉睫。

面目：本系表示脸的形象、相貌：面目狰狞、面目可憎。①比喻事物所呈现的景象、状态——面目全非、面目一新、改变落后面目、庐山真面目。②面子、脸面——事情办不成，我没有脸面回去见乡亲们。

耳目：①比喻以假象欺骗蒙蔽别人——掩人耳目。②所听到和见到的——耳目一新。③比喻替人刺探消息的人——为人耳目。

舌头：为侦讯敌情而活捉来的敌人——抓舌头。

口舌：指劝说、争辩、交涉时说的话——费了很大的口舌，才说服了他。

口齿：①说话的发音——口齿清楚。②说话的本领——口齿伶俐。

唇齿：唇和齿的合称，比喻关系密切，互相依靠——唇齿相依、唇亡齿寒。

喉舌：泛指说话的器官，比喻代言者——报纸应该是人民的喉舌；你们的笔，是人民的笔，你们是党和人民的喉舌。

咽喉：比喻形势险要的交通孔道（险隘）——咽喉要道。

关节：①骨头互相连接的地方。②起关键作用的环节。③指暗中行贿勾通官吏的事——买通关节、打通关节。

骨头：比喻人的品质、气概——懒骨头、硬骨头、软骨头。

骨干：比喻在集体中起主要作用的人——她是班里的文艺骨干。

骨架：比喻在物体内部支撑的架子——工地上耸立着楼房的骨架。

骨肉：指亲人——骨肉团聚。

腰杆：比喻靠山或提供支援或帮助的人——腰杆子硬。

手心：比喻所控制的范围——他逃不出我的手心。

手腕：指手段。①一般用作贬义，指待人处事所用的不正当的方法——要手腕骗人。②也可以指本领，能耐。

手脚：①比喻动作——手脚麻利、手脚利落。②比喻企图达到某种目的而暗中采取的行动——恐怕歹徒从中做了手脚。

手足：手和脚。比喻兄弟——情同手足。

臂膀：比喻得力助手——他是老总的臂膀。

脚跟：比喻立足点或立场——站稳脚跟。

股掌：比喻在操纵之中——不少高官情妇将高官玩弄于股掌之间。

项背：①形容人多拥挤——连续不断项背相望。②今多用以指水平，且多用于否定式，意谓学识水平相去甚远难望其项背——三亚之美，西湖难望其项背；鲁迅的杂文，当今所谓“大家”亦难望其项背。

心脏：比喻中心——首都北京是祖国的心脏。

动脉：比喻铁路——陇海铁路是横贯东西的大动脉。

心胸：气量——心胸狭窄。

心肝：①指良心——没心肝的家伙。②用来称最亲热、最心爱的人，多用于年幼的子女——小孙子是我的心肝宝贝。

心腹：指亲近而信任的人，一般用于反面人物——老七是三爷的心腹。

心肠：指思想意识和待人处世的善恶——好心肠、坏心肠、菩萨心肠、蛇蝎心肠、没有安好心肠、心肠软、心肠硬。

心眼儿 ：①内心——第一次到这里玩，打心眼里高兴。②心地——心眼儿好；直心眼儿。③聪明机智——他有心眼儿，想得周到；死心眼儿；缺心眼儿。④对人不必要的顾虑和考虑——他这人就是心眼儿多。⑤气量——小心眼儿；心眼儿小；这个人心眼儿窄。

腹背：指前面和后面——腹背受敌。

肝胆：①比喻真诚的心——肝胆相照。②比喻勇气——肝胆过人。

胃口：①比喻食欲或食量——我今天胃口不好。②比喻对事物或活动的兴趣——他对画画不感兴趣，打球才对他的胃口；我对他没有“胃口”。

脾胃：比喻对事物的喜好、憎恶的习性——两人脾胃相投；不合他的脾胃。

神经：借喻为丧失理智，言行违反常情——神经！发神经。

屁股：臀部的俗称，借指物体末尾的部分——香烟屁股、屁股冒烟（以往小汽车的车尾排气有一股浓烟，故以“屁股冒烟”指有小轿车坐）。

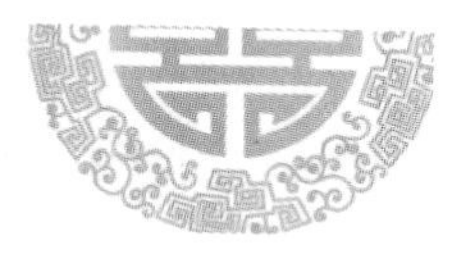

第十二集 药名探幽

No.1 没药却有药

在数千种中药中，有少数是从外国迁来的“移民”，这些“移民”来到中国加入中药行列，有的就“入乡随俗”地改用了中文名，如胖大海、乳香、番红花、胡桃仁等。但有些虽然入了“中国籍”成为中药大家庭的成员，但它们仍然保留外国名字，人们一听觉得它们的名字“怪怪的”，有的还会令人误解。像破故纸，一听好像是旧卷残页，其实它是植物的果实；昆布也不是什么布，而是海藻类植物；没食子不是乞丐；密陀僧不是和尚；没药不是没有药……原来，这些中药，仍取外国人对它的叫法，我们是按照其发音音译过来的。就像我们日常生活中经常接触到的沙发、席梦思、三明治、巴士、的士一样的外来语（借词），兹选释如下。

1. 破故纸

听其名必然想到它可能是旧报废纸之类的东西，其实，它只是一种豆科植物补骨脂的成熟果实。“破故纸”即系“补骨脂”的谐音，这名是根据梵文音译而来的。梵语称该植物为 vākucī，故汉译时根据其谐音译为补骨脂、破故纸或婆固脂。

2. 没药

没药，乍一听似乎是说没有药。其实它是橄榄科植物没药树树干皮部渗出的油胶树脂。没药一名音译自阿拉伯语，该地区称其为 murr，原意为“苦的”，因本品味苦。汉语拟音称其为没药或末药。

3. 槟榔

槟榔是大家熟悉的植物，其果实可作为药用。其名称亦源于外来语。该植物在马来语或印尼语中皆叫作 pinang，国人将 pinang 按其谐音译为“槟榔”，此又与“宾郎”同音，故有人称槟榔果可招待宾客。马来西亚的槟榔屿和槟城均称为 pinang。因此，有一种说法是本品产自槟榔屿而以地名为树名；但也有说因该岛屿盛产槟榔而取树名为地名。尽管说法不一，但槟榔之名自马来语音译而来是确信无疑的。

4. 密陀僧

这个密陀僧是由铅矿石冶炼而成的氧化铅，也称为黄丹。乃系以往取自铅矿提炼银、铅时沉于炉底的副产品，故又称为炉底，即粗制的氧化铅。本品在梵语中叫 mudarasingu，波斯语称为 murdāseng 或 murdarsang，据此音译为密陀僧。

5. 诃黎勒

本品是使君子科植物，中医以其果实（诃子）入药。诃黎勒的汉语发音应为（hēlìlè），而不发音为（kelílè）。诃黎勒之名系根据阿拉伯语 halileh 音译而来。李时珍则谓本品之名来自梵语（古印度语），意为“天主持来也”。可见，诃黎勒之名系来自古代西域之称呼，据音译来。

6. 昆布

昆布为海带科植物，属海藻类，它与海带、裙带菜均为同类海藻，仅仅是形状不同。均为褐色海藻。昆布之名来自日本的少数民族对其的称呼，生活在北海道、库页岛、千岛一带的阿伊努族将本品称为 kompu，汉语音译为“昆布”。

7. 没食子

又名墨石子、无食子、没石子、无石子、麻荼泽。为没食子蜂科昆虫没食子蜂的幼虫，寄生于壳斗科植物没食子树幼枝上所产生的虫瘿。本品是根据波斯（今之伊朗）称其为 maxzak 或 muzak 音译而来。

8. 胡芦巴

胡芦巴跟我们拿来做瓢用的胡芦不是一类东西，它是豆科植物胡芦巴的种子；又名葫芦巴、苦豆、芦巴、胡巴、季豆。阿拉伯语称本品为hulba，故汉译据其音译为“胡芦巴”。

9. 阿魏

阿魏又名阿虞、臭阿魏、哈昔泥、魏去疾、五彩魏等。为多年生草本，具有强烈的蒜臭。李时珍在《本草纲目》中曰：“夷人自称曰阿，此物极臭，阿之所畏也。波斯国呼为阿虞，天竺国呼为形虞，蒙古人谓之为哈昔泥。”因此，阿魏即为阿畏——意即“我畏”；也就是说，因其很臭，闻起来难受，故当地人称它为“我怕”（阿畏）。

10. 曼陀罗

曼陀罗又名洋金花。为茄科植物白曼陀罗或花曼陀罗的干燥花。梵语称为 mandārava，故按原音全译即为曼陀罗花。据李时珍谓，曼陀罗梵语意为“杂色”。

11. 荜茇

荜茇又名荜拨、荜拨梨、鼠尾等。为胡椒科植物荜茇的未成熟果穗。外文名为 piper longum，梵语为 pippali，意为“胡椒子”，汉译据音而来。

12. 腽肭脐

腽肭脐读作（wànàqí），又称为腽肭兽，系海狗或海豹的阴茎和睾丸，故又称为海狗肾。海狗在日本的阿伊奴族语称为 onnep，取其谐音译为“腽肭”，将此动物称为腽肭兽；而将海狗肾（即其阴茎、睾丸，并非肾脏）称为腽肭脐，乃因取其阴茎、睾丸时连肚脐一并取出之故。

以外来语命名的中药尚有阿片（鸦片）、萝芙木、苏合香、芦荟等，限于篇幅就不一一介绍了。

No.2　墨鱼缘何得“贼”名

据报载：有位水产品批发商罗某借口周转金不足，向朋友老王借 10 万元现金，答应 8 个月内按 15% 的利息本利一并还清。罗某交给老王一张用毛笔写的借条，白纸黑字十分清晰。老王给他 10 万元现金后就将借据收好放在抽屉的铁盒里。到了 8 个月，他遇见罗某提起还款的事，可罗某说近年来生意繁忙好像没有向谁借过钱。老王一听可急了，赶忙回家取借条以便索债，谁知取出那张借契竟是一张白纸。他即刻报警，向警方讲述借款经过。适逢老王的同事何老板也在场，而近期罗某也曾向他借去 5 万元，也有一张毛笔写的借据。警方向何老板要来罗某写给他的那张借据，经过化验，借据系用乌贼墨所写，是一张“乌贼契”。警方将罗某拘留审讯，罗某对利用“乌贼契”诈骗一事供认不讳。除如数还清老王的 10 万元和利息外，并以诈骗罪判刑 8 个月。

在海洋生物中，墨鱼因为具有特殊的“自卫”本领而有很高的知名度，它的腹部有一个装有墨囊的“大袋子”，遇敌即释放出墨汁“把水搅浑”而掩护自己匆匆逃走。不少人误以为墨鱼释放“烟幕”逃走是它被冠以“贼”名的由来，其实并非如此。那么，墨鱼为什么会落个“贼”名呢？那是因为墨鱼的墨汁会褪色，古时有些骗子就用墨鱼的墨汁来写字契，这字契日久就会褪色而变成了一张白纸；这种字契古时称为“乌贼契”，诈骗分子就用这种手法从中诓骗他人的财物。宋代周密的《癸辛杂识续集》载：“世号墨鱼为乌贼，何因独得贼名？盖其腹中之墨，可写伪契券，宛然如新；半年后则淡然无字，故狡者以此为诈骗之谋，故曰贼云。”据研究证明，乌贼墨汁的主要成分是吲哚醌和蛋白的结合物，会被空气中的氧气氧化而褪色。

除了墨鱼落了个“贼”名，中药大家庭中还有一味药也被冠予“贼”号，那就是木贼。木贼别称锉草、笔头草、笔筒草、节骨草等，由于其根节粗糙似有沙粒，古时木匠用其当“砂纸”打磨木器，将突出部分磨光，那么擦掉的木末就像被它“偷走”了，于是被错戴了“盗贼”的帽子。明李时珍称“此草有节，面糙涩。治木骨者，用之磋擦则光净，犹云木之贼也。”古代将专食苗节的害虫称之为贼，“食根曰蟊，食节曰贼。”这也是《本草纲目》中“木贼”之来历的注释。

No.3 忍冬花缘何叫作“双花”

某君患了感冒，他听说双黄连治感冒效果很好，于是到药店去购买两盒双黄连胶囊。可打开包装取出说明书，仅见其成分有金银花、黄芩、连翘三种药物。不禁产生疑问，遂对药店的销售员说，“双黄连胶囊”为什么没有“黄连”呢？销售员解释道，所谓“双黄连”不是两份黄连。这里的“黄”“连”不是“黄连”，而是指黄芩与连翘，而“双”也不是指“双份”的意思，“双”是指金银花。那么，为什么用“双”来代表金银花呢？那是因为金银花的别名是“双花”。

金银花是忍冬科忍冬属植物忍冬及同属植物干燥花蕾或带初开的花。由于其根系发达，凌冬不凋，所以又被称为“忍冬花”。而“金银花”一名出自《本草纲目》，由于忍冬花初开为白色，后转为黄色，因此得名金银花。金银花之所以又叫作“双花”，乃系此花总是成双成对生于叶腋，故有“双花”与“鸳鸯花”之称。

No.4 大黄缘何被授予“将军”头衔

大黄之名可说是家喻户晓，它是一味苦寒攻下的要药。由于其泻下力强，能荡涤胃肠积滞，驱散实热内结，有似斩关夺隘、勘定祸乱的威力，因此古人给它授予“将军”的称号。虽然有的研究者考证说大黄别称“将军”，乃来自藏语称其为“君木扎”“竣”的语音转衍而来，但尚未被公认。最早的医书《神农本草经》就有大黄的记载。汉代医圣张仲景、唐代孙思邈、明代李时珍及清代温病学家都是善用大黄的高手，难怪明代医家张景岳称大黄为“良将”。

大黄性寒、味苦，具有泄泻通肠、凉血解毒、逐瘀通经的功效。《神农本草经》说它“下瘀血，破宿食，荡涤肠胃，推陈致新，通利水谷，调中化食，安和五脏。”

虽然大黄以攻下泄实而堪称“将军”，但其用途实际上非常广泛。在可查的清宫医案中，大黄的使用频率排在所有中药的第十位。现代药理研究发现，大黄还具有收敛、止血、解痉、利胆、抗菌、抗病毒、抗寄生虫、抗肿瘤、降低血压等作用，从而进一步开拓了其新的功效和用途。

No.5　甘草缘何尊称为“国老”

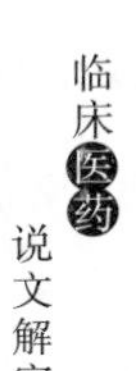

有道是“朝中的国老，药中的甘草”。国老有四重解释，①告老退职的高官；②掌教化的官；③国之重臣；④甘草的别名。

甘草可以说是药里最常用的一味药，其别名很多，有蜜草、甜草、美草、灵通、粉草等，让人过目不忘的是“国老”之称。医药学家陶弘景曾评价甘草 “此草最为众药之王，经方少有不用者……国老即帝师之称，虽非君而为君所宗。”明代医药学家李时珍称其“调和众药有功，故有国老之号。”

No.6　牵牛子缘何叫作“黑白丑”

喇叭花的籽即中药牵牛子，喇叭花之所以称为牵牛花，传说古时有一个放牛郎得了腹胀病，排不下小便，就找当地一位有名的中医诊治，医生让他用喇叭花的籽煎汤服用，果然痊愈，效果神奇，于是问医生给他用的什么药，当时这种花还没有名字，医生想这味药力能牵牛，又见他牵着牛来的，于是随口说用的牵牛花的籽，于是牵牛籽这个名字就流传下来了。牵牛籽有黑白两种，色淡的称为“白丑”，黑色的称为“黑丑”。“白丑”“黑丑”的“丑”不是“丑恶”的“丑”，而是十二地支的第二个生肖，“丑”属牛，因其系牵牛籽，故别名为“黑白丑”。以生肖属相取别名的中药还有牛黄叫作“丑宝”；猴姜（骨碎补）叫作“申姜”；猴枣叫作“申枣”；母猴的月经或胎盘结块叫作“申红”等。

以生肖命名的中药除了丑（牛）申（猴）外还有戌（狗）。传统中成药，有戊戌酒、戊戌丸，都载入李时珍《本草纲目》。戊戌酒、戊戌丸的得名，均源自生肖。前者为“大补元气”的养老方，称戊戌酒，是因要用“黄犬一只”。生肖戌为狗，五行戊为土，土色黄，“戊戌”之名出自黄犬入药。戊戌丸的取名，同样着眼于黄狗，《本草纲目》说："戊戌丸，治男子妇人一应诸虚不足，骨蒸潮热等证。用黄童子狗一只……"此外，枸杞读音为（gǒuqǐ）也说明枸杞与狗有关。《云笈七签》引《续仙传》讲，朱孺子在溪边洗菜，见到两只奇异的花色小狗，他去追赶，小狗隐入枸杞丛中，不见了踪影。朱孺子掘地，挖出两个枸杞根，状若花狗，质地如石。他昼夜不离灶台，添柴烧火，煮了三天，服食汤汁而成仙。唐代刘禹锡诗句"枝繁本是仙人杖，根老新成瑞犬形"，讲到这段仙话故事。宋代张邦基《墨庄漫录》也说："枸杞，神药也。修真之人，服食多升仙。岁久者，根如犬形，夜能鸣吠。"陆游《采药》诗："丹砂岩际朝暾日，狗杞云间夜吠人。"直把枸杞称"狗杞"。

No.7 "伟哥"与尼亚加拉瀑布

我国自从"五口通商"以来，不少工具和生活用品，都自国外源源进入，特别是改革开放以来，"洋货"已经遍布全国，许多物品都采用外国的称呼，而且已经习以为常。像马达、沙发、摩托车、巴士等，国人以为是中国人自己命名的，其实，是从外国人的称呼中音译而来的。再如吃的肯德基、麦当劳、可口可乐、巧克力等，穿的比基尼、布拉吉、的确良等，睡的席梦思等，都是外文音译名。看病用药，许多外国创制或国内仿制的药名，从老外对该药的称呼音译而来的比比皆是。早在中华人民共和国成立前，阿司匹林、维他命、奎宁等西药，已为广大患者所熟悉。然而这些西药名称，由于系由外文称呼而用汉字谐音翻译出来，所以，多数并不能显示药名的意义，但是，其中有的译名究其来历，还是有它的特殊含义的。

化学药品之命名，通常包括化学名、通用名和商标名。由于化学全名比较难记，因此，目前国内外多用其通用名或商标名。例如阿司匹林（aspirin），其化学全名为乙酰水杨酸（acidum acetylsalicylicum），国内外医生都习惯使用其通用名 aspirin。aspirin 之名，是由三部分组合而成的。字首 A 代表"乙酰（acetyl）+ spir"代表绣线菊（spirea，此植物含水杨酸成分）+ 后缀 in，于是便构成 aspirin，音译为阿司匹林。

在第二次世界大战中，为挽救前线抗德、日进攻受到细菌感染而应用青霉素得救者数以万计。青霉素又叫盘尼西林（penicillin）；众所不知，盘尼西林这一名字的含义是“画笔”。为何把青霉素取这带“画笔”含义的名字呢？那是因为青霉素的发明人弗莱明起初在观察青霉菌时，在显微镜下发现它们好像浸泡在水里的画笔。在给这一抗生素命名时，便以“画笔”的拉丁文 penicillus 命名它为 penicillin，汉语音译则叫“盘尼西林”。

伟哥原来的名字是枸橼酸西地那非（sildenafil citrate）。起初是作为治疗心脏病的药物进行试验，但是，它对心血管病的治疗效果欠佳，原本将它放弃。然而，一些老年志愿试验者强烈要求将试验继续下去。主持试验的研究者莫名其妙。后来，那些志愿试验者说出它能使他们疲软的阳具“再展雄风”，性生活十分满足。于是，制药厂改弦更张，对它进行治疗男性勃起功能障碍的研究，结果是此药不仅可以使疲软的阴茎强劲勃起，而且能够延长勃起时间，遂受到广大男性勃起功能障碍（ED）患者热烈欢迎。制药厂申请其商品名为“伟哥”。那么，为何给它取个“伟哥”之名呢？原来“伟哥”的鼎鼎大名是根据其英文原名 Viagra 音译而来的。那么，Viagra 是啥意思呢？那就不是尽人皆知了。Viagra 乃是取自 vigor 和 niagara 两个英语词汇的人造合成词，前者为精力旺盛之意，后者为尼亚加拉瀑布（Niagara Falls），合起来的意思就是说“精力旺盛得有如尼亚加拉瀑布般的汹涌澎湃”。

西药的“洋名”若将它们用汉语音译出来，可能悟不出它的含义（如安乃近、阿托品、华法林等），但若溯其原来的寓意，却可发现它们各有其含义或趣史。

2009 年 6 月 25 日，歌王迈克尔·杰克逊突然逝世，媒体报道称其系注射过量的止痛药杜冷丁而致命。杜冷丁这一药名，用汉字来解释并没有什么含义，因为它是按 dolantin 这一药名音译过来的，而 dolantin 的原文的含义就是止痛。在西药中安乃近、杜冷丁、安侬痛这三种药，从汉语音译名来看是互不相关的，但三者的原来含义皆相同——均为“止痛”的意思。

安乃近的原文为 Analgin，an- 乃拉丁文的前缀，含有“无”或“缺乏”之意；algia 是“疼痛”的意思；-in 为语尾，含有“素”“质”之义。这三部分组合成的 Analgin 一词，如按意译，可把它译为“止痛素”或“止痛灵”，但用音译则名为“安乃近”。杜冷丁的原文为 dolantin，由 dol-（取自拉丁文 dolor，意为疼痛）及 anti（对抗）和 -in 所组成，故同样可意译为“止痛素”或“止痛灵”。安侬痛的原文为 Anadol，它则由 ana-（无、缺）及 dolor（疼痛）所组成，照样可意译为“止痛素”或“止痛灵”。退热药安替匹林，原文为 Antipyrin，由于其原文名是由 anti-（对抗）和 pyretic（发热）加语尾 -in 组合而成的则可意译为“退热素”。

跟上面三种药一样，维生素的编序也有一些是根据其治疗作用相关的词的首字母作为编序符号的。如维生素 K，这“K”来自德文 koagulation（凝血），表示其有凝血作用。维生素 U，这个“U”来自英文 ulcer（溃疡），乃其有防止消化性溃疡形成的作用。芦丁又称维生素 P，这“P”源于 permeability（渗透性），乃因其有控制毛细血管壁渗透性的作用。

音译药名得自地名者也有一些，如老牌驱蛔虫药山道年（Santonin）之名，源于法国地名 Santonis，系古时首先发现山道年的地方。镇静催眠药眠尔通（Miltown）亦系地名。1957 年美国将生产此药的城市米尔顿（Miltown）作为该药的命名，国人将其译为眠尔通，既与米尔顿是谐音，又表明了药物的催眠作用。抗心衰的强心药（强心苷）毒毛旋花子苷 K（Strophanthin K）其后的“K”源于地名 Kombe（音译为康毗或孔贝），系非洲喀麦隆的一个地名，为昔时毒毛旋花这一植物之产地，当地土著将此植物浆汁涂于箭头射取猎物，故以往称毒毛旋花子苷 K 为“康毗箭毒”。

有的药名是以该药的发明机构的名称来命名的，如香豆素类抗凝剂华法林（Warfarin）便是本品的专利机构“威士康辛州男校友学术研究基金会”（Wisconsin Alumni Research Foundation）的英文缩写 WARF 加香豆素（coumarin）的后半部 -arin 而组成 Warfarin 之名，汉语音译为华法林。消毒剂攸琐（Eusol）是由英国爱登堡大学所发明，故称为“爱登堡大学溶液”（Edinburgh University Solution），取其词首组成 Eusol。由于 Eusol

一词已含有溶液之义，故对此溶液不宜称为“攸琐溶液”或书写作 Eusol solution。

以人名作药名者有金鸡纳、巴比妥和萝芙木等。抗疟药奎宁（quinine）乃从金鸡纳（cinchona）树皮中提取的。那么这种有抗疟作用的树皮为什么叫作“金鸡纳”呢？原来，金鸡纳之名是来自秘鲁总督夫人的名字。关于“奎宁”和“金鸡纳”的命名，还有一则精彩的传奇故事——在发现疟原虫之前，世界上有些地区已经有了抗疟药物。在西方，最早的抗疟药要算是印第安人发现的一种树皮。传说有一位印第安人患了疟疾，寒热交作，口干舌燥而在一个小池塘边喝了许多水，水味苦涩。但不久就退热而痊愈了。他发现许多树浸泡在池塘里，使得水味苦涩。从此，印第安人得知苦水是树皮而来，遂采用树皮来治疗寒热病。于是，在南美印第安人中，就作为“祖传秘方”在族人中秘密传用。当时他们立下族规：此药治病，不得外传，凡违规者，全族共诛之。

1638 年，时任秘鲁总督的西班牙人辛可（Cinchon）伯爵的夫人安娜·辛可（Ana Cinchon）患了严重的间日疟，她的印第安侍女卓玛照料她。出于好心，她在给夫人服用的汤药中加投了树皮粉末。岂料，被辛可伯爵发现，误认系卓玛在汤药中下毒，遂对她严加拷问。但卓玛不能说出实情，因为说出原委就会因泄密罪而被族人杀死。于是，辛可伯爵手下的西班牙人因卓玛“对伯爵夫人下毒”而准备将她烧死。在千钧一发之际，安娜发现卓玛不见了，追问其他印第安仆人，从而得知实情。她立即赶赴刑场，搭救了卓玛。从此，西班牙人得知树皮的秘密，并将其带回欧洲，而且将这种树皮称为“秘鲁树皮”和“耶稣树皮”。随后，瑞典科学家林奈塔斯研究了这种树，并把这种树皮以总督夫人的名字命名为辛可那（cinchona），从而成为欧洲著名的解热药。辛可那的汉译为“金鸡纳”，其霜剂称为“金鸡纳霜”。金鸡纳又称为奎宁，“奎宁”之名来自印第安土著语——kinin，意为“树皮”。而英语、西班牙语则据 kinin 之音衍译为 quinine。我国是以粤语之音将 quinine 译为“奎宁”的。

安眠药巴比妥也是由人名而来的，这一名称的来历还有一段罗曼史——本品为德国化学家贝耶所发现。最初系从尿液中提取，故在研制中需要大量的尿液以资试验，贝耶为此而犯愁。当时正与贝耶热恋的慕尼黑咖啡馆侍女芭芭拉小姐给他解决了这一难题，为他的研究提供了大量的（包括她自己的）尿液，研究终告成功。于是贝耶将这一药物定名为Barbiturate（巴比妥）。Barbiturate一词是由“芭芭拉”（Babara）与“尿酸”（uric acid）两词组合演化而成的。降压药——利血平和降压灵是以夹竹桃科植物萝芙木提取而得的。萝芙木之名，是从植物属名rouwolfia音译而来，此属名是德国植物学家Rouwolf的姓。

阿托品（Atropin）是因其有毒性而得名的。在中世纪的谋杀者就有用其原植物颠茄作为毒药而使人致死的。在希腊神话故事中阿特洛波斯（Atropus）、克洛索（Clotho）和拉克西斯（Lachosis）是掌管命运的三位女神，Atropus是长者，她的两位妹妹昼夜不停地纺织生命之网，而Atropus却专司用剪刀剪断由她妹妹织就的网，以致人于死地。于是这个老大的名字Atropus，将词尾-us改为-in就成了Atropin（阿托品）这一药名。

音译药名还有许多都有其来历和含义（如阿拉明、凡士林等）限于篇幅，就不一一谈及了。

No.8 梦神世家

被誉为英国医学之父的汤姆斯·薛登汉（Thomas Sydenham）在1680年说过：“在全能的上帝赐予人类能解除痛楚的种种药物之中，从没有像阿片那样全能、有效。”然而，阿片作为毒品，在中国百年史上，却给我国人民带来深重的灾难和难忘的“痛史”。

阿片是罂粟果实浆汁的干燥物，为opiam的音译名，其字源为希腊文opion，含“植物汁”之意。阿片之色棕黑，如乌鸦的羽毛颜色，故以“阿”与“鸦”谐音，所以又称其为鸦片。在医学上以“阿片”为名，但因俗称“鸦片”，1883年发生的抵抗英国侵略的战争则称为鸦片战争。

罂粟属蒴果类，成熟后果实自行裂开，果状“罂”（罐子），内含许多细如粟米的种子，故取“罐子里装着粟米”之意，取名罂粟。罂粟之外文名为 papaver，系古希腊文，含义是“幼儿之粥”，乃因昔时该地有一习俗，为使小孩睡得好，便在粥中加入掺有罂粟之乳汁喂之。罂粟去子得壳，中医称其为罂粟壳或粟壳，也可作药用或吸食。

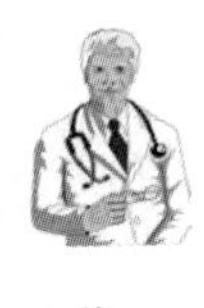

我国隋代印行的《五藏经》记载：“神方千卷，药名八百中，黄丸能瘥千疴，底野迦善除万病。”“黄丸”实是阿片，可见阿片制剂在隋代前（公元 581 年前）已经传入我国。底野迦（Theriaca）也是最早知名的阿片制剂之一，于唐乾封年间（公元 666—668 年）由大秦（东罗马帝国）作为贡品献入中国。但是在较长的历史时期里，中国人民并不知道黄丸和底野迦里含有阿片，也不知道罂粟的医药用途。南宋末年（13 世纪初），一些方书初次记载用粟壳治痢。明代中叶（16 世纪），乃有真正的阿片由阿拉伯人通过葡萄牙人输入中国。李时珍以罂粟花美如芙蓉，而阿拉伯人称其为 aphion，故以“阿芙蓉”之名载入《本草纲目》，并言明其药效，于是在中医药方上逐渐得到普遍使用。直到 18 世纪末，英国人从印度向我国大量运销鸦片，也带来吸食方法。从此，月黑风高，一灯如豆，毒雾漫遍神州，终至酿成鸦片战争的历史悲剧。

阿片的主要成分是吗啡（morphine）。以往医用都只是阿片的粗制品。直至 1803 年，德国药师费里德里希·塞尔图默（Friedrich Sertumer）从阿片中分离出吗啡生物碱，并在自己和 3 个青年身上试用，观察到药物可引起大脑抑制和肢体痉挛，以及有解除牙痛的作用。于是，他根据古希腊的神话，将该药定名为：morpheus。

morpheus 的希腊文有“梦神”之意，这正与吸食吗啡后可出现欣快的梦幻般的感觉相契合。在古希腊神话里，有个统治睡眠的魔鬼之神，名叫索莫纳斯（Somnus），摩耳甫斯（Morpheus）就是这个鬼神的男孩，他肥胖可爱，长着两个大翅膀，手里持着罂粟果，日夜站在挂着黑色帘幕的安乐床边，守卫着酣梦的父亲，免得他从吵声中惊醒。

哪怕是小声的咳嗽，也在 Morpheus 的禁止之列。他手中的罂粟果，其“Kodia”（希腊文含义为罂粟头）有强烈的镇咳作用。现今常用的“Codeine”

（可待因）就是源于“Kodia”（罂粟头）。鉴于阿片有止咳效应，因此，1814年巴登（Barton）医生创制了阿片与甘草等配成的止咳合剂，并以合剂的颜色命名为棕色合剂（Brown Mixture）。于是，从罂粟—阿片—吗啡—可待因，堪称是“梦神世家”了，它们在镇痛领域疗效卓越；在镇咳方阵中也名列前茅。除了可待因、棕色合剂之外，杜佛散也在18世纪初作为镇咳剂而被广泛应用。杜佛的全名是汤姆斯·杜佛（Thoma Dover），据说他本是英国著名的海洋冒险家，早年曾经经营一艘海盗船，退休后从事医学实践，他创制了阿片与吐根粉配制而成的镇咳镇静剂——杜佛散。因此，这位杜佛船长，也就成了“梦神世家”的“亲戚”了。

No.9　维生素代号代表啥？

维生素是维持人体正常生理功能和健康所不可缺少的营养成分。维生素（vitamin）这个词是波兰化学家卡西米尔·冯克最先提出的。1911年冯克鉴定出在糙米中能对抗脚气病的物质是胺类（即化学名为硫胺素的维生素B_1），所以他建议命名为vitamine。这个名词是由拉丁文vita（生命）和英文amine（胺）拼合而成的，中文意思为“生命胺”。然而，以后陆续发现许多vitamine类物质却根本不含胺，因此vitamine（“生命胺”）之称便有“名不正，言不顺”之嫌，但冯克创用的名称已经广泛采用，因此这种叫法并没有废弃，而仅将amine的最后一个e去掉，以表明其不属胺类，遂成为vitamin。

维生素的中文名称是从vitamin一词意译而来的，含有“维持生命的营养素”之意；而vitamin也被音译为“维他命”并广被应用，如今港台和东南亚华人仍然采用“维他命”一词。

目前已知的维生素有20余种，一般可分为脂溶性和水溶性两类。脂溶性维生素包括维生素A、D、E、K等。水溶性维生素包括B族维生素和维生素C等。而B族维生素中又有B_1、B_2、B_6、B_{12}、烟酸、叶酸等。国际上均统一用拉丁文字母当代号，然而其中也有德文和英文字母。这些字母不应称为“编号”，我们可以注意到，从维生素 A 到维生素 U，中间却缺了 I、J、N、O、Q、R、S。不少人误认为维生素 ABCDE……是按发现先后“论资排辈”的，其实并非如此。首先，维生素 A 就不是“老大”，维生素 B 也不是“老二”，前者较后者晚发现一年，故维生素 B 才是“老大”。据《不列颠百科全书》记载，冯克在创用 vitamine 一词后就进一步提出以某种维生素的功能之缩写字母当注脚来为维生素分类，所以维生素 A 和 B 均是按其功能之缩写字母为代号的，可称为“论功授衔”或“论功授号”。其中 CDE 未有适当的功能“授号”，只能凭“虚位”入座，不过这三者倒有先来后到的顺序，其发现时间 C（1918）、D（1921）、E（1922）。我们对维生素并不陌生，然而，对于其外文字母的代号之含义倒相当陌生。因此对其代号含义进行解读，便可从中获知它的某些“身世”和主要作用。

维生素 A——“A”源于眼干燥症的外文词首。眼干燥症的德文为 augendarre，因为维生素 A 可以防治眼干燥症，故取 augendarre 的词首字母称为维生素 A。

维生素 B——“B”源于脚气病的外文词首。脚气病的拉丁文为 beri-beri，故把从米糠中提取的抗脚气病因子（硫胺素）称维生素 B。beri-beri 一词来自僧伽罗语，意思是“我不能！”因患了脚气病会引起肌肉萎缩、神经麻痹等症状而无法做事和行动困难。

维生素 F——维生素 F 也叫亚麻酸、花生油酸，属于一种脂溶性维生素。亚麻酸不能在体内合成，同时又是体内不可缺少的不饱和脂肪酸，脂肪酸的英文为 fatty acid，取其第一个字母“F”而得名。

维生素 G——是维生素 B_2 的曾用名。“G”不是该维生素的功效简写，而是人名。为的是纪念对研究 B 族维生素有卓越贡献的美国科学家哥德柏格（Goldberger），乃以他的名字第一个字母“G”来命名的。

维生素 H——维生素 H 又称为生物素，缺乏生物素会发生皮炎，皮肤的德文为 haut，故以其第一个字母称之为维生素 H。

维生素 K——1935 年，丹麦科学家达姆发现这种维生素可以使血液凝固而防止实验动物出血，就用德文凝固（koagulation）一词的首位字母为代号给它“授号”，遂称为维生素 K。

维生素 L——维生素 L 又叫“催奶维生素”，是 1938 年日本生物化学家中原氏发现的。它的主要功能是促进乳汁的分泌。“L”乃英文“lactation”（乳汁分泌）一词之第一个字母。

维生素 M——维生素 M 和维生素 Bc 均为叶酸的曾用名。叶酸是广泛分布的一种 B 族维生素，1941 年由米切尔从菠菜叶中提取纯化，故而命名为叶酸。然而，此前它还被称为“维生素 M”和“维生素 Bc”——1935 年在肝脏及酵母菌中，发现一种可抗猴子贫血的物质，因猴子的英文为“monkey”，故取猴子的英文第一个字母而把它叫作“维生素 M”。1939 年，又在肝脏中发现一种可抗小鸡贫血的物质，被称为维生素 Bc。因为其属于 B 族维生素，小写字母“c”乃系小鸡的英文为 chicken。事实上维生素 M 和维生素 Bc 都跟叶酸是同一种物质。

维生素 P——维生素 P 又称芦丁和柠檬素，为渗透性维生素，它对毛细血管的脆性和渗透性有改善作用。渗透性的英文为 permeability，取其词首字母而称为维生素 P。

维生素 PP——“PP”两个字母是“预防糙皮病”之缩写。1937 年发现缺乏烟酸（又称为烟酰胺、尼克酸）可患糙皮病（pellagra），烟酸属于 B 族维生素，即维生素 B_3，它之所以又称为维生素 PP 乃表示其有“预防糙皮病”（prevention pellagra）的功效。

维生素 T——维生素 T 有帮助血液凝固和血小板形成的功用，故其对贫血症和血友病的预防是很重要的。之所以称为维生素 T，乃血小板的英文名词为 thrombocyte，取其第一个字母遂命名为维生素 T。

维生素 U——维生素 U 因为有防治消化性溃疡（peptic ulcer）的作用，故取溃疡 ulcer 的第一个字母命名为维生素 U。我国有维生素 U 的制剂，其商品名称为“胃友”，实乃“V–U”（维生素 U）之谐音。

有意思的是目前国外把并非维生素的“伟哥”，口头上称它为“维生素 V”，这是因为“伟哥”的英文为 Viagra，老外取其第一个字母 V 对它美誉为维生素，可能是把跟“性事”相关的药物表达得更儒雅和隐秘一些。

然而，倒有如我国把“‘性’命”与“生命”赋予相似的含义有异曲同工之妙。

No.10 药物“番号”的由来

曾经看到过几篇文章，提到“606”是某位科学家经过606次试验才成功的，因此就将此药命名为“606”。其实，这是讹传。记得中华人民共和国成立前，有一些中小学，甚至大学教师，为了鼓励学生养成勇于实践和不怕挫折的精神，便讲起了某个科学家在研究工作中坚韧不拔、屡败屡试而终于获得成功的故事；最常提到的例子，便是抗梅毒制剂“606”，说是“606”的发明者在研究这种药物时，连续失败了605次，但他毫不气馁，坚持奋斗，终于在第606次试验中获得成功。这个故事先从国外流传，以后传入我国并一直传颂至今。直到目前，有的人还把这讹传当作真实故事。

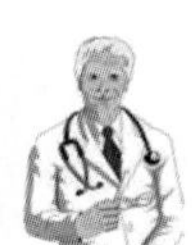

事实上，没有一种以数字代号命名的药物、杀虫剂或农药，是以获得成功的试验次数为代号来命名的。这些数字名称的来源主要有三类：其一是化合物的编号；其二是化学分子式；其三是研制成功的年月。现分述如下。

1. 来自化合物的编号

“606”和“914”是德国科学家保尔·艾利希（1854—1915）在20世纪初发明的治疗梅毒的有效药物，叫胂凡纳明（即二氨基二氧偶砷苯），其商品名为“606”。此后，便出现了所谓艾利希经606次试验而获得成功的传说。

其实，药名“606”并不是试验次数的记录，而是化合物的编号。艾利希在医学院毕业后，就着手研究传染病的化学治疗问题，他从大量现成的化学染料中筛选疗效高、毒性低的药物；他在做这个工作时，采取了化合物编号的办法（这也是迄今为止大部分科学工作者筛选药物采取的办法）。他从一种治疗锥虫病的药物“阿托克西尔”的化学结构得到启发，合成了数千种砷苯化合物，然后对其一一筛选。在这些药物中，现有文献常提到的大约有5种，这就是艾利希命名的5号、594号、606号、914号、

1206 号，其中 606 号化合物就是驱除梅毒的良药，叫作肿凡纳明。以后，914 号研制成功，便叫它为新肿凡纳明，这“新”的驱梅毒剂，其商品名叫“914”。

有几种抗结核药也是以化合物的编号作为商品名的，如 20 世纪 60 年代使用的“1314th”（乙硫异烟胺），“1321th”（丙硫异烟胺）等，数字后面的“th”显然是序数词。

有机磷农药，大家多数熟悉以数字命名的有“1059”“1605”等，其实，都是化合物的编号。如“1059”，乃系德国研究单位内部编号“E–1059”的序数，它也是内吸磷的商品名。“1605”也是德国研究单位的内部编号“E–1605”的序数，亦为对硫磷的商品名。此外，“1240”（乙硫磷）、“3911”（甲拌磷）、“4049”（马拉硫磷）等都是编号的序数。

2. 来自化学分子式

农药（杀虫剂）“666”既不是试验次数，也不是化合物的编号，这个数字作为商品名则源于它的化学分子式。“666”这种农药是用一种叫作苯的化学物质，在紫外线照射下和氯气作用生成的：$C_6H_6+3Cl_2=C_6H_6Cl_6$ 从其生成“666”粉的分子式，便可看出它是由 6 个碳原子、6 个氢原子、6 个氯原子组成的，所以叫作“666”粉，其化学名称为六氯环已烷（即六氯化苯）。

“二二三”是杀虫剂“滴滴涕”的别名，系一种有机氯杀虫剂，其化学名为二氯二苯三氯乙烷（dichloro–diphenyl–trichloroethane，缩写为 D.D.T）按汉语谐音译为“滴滴涕”（每一滴都能让害虫痛哭流涕，含泪而亡）“二二三”即系二氯二苯三氯乙烷之简称。

3. 来自研究成功的年月

“654–2”是大家比较熟悉的常用药物，它的化学名叫山莨菪碱。它是 1965 年 4 月从我国特产植物山莨菪碱中提取的一种生物碱，故以研制成功的年月而取代号为“654”，其天然制品称为“654–1”。因药源有限，提取工艺也很烦琐，成本又高，后来采用了人工合成的方法生产出合成制品，取名为“654–2”。

以研制成功的时间命名的药物，有“84 消毒液”，“84”这一数字代号即 1984 年。因为这种消毒液是首都医科大学附属北京地坛医院（原北京第一传染病医院）于 1984 年研制成功并投放市场的。

抗休克和扩容的血浆代用品羟乙基淀粉，又称“706 代血浆”，乃因其系我国 20 世纪 70 年代开发研制的。治疗痔疮的“603 消痔液”为江苏省中医院于 1960 年研制出来的。

红汞俗称红药水，人们还把它叫作“二百二”，这“二百二”其实并非数字：220，倒是因为红汞只能对付小伤，便给它取了带贬义的绰号。就和人们把痴人称作“二百五”（在浙江叫作“十三点”）相似。

No.11　地名与药名

古时两将对阵，双方在交战之前，都要互通姓名。《三国演义》中，曹操领兵追击张飞到长坂桥，张飞睁目喝曰：“燕人张翼德在此！谁敢来决死战？”因为张飞是河北人氏，当时属于燕州，于是自报姓名时还声明自己的籍贯。百万军中救阿斗的虎将赵子龙（赵云），在与魏将交战中神勇威猛。曹操在山顶上见他威不可当，急问左右是谁。曹洪飞马下山大叫曰：“军中战将可留姓名！”云应声曰：“吾乃常山赵子龙也！”常山乃今之河北真定县，是过去最早发现中药常山的地方，此药就因产地而命名。所以说，中药常山是赵子龙的“老乡”。另有四味药却是李时珍的“同乡”，它们是蕲蛇、蕲龟、蕲竹、蕲艾，因为都出自李时珍的老家——湖北蕲春。

综观药物之命名，众多中药都是以地名命名的。溯其源大致有三：其一是该药的原植物最先在某地发现，遂以该地地名而取名，如常山即是。其二是“道地药材”，即某地所产某药质纯品优者，如四大怀药——怀地黄、怀山药、怀菊花、怀牛膝乃产自怀庆府（今河南新乡一带）；阿胶产自山东东阿县等。其命名多在药物名前冠以该产地的简称。其三是国外引进者，有两种情况，一是从国外引种在国内种植者；二是从国外进口者，其命名方法是在药物或植物前冠以“胡”“番”“羌”“西”“洋”或古国名。

如胡麻仁、番泻叶、羌活、西瓜、洋参、高丽参等。

以产地命名的中药已经为人们所熟知，但多系其命名所冠产地与当今的名称一致者，如产自四川者冠以川、巴、蜀；产自云南者冠以云、滇；其他如浙、杭、广、建、秦等均是。而怀、蕲、亳（亳州）、台（天台）、象（象山）、潞（潞安）等，人们也较熟悉。兹将较生僻的以地名命名的中药介绍如下。

1. 代赭石

赭石本系药名，那么代赭石之“代”，可能被误解为“代替”。其实，“代”乃地名。产于代郡之赭石为代赭石。别录曰：“出代郡者为代赭。”时珍曰：“赭，赤色也。代即雁门也。”查代郡之地理位置，因历史上几经置废，故未能确认其界限。战国时之代郡相当于代县（今河北省蔚县西南，唐时称雁门），北魏时在平城（今山西大同市北），故代郡相当于冀晋北部交界一带地区。

2. 信石

即砒石，产于信州（今江西上饶）者称为信石。李时珍谓：“砒，性猛如貔，故名。惟出信州，故人呼为信石，而又隐信字而别称为‘人言’。”

3. 春砂

不少人以为春砂的“春”是指春季，像夏枯草、半夏、冬虫夏草、款冬花一样以季节更替的枯荣而得名。其实，“春”是地名，即广东省阳春县（现为阳春市），该地产的砂仁称为“春砂”。

4. 高良姜

高良姜是一味中药材，人们容易把高良姜的“高良”误以为是高大良好的意思。其实，“高良”是地名，因为此姜出自高良郡（即今广东高州），故得此名。

5. 田七

为产自广西的三七。本品过去多在广西田州（今田阳）集散而得名。

6. 辰砂

即朱砂，古时出在湖南辰州（今湖南沅陵一带）最为有名，故名辰砂。

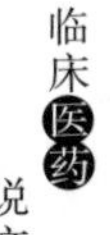

7. 甘松

甘松，闻其名极容易误解为是有甜味的松子之类的植物，其实，这一药名的“松”字是地名。本来，一般是将产地冠在药名的前面，但它却属“另类”，而把地名的简称放在后面。本品为败酱科植物甘松的干燥根及根茎。其产自松州者称为甘松，松州为现在的四川松潘县。

8. 石榴

石榴之“石”字，源自“安石国”。据博物志云：“汉张骞出使西域，得涂林安石国榴种以归，故名安石榴。”时珍曰：“榴者瘤也，丹实垂垂如赘瘤也。”故石榴系安石榴之简称，“石”或“安石”均为地名。

9. 安息香

有谓此香辟恶，能够安息诸邪而得名。但较准确的说法是此物出自“安息”而得名。查有关资料，安息国即安石国也，原音为“arsdh”，为亚洲西部古国，原为波斯帝国一行省，今在伊朗境内。安息国之国名，因开国国王之名——阿息克而来。

10. 苏合香

按郭义恭广志云：“此香出苏合国（即波斯），因以名之。”波斯国一般指当今之伊朗。

11. 苏木

又称苏方木或苏枋木。本草载：“海岛有苏方国，其地产此木，故名。今人省呼苏木。”关于苏方国在何处，未获确切资料，但可能在南洋一带。其一是苏木的马来语叫作“span”，与苏方谐音；其二是谓本品“出南海，昆仑”。我国唐代前后称印度尼西亚或南洋诸岛为昆仑。

12. 竹黄

竹黄又称天竹黄或天竺黄，因生于天竺国而得名。“竹”“竺”谐音。天竺国乃古印度的别称。

No.12 “三苏”虽然同名，切勿混为一谈

有患者问医生，健胃药大黄苏打片是否由大黄与苏打组成，医生告诉他，不是“苏打”，是“小苏打”，其化学名叫碳酸氢钠，故大黄苏打片也叫作大黄碳酸氢钠片。“苏打”有三种，不少人把三种苏打混为一谈，在此，有必要把苏打“三兄弟”说道说道。

化学老师在讲解三种“苏打”时，常常会提及古代文坛上有亲属关系的“三苏”，用“父子三苏”来介绍化学上“非亲非故”的“三苏”。众所周知，北宋有三位著名的文学家并称“三苏”，他们是我国历史上唯一的“父子三文豪”——苏洵为“老苏”，苏轼为“大苏”，苏辙为“小苏”。“三苏”的称号即由此而来。化学物质中也有“三苏”——苏打、大苏打、小苏打。北宋老、大、小“三苏”都是搞文学的。可化学上的老、大、小“三苏”中，“大苏”和“小苏”是搞“医”的，“老苏”（苏打）却是搞“工”的，它们同名不同功。由于苏打“三兄弟”用途不一致，因此可以说它们“非亲非故”。“苏打”一名是英语 soda 一词音译而来，据说 soda 来自英语 sodium，英语 sodium 与拉丁文 natrium 均为“钠”的意思，其来源于阿拉伯文“碱”。

1. 大苏打

大苏打的学名叫硫代硫酸钠，又名次亚硫酸钠，俗称“海波”。“海波”一名来自英语“hypo–”，是“次”的意思。硫代硫酸钠在临床上用于皮肤瘙痒症、慢性荨麻疹、药疹等皮肤病，同时还可治疗急性氰化物、钡剂（氯化钡、碳酸钡）中毒及慢性砷剂中毒。此外，尚有抗过敏作用。

①抗过敏：每次静注 5% 硫代硫酸钠 10 ~ 20 毫升，每日 1 次，10 ~ 14 日为 1 个疗程。②抢救氰化物中毒：由于本品解毒作用较慢，须先用作用迅速的亚硝酸钠、亚硝戊酯或亚甲蓝，然后缓慢静注硫代硫酸钠 12.5 ~ 25 克（25% ~ 50% 溶液 50 毫升）。口服中毒者，还需用 5% 硫代硫酸钠溶液洗胃，洗后留适量本溶液于胃内。

硫代硫酸钠还适用于中和抗癌药“顺铂”的毒性；防止链霉素的毒性反应；治疗花斑癣、扁平疣及防治抗癌药物引起的局部组织坏死。硫代硫

酸钠具有很强的络合反应，能跟溴化银形成络合物，根据这一性质，它可以作定影剂。

2. 小苏打

小苏打的学名叫碳酸氢钠，旧称“酸式碳酸钠”“重碳酸钠”或“重碳酸曹达”（简称“重曹”）。

碳酸氢钠的临床应用较广泛，其用途包括如下几个方面：①中和胃酸。本品为弱碱，为吸收性抗酸药。内服后，能迅速中和胃酸，作用快，但维持时间短暂，并有产生二氧化碳等多种缺点。作为抗酸药不宜单用，常与碳酸钙或氧化镁等一起组成西比氏散服用。②碱化尿液。本品能碱化尿液，与磺胺药同服，可防磺胺在尿中结晶析出；与链霉素合用可增强链霉素在泌尿道的抗菌作用。③治疗代谢性酸中毒。静脉给药用于纠正酸血症，常采用 5% 的碳酸氢钠溶液 100 ~ 200 毫升静滴，小儿每公斤体重 5 毫升。④妇科用药。用碳酸氢钠溶液冲洗阴道或坐浴，可抑制真菌繁殖。用于治疗真菌性阴道炎，通常用 2% ~ 4% 溶液坐浴，每晚一次，每次 500 ~ 1000 毫升，连用 7 日。⑤滴耳软化耵聍。通常采用 3% 溶液滴耳，1 日 3 ~ 4 次，一次 2 ~ 3 滴；每次用量要大，应将药液充满耳内。⑥外用治疗蜂蜇伤。若被蜂蜇伤，可将小苏打调成糊状涂于患处，有消肿止痛的作用。

由碳酸氢钠组方的成药有：龙胆碳酸氢钠片、大黄碳酸氢钠片（大黄苏打片）、复方碳酸氢钠片（碳酸氢钠加薄荷油）等。

小苏打除了医药用途，还可当作日常生活的清洁、清垢、祛霉等清洗剂。①家庭清洁：对洗涤剂过敏的人，不妨在洗碗水里加少许小苏打，既不烧手，又能把碗、盘子洗得很干净。也可以用小苏打来擦洗不锈钢锅、铜锅或铁锅。②清垢：在热水瓶中倒入浓度为 1% 的小苏打溶液 500 克左右，轻轻摇晃，暖瓶中的水垢即可清除掉。③祛霉：电冰箱出现霉味时，可用 20% 浓度的小苏打水擦洗，既可祛除霉味又能除去污垢。

3. 苏打

苏打又称碳酸钠，俗称“纯碱”“碱灰”，是一种重要的化工基本原料，一般不作为医疗用药。在三种苏打中，碳酸钠的用途最广。它是一种十分重要的化工产品，是玻璃、肥皂、纺织、造纸、制革等工业的重要原料。冶金工业以及净化水也都用到它。它还可用于其他钠化合物的制造。早在18世纪，它就和硫酸、盐酸、硝酸、烧碱并列为基础化工原料——三酸两碱之一。在日常生活中，苏打也有很多用途，比如它可以直接作为洗涤剂使用，在蒸馒头时加入一些苏打，可以中和发酵过程中产生的酸性物质。

No.13　借药喻人的几种成药

1. 万金油

万金油，又称为清凉油，是用薄荷脑、樟脑、桂皮油、桉叶油等加石蜡制成的膏状药物，发明人是福建客家人胡文虎。在现代汉语中，常引申为形容人或物用处较多，在很多地方都能起到一定作用，可作褒义词也可作贬义词。一方面，形容一种人或事，非常好用，各方面都可以胜任，有“万能法宝”“各项全能”的意思（用于褒义）；另一方面，“万金油”又用于讽刺什么都可以做，但是什么都做得不够精通（用于贬义）。

2. 狗皮膏药

狗皮膏药是一种外用中成药，依据中医的内病外治等原理，将药物直接敷在患病部位。旧时走江湖的人常假造这种膏药来骗取钱财，因而用来比喻骗人的货色。

卖狗皮膏药——比喻说得很动听，实际上在骗人。后比喻说得好听，实际上是吹牛。

3. 大力丸

大力丸乃中医方剂名。出自《良朋汇集》卷五。具有增力之功效。早、晚盐汤或黄酒送下。少时，用力行功，散于四肢，有增力的功效。

卖大力丸——江湖上练武卖艺人推销的一种药丸，号称能强健筋骨，增强气力假药。老舍《断魂枪》：“有的在庙会上去卖艺：踢两趟腿，练套家伙，翻几个跟斗，附带着卖点大力丸，混个三吊两吊的。”

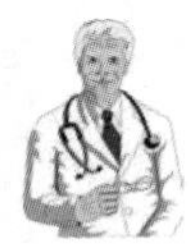

4. 定心丸

定心丸是中成药名。本品主要成分为党参、茯苓、地黄、麦冬、柏子仁、石菖蒲、甘草、远志、酸枣仁、黄芩、当归、五味子、琥珀、朱砂、虫白蜡。具有益气养血、宁心安神的功效。用于心血不足，烦躁失眠，健忘怔忡，惊悸多梦。

比喻能使人安心的言语或行为。如“听到你的承诺，他像是服下一粒定心丸，连日来的不安终于宣告解除。”

5. 后悔药

专门医治后悔的药，事实上并不存在。俗语云：“人生没有后悔药。”或“世间没有后悔药。”

所谓“后悔药”，就是做事情做出来的结果不是自己理想的那样，或者不符合自己的要求，甚至结果一塌糊涂，而从头再来的一种药简称“后悔药。”事实上，这样的药是得不到的，因此便后悔莫及。

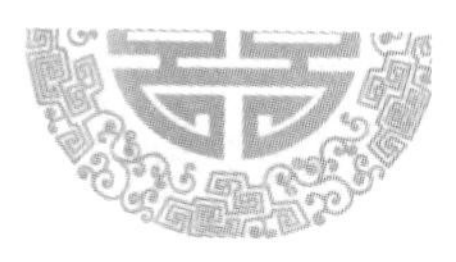

第十三集　处 方 术 语

No.1　药物与药品有何区别

常有读者来函问："在购药或在医院药房取药后，阅读'说明书'时，其中的一些说明，常常提及'此种药物的不良反应''药物的相互作用'等，但是，'说明书'的命名均为'药品说明书'。那么，药品和药物究竟有何区别？"

我告诉他们说药物和药品的区别，正与食物和食品的区别相似。食品是一种产品，是经由食物加工而来的。而药品也是一种产品，也是由药物加工而来的。不过，药物加工为药品的生产环节，其要求更加缜密和严格。《辞海》中对药品的解释是，药品：经过国家食品药品监督管理总局（现国家药品监督管理局）审批，允许其上市生产、销售的药物，不包括在上市前临床试验中的药物。对于药物的解释是，药物：包括所有具有治疗功效的化学物质，不一定经过审批，也不一定是市面有售的化学物质。而中药药品，则是由中药药材（也可称为药物）加工成为药品，比如常见的麦芽，并不是药品；但其有养心益气的作用，这时就可以作为药物使用。

其实，对于一般消费者来说，药物和药品没有太大的区别，经常混在一起讲，这两个词都包括了中药和西药等。正如我们吃了某些食品发生中毒，皆称为食物中毒，而不说"食品中毒"。所以，服用了某一药品发生的不良反应，也都称为药物不良反应。

英国 D.R. 劳伦斯与 P.N. 贝内特著的《临床药理学》中指出：药物（drug）

是一个单纯的化学物品，它构成一个药品（medicine）的活性成分。药品可以含有多种其他物质，后者使药物以稳定而易接受的形式授予，并便于患者使用。

No.2 复合与复方的区别

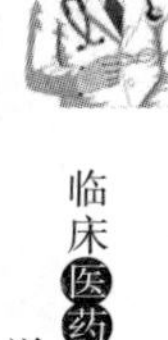

提起多种药物组成的制剂，不少人往往会把“复合”与“复方”认为是相同的含义，其实，复合≠复方。“复合”是指由两种或两种以上同类别的药物组成的制剂，大家最熟悉的是“复合维生素B”。而“复方”则是指由两种或两种以上不同类别或不同药理作用的药物，根据一定的比例组合而成，大家最熟悉的是“复方甘草片”。我们不妨拿打麻将的术语来比喻：“复合”乃属于“清一色”；“复方”则属于“混一色”。

1. 复合制剂

复合制剂是指由两种或两种以上同类别的药物组成的制剂。比如，复合维生素B就是由维生素B_1、维生素B_2、维生素B_6等复合而成的，可补充B族维生素，预防和治疗维生素B_1、维生素B_2、维生素B_6缺乏所致的各种疾病。再如，“复合氨基酸胶囊”就是由多种不同的氨基酸所组成的，也属于这一类情况。复合药物是根据人体需要，方便患者服用而研制的。像复合磷酸酯酶片，它由麦芽中提取的多种酶（主要是磷酸二酯酶、磷酸单酯酶）组成，这些酶都具有磷酸酯酶的活性，可看成一类，故亦构成“复合”之意而得名。

2. 复方制剂

复方制剂则是指由两种或两种以上不同类别或不同药理作用的药物，根据一定的比例组合而成。一般来说，复方药物是根据药物的药理作用和性质进行的优化组合，常具有增强疗效和减少不良反应的效果。如复方新诺明的主要成分是磺胺甲基异恶唑和甲氧苄啶，把这两种药物调剂在一起，“甲氧苄啶”又称“磺胺增效剂”，能起到增强前者药效的作用。再如用于缓解普通感冒及流行性感冒症状的复方氨酚烷胺片为复方制剂，每片含对乙酰氨基酚、盐酸金刚烷胺、人工牛黄、咖啡因、马来酸氯苯那敏。其中对乙酰氨基酚是解热镇痛药，盐酸金刚烷胺是抗亚洲甲型流感病毒药，人工牛黄用于清热解毒，咖啡因用于增强对乙酰氨基酚的镇痛作用，马来酸氯苯那敏用于缓解流泪、打喷嚏、流涕等过敏性感冒症状。再举几种复方制剂为例：①复方甘草片，是由甘草流浸膏粉、阿片粉、樟脑酊等几种成分组成，其主要由甘草流浸膏粉起治疗作用。②复方碘溶液，是由碘和碘化钾组成，而起治疗作用的是碘，碘化钾只是在配制过程中增加碘的溶解度。③复方苯乙哌啶片，它由苯乙哌啶、阿托品等组成，两者皆有治疗作用，但以苯乙哌啶为主。④复方氯喘片，内含邻氯异丙肾上腺素、溴已新等成分，以邻氯异丙肾上腺素为主。⑤“利君易舒”虽然制剂名称没有冠于“复方”二字，但它也是属于复方制剂，其主要成分是头孢哌酮和舒巴坦钠，如果单独使用头孢哌酮，容易耐药，而把上述两种药物混在一起，可有效减少耐药性。

3. 氨基酸注射液的复合与复方制剂

复合氨基酸注射液与复方氨基酸注射液是有差别的。复合氨基酸注射液主要包括酪氨酸和胱氨酸在内的 18 种必需和非必需氨基酸。复方氨基酸注射液（18AA）除含有 18 种氨基酸外，还有山梨酸、亚硫酸氢钠等；复方氨基酸注射液（14AA）除含有 14 种氨基酸外，还有亚硫酸氢钠和甘油等。

从上述谈及的一些制剂的组成，大家便可了解到，药物的复合与复方是不同的概念，应严格区分，以确保用药安全。

No.3　处方药和非处方药的区别

我国的药品分为处方药和非处方药，患者用药有必要了解两者的区分，兹将辨别处方药和非处方药的知识介绍如下。

非处方药简称 OTC 药，是为方便大众用药，在确保用药安全的前提下，经国家卫生行政部门规定或审定后，不需要医师或其他医疗专业人员开具处方即可购买的药品。非处方药通常由大众凭自我判断，按照药品标签和使用说明书就可自行使用。非处方药主要用于多发病、常见病的自行诊治，例如感冒、咳嗽、消化不良、头痛、发热等。非处方药的剂型有口服剂、外用剂、吸入剂、五官科制剂及腔道用栓剂，不包括注射剂。

非处方药外包装上标有专有标识，其图案为椭圆形背景下的“OTC”三个英文字母的组合。我国公布的非处方药标识分为甲类非处方药专有标识和乙类非处方药专有标识，甲类为红色椭圆形底英文，乙类为绿色椭圆形底英文。甲类和乙类非处方药的主要区别在于药品的安全性，甲类非处方药须在药店由执业药师指导下购买和使用，而对于非处方药中安全性更高的一些药品则划为乙类非处方药，乙类非处方药除可在药店出售外，还可在超市、宾馆、百货商店等处销售。

处方药简称 Rx 药，是必须凭执业医师或执业助理医师处方才可调配、购买和使用的药品，它具有一定潜在的危险性和毒性，并且在时间、用药方法、用量等方面都有规定和要求。处方药大多属于下面这几种情况：一是药物本身毒性较大，比如抗癌药物等；二是可产生依赖性的某些药物，比如吗啡类镇痛药及某些催眠安定药物等；三是用于治疗某些疾病所需的特殊药品，如心脑血管疾病的药物；四是上市的新药，对其活性或副作用还要进一步观察。

处方药和非处方药不是药品本质的属性，而是管理上的界定。无论是处方药，还是非处方药都是经过国家药品监督管理局批准的，其安全性和有效性是有保障的。而非处方药其实也是由处方药转变来的，这部分药物是在长期应用过程中，被确认有疗效、质量稳定，即便是非医疗专业人员也能安全使用的药物。

要特别提醒的是：虽然非处方药具有较高的安全性，潜在的毒性低，不易引起蓄积中毒，在正常剂量下，不良反应发生率低；或有轻微的副作用，停药后即可自行缓解。但“是药三分毒”，非处方药也是药品，同样具有药品的各种属性，因此非处方药并非绝对安全。因此在使用过程中，也需要按照说明书的指导进行服用，切忌滥用。

No.4　脚踏两条船的“双跨药”

很多人都知道处方药（Rx）和非处方药（OTC）的区别，但是却不知道什么是“双跨药”。所谓“双跨药”就是“脚踏两条船”的药品。一条是老百姓的民船（渔船），一条是部队的战船（军舰）。OTC可比作老百姓的民船，能够出近海打鱼；Rx可比作载兵和武器的战船，可以赴远洋作战。而“双跨药”就是渔－战两用或军－民两用的药品。这些药品具有双重身份，既可当Rx“打仗”，也可当OTC“打鱼”，它们在医院里是处方药；在药店的货架上就成了非处方药。由于大家对“双跨药”比较陌生，因此便会发生某些误会。

1. 何谓“双跨药”

同一药品名（甚至同种规格）的药品在医疗机构和零售药店分别按处方药（Rx）和非处方药（OTC）进行管理，这类药品被称为“双跨药”。也就是说有些药品根据其适应证、剂量和疗程的不同，既可以作为处方药，又可以作为非处方药，这种药品就称之为“双跨药”。界定“双跨药”的身份主要是看其适应证。某些药作为处方药时有多个适应证，有些适应证患者能够自我诊断和自我药疗，在三限（限适应证、限剂量、限疗程）的规定下，将此部分适应证作为非处方药，可以安全地用于患者的小伤小病；而患者难以判断的部分仍作为处方药，于是，“双跨药”应运而生。例如常用的止痛药布洛芬胶囊，若用于治疗轻至中度疼痛如头痛、偏头痛、牙痛、经痛、肌肉痛等，则是非处方药（OTC），一般是短期使用，痛止即停。若用于治疗类风湿性关节炎、骨关节炎、脊柱关节病等各种慢性关节炎疼痛，则是处方药（Rx），按医生处方或在医生指导下可长期使用。大部分消化系统用药，解热镇痛类药都是“双跨药”。由于“双跨药”既可作为处方药，又可作为非处方药，所以“双跨药”有两种说明书、标签和包装。患者在购药时，一般可以按照药品分区，辨别处方药和非处方药，而且“双跨品”处方药和非处方药的包装颜色有明显区别，处方药价格也会比非处方药贵。

根据《药品说明书和标签管理规定》：“同一生产企业生产的同一药品，分别按处方药与非处方药管理的，两者的包装颜色应当明显区别。”我们到药店往往可以发现，不少同种药同时被摆在非处方药柜和处方药柜，如复方丹参片、清开灵口服液、四磨汤口服液等。从外表看，只有外包装颜色不一样。

2.“双跨药”举例

目前我国公布的4400多种非处方药中，“双跨药”现有2300多个品种，包括化学药物约300种，中药2000多种。除了上面提到的布洛芬胶囊兹再举4种常用的“双跨药”为例，让大家从中更能了解和掌握。①三黄片：这是由大黄、黄连、黄芩三药组成的一种常用中成药，其适应证为清热解毒、泻火通便、急性胃肠炎以及痢疾等。若想通过服用该药达到清热解毒、泻火通便的目的，就可以在药店的非处方药柜台直接购买。但若想服用该药治疗急性胃肠炎、痢疾，就必须凭处方，在医院药房或药店处方药柜台购取作为处方药的三黄片。②雷尼替丁：雷尼替丁、西咪替丁、法莫替丁等胃药，可以治疗多种胃病，如果作为OTC，可用于缓解胃酸过多所致的胃痛、泛酸，连续使用不得超过7天；如果作为处方药，可用于治疗胃溃疡、十二指肠溃疡，连续使用时间通常在7天以上。③碳酸镁片：作为OTC的适应证仅是慢性胃炎和与胃酸有关的胃部不适，其用法用量为一次1～2片，一日3次，若患者没有溃疡症状，本品连续服用不得超过7天。作为Rx，其适应证为胃十二指肠溃疡，用法用量为一次2片，一日4次；在症状缓解后至少维持4周。两者在适应证和疗程上有很大的不同。④阿司匹林：它有解热、镇痛、抗风湿、抗血小板聚集等适应证，当用于OTC时，其适应证是解热、镇痛，且用于解热只准在3天内服用，用于止痛只准在5天内服用。而它用于Rx时，必须在医生的指导下，用于治疗风湿、类风湿性关节炎以及心血管疾病等，并可长期服用。

3.善待“双跨药”

对待“双跨药”必须善于掌握选用之原则：轻微的小毛病、可自我诊断的疾病，可使用OTC药品；而大病必须找医生，哪怕使用的同样是OTC

药品，因为此时该药也是被作为处方药使用。“双跨药”在医院和药店都可以购买。医院开出的“双跨药”，是作为处方药使用，而在药店购买的，则是作为非处方药使用。患者在购买时注意药品的包装，就能区别是处方药还是非处方药。在使用非处方药时，一定要注意用药的周期，一般不得超过一周，症状没有缓解，及时就医。出现不良反应也应该及时停药。特殊人群，如妊娠期妇女、婴幼儿、老人、肝肾功能不全者等，就算服用非处方药，也最好先咨询医生或药师。

No.5　模仿与竞争中取效的药物

药物的作用机制是多方面的，它包括理化反应、参与或干扰细胞的代谢、影响生理物质运转、对酶的影响、影响核酸代谢、作用于细胞膜的离子通道、影响免疫机制、非特异性作用、作用于受体等。有些药物是因为其结构与病原发生所必须的物质相似，故“以假乱真”地作为致病物质而干扰疾病之发生或发展而取得药效。

1.“以假乱真”的“模仿秀”

对于人或物的“模仿”，有的令人真假难辨。即使跟真正的人物有些微妙的差池，但“模仿者”的形象、动作往往能够“鱼目混珠”“以假乱真”。有意思的是“模仿者”的形象和表演，甚至超过被模仿者。

20 世纪 20 年代卓别林已经是家喻户晓的喜剧大师了，卓别林幽默生动的表演引得人们争相模仿，1915 年旧金山举办了一场卓别林模仿秀，卓别林觉得很有意思，于是用了个别名偷偷报名参加了这次模仿秀。许多人都会想，卓别林自己扮演自己，肯定拿冠军无疑了，结果却只得了第三名！前两名表演的居然比他还到位。

人物的“模仿秀”，其一是一种娱乐活动；其二是有的“模仿秀”参与者是为了夺冠而成名走红。

临床药理机制上也有药物的“模仿秀”，其目的却是模仿药物发挥药效的物质与该病的病原之必须物质（最常见对象是酶或受体）进行竞争，使该病的致病机制受到干扰而无法进行其代谢，从而起到阻止或破坏对人体不利的作用。

2. 磺胺模仿 PABA

临床用药的“药物模仿秀”，应当是磺胺模仿对氨基苯甲酸（PABA）为其“先河”和“典范”。磺胺之所以能够发挥抑菌作用，其作用机制为干扰细菌的叶酸代谢，使细菌的生长、繁殖受到抑制。细菌不能利用周围环境中的叶酸，只能利用结构较叶酸简单的 PABA，在细菌二氢叶酸合成酶和还原酶的参与下，合成四氢叶酸，以供细菌生长繁殖的需要。而磺胺类药的基本结构与 PABA 相似，能和 PABA 互相竞争二氢叶酸合成酶，阻碍叶酸及核酸的合成而发挥抑菌作用。

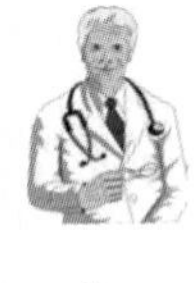

药物的“模仿秀”是取其“形似”而“以假乱真”，而在“形似”的状态下用“狸猫换太子”的手法“篡夺”该“能起致病作用”之物质，“模仿者”发挥与该“能起致病作用”之物质（酶或受体等）相反的作用，而使“模仿者”代替该“致病作用物”（酶或受体等）的作用而达到治疗目的。

3. 西咪替丁模仿组胺

西咪替丁是最早成功的广泛用于治疗消化性溃疡的 H_2 受体拮抗剂。一般日剂量药理主要作用于壁细胞上 H_2 受体，由于其结构与组胺相似，起竞争性抑制组胺作用，抑制基础胃酸分泌，也抑制由食物、组胺、五肽胃泌素、咖啡因与胰岛素等所刺激的胃酸分泌。

4. 螺内酯模仿醛固酮

螺内酯是人工合成的抗醛固酮药。螺内酯及其代谢产物的结构均与醛固酮相似，可与醛固酮竞争远曲小管远端和集合管细胞浆内的醛固酮受体，拮抗醛固酮的排钾保钠作用，促进 Na^+ 和水的排出。

5. 丙二酸模仿琥珀酸

有些抑制剂和酶的底物结构相似，可与底物竞争酶的活性中心，从而阻碍酶和底物结合成中间产物，这种抑制作用称为竞争性抑制。丙二酸与琥珀酸的结构类似，因此丙二酸可与琥珀酸竞争性抑制琥珀酸脱氢酶。酶对丙二酸的亲和力远大于酶对琥珀酸的亲和力，当丙二酸浓度仅为琥珀酸浓度的 1/50 时，酶活性便被抑制 50%。若增大琥珀酸浓度，此抑制作用便可被削弱。

6. 甲氨蝶呤及几种抗癌药

（1）甲氨蝶呤——为抗叶酸类抗肿瘤药。该药品主要通过对二氢叶酸还原酶的抑制而阻碍肿瘤细胞的合成，从而抑制肿瘤细胞的生长与繁殖。

（2）5-FU（5- 氟尿嘧啶）——某些药物的化学结构与正常代谢物非常相似，虽可参与代谢过程，但往往不能达到正常代谢的生理效果。以假乱真，实际上导致抑制或阻断的后果。这些称为伪品掺入，也称为抗代谢药。如 5- 氟尿嘧啶的结构与尿嘧啶相似。掺入癌细胞的 DNA 及 RNA 中干扰蛋白质合成而发挥抗癌作用。

（3）6-MP（6- 巯基嘌呤）——可取代正常碱基，干扰 DNA 的复制。能抑制嘌呤的合成和向核酸转化，使核糖核酸的形成受到阻碍，肿瘤细胞受到抑制。

No.6　非干咳必须化痰止咳

咳嗽是呼吸系统中最常见的症状之一，是人体的一种保护性措施，当呼吸道黏膜受到异物、炎症、分泌物或过敏性因素等刺激时，即反射性地引起咳嗽，有助于排除自外界侵入呼吸道的异物或呼吸道的炎性分泌物、消除呼吸道刺激因子。因此，对于偶发、轻度的咳嗽，不必服用镇咳药。只有当咳嗽剧烈而且频繁，严重影响生活和休息，或可能导致并发症时，方可使用药物治疗咳嗽。那么怎样治疗咳嗽呢？一般来说，咳嗽少痰和连续干咳者，应服用镇咳药；咳嗽伴有咯痰者，需同时服用镇咳药和祛痰药，并应以祛痰为主；咳嗽伴有炎症（如细菌感染）者，在服用镇咳药和祛痰药的同时还需加服抗生素类药物；咳嗽伴有支气管哮喘者，则需在服用镇咳药的同时加用平喘类药物。

咳嗽，按其是否伴有咳痰及痰液的性质，可分为无痰之咳、有痰之咳、稠痰之咳和脓痰之咳，这四种情况应当分别对待，在治疗上也必须对症下药。

1. 无痰之咳

此类咳嗽，包括无痰干咳或刺激性呛咳，通常投用镇咳剂治疗。镇咳剂分为中枢性和末梢性两种，中枢性镇咳药又分为成瘾性中枢性镇咳药和非成瘾性中枢性镇咳药。成瘾性者主要包括可待因、复方桔梗片（含有阿片）等，非成瘾性者包括美沙芬等。末梢性镇咳药是通过降低呼吸道感觉神经末梢对刺激的敏感性而产生止咳效果的。常用的有复方甘草合剂（配方中含阿片）、各种止咳糖浆，口服后能覆盖在发炎的咽部黏膜上，使黏膜少受刺激，而起到止咳作用。咳必清既能选择性地抑制咳嗽中枢，并对呼吸道黏膜有局部麻醉作用，故兼有中枢性和末梢性镇咳作用，且无成瘾性。因此常用于上呼吸道感染引起的无痰干咳和百日咳等。磷酸苯丙哌林也兼有中枢性和末梢性止咳作用，作用可比可待因强 2 ~ 4 倍，口服后 15 ~ 20 分钟即生效，作用可持续 4 ~ 7 小时，且无成瘾性，可用于各种原因所引起的干咳，对刺激性干咳效果尤佳。各种含少量可待因的止咳糖浆如复方磷酸可待因口服溶液亦可用于干咳，其既可发挥可待因的强力镇咳作用，又无成瘾性，也是理想的止咳药之一；如遇伴有胸痛的剧烈干咳，可在医师指导下服用可待因，由于本品为麻醉药品，管理上十分严格，不可长期服用，以防产生成瘾性。本品最大特点是止咳作用迅速而强大。

2. 有痰之咳

咳嗽伴有咳痰的患者禁用中枢性镇咳药，否则会抑制咳嗽反射，导致痰液阻塞呼吸道，引起窒息或加重呼吸道感染。多痰性咳嗽是由慢性气管炎等所致，可选用祛痰止咳药，如氯化铵或碘化钾，此两药为恶心性祛痰药，口服后能够刺激胃黏膜，反射性地引起呼吸道分泌物大量增加，痰被稀释后易咳出，从而达到祛痰作用。复方甘草片、棕色合剂均可选用。此外尚有止咳化痰的中药方剂，如川贝枇杷露、蛇胆川贝液、罗汉果止咳冲剂、蛇胆陈皮液、通宣理肺丸等。对于咳嗽、痰多的患者，除药物治疗外，还应多喝水，使痰液稀释，以利于咳出。

3. 稠痰之咳

痰液稠厚，不易咳出时，应选择痰液溶解剂，如乙酰半胱氨酸，此药可分解痰液中的黏蛋白，降低痰液的黏稠度，使痰液能顺畅地咳出；溴己新可分解痰液中的黏多糖纤维，降低痰液的黏稠度，使痰易于咳出；盐酸氨溴索，此药除能使痰液变稀外，还能促进纤毛运动和保护支气管黏膜，是较理想的祛痰药。

4. 脓痰之咳

痰液为黄色或绿色脓痰时，说明伴有感染，故除选用止咳化痰药外，还需添加抗生素。有条件者需要到医院就诊，并送痰培养检查，根据结果选择抗生素治疗。

除了上述4种咳嗽外，当咳嗽、咳痰伴有哮鸣音时，除用镇咳、祛痰药外，需要加用平喘药，如口服氨茶碱、舒喘灵、酮替芬等；有的咳嗽是由胃食管反流所致，则应投用胃蠕动促进剂多潘立酮片和抑酸剂（如甲氰咪胍等）。

使用止咳祛痰药常见的误区：①既有咳嗽又咯痰，单用镇咳不祛痰。②认为咳嗽不要紧，拖到严重才就诊。③干咳症状比较轻，动辄要服可待因。④着凉感冒伴咳嗽，偏爱滥用抗生素。⑤咳嗽还未好利索，自作主张便停药。⑥买药止咳太马虎，吃药不看说明书。

No.7 药物“个体差异”与处方“私人定制”

所谓“私人定制”就是商家根据客户的个人特点和要求为顾客“量身打造”所要定制的项目，大家最熟悉的是私人定制服装。私人定制服装，就必须根据其身段和“三围”来“量体裁衣”。事实上，医生给患者出具处方也要按照“私人定制”的模式，为患者“量身打造”适合个体特点的药方。因为药物和药效有“个体差异”，于是，拟方遣药就不能千篇一律，而必须“个体化”。

药物有“个体差异”，处方也应“量体裁衣”。有一则老裁缝根据“个体差异”，为官员“论资裁衣”的故事值得借鉴。

话说有位老裁缝在给当官的裁衣服时往往要问来客在官场的“资历”，根据当官时间长短的“个体差异”作参考，以便做出来的服装（以往多系长袍）合身而又得体。按照他的经验，一个人刚提拔当上新官，料他踌躇满志，趾高气扬，走起路来不免挺胸凸肚，给这种人裁衣服应该前长后短；如果一个人做官已有几年，出人头地的新鲜劲已过，意气也稍稍平缓，走起路来也不再昂首挺胸，给这种人裁衣服就应该前后一般长；如果一个人做官已很长时间，而且还想再迁升，他的言行往往就非常谨慎，在上司面前俯首周旋，给这种人做衣服就应该前面短、后面长。

医生根据患者的个体差异确定药物的剂量和疗程，跟裁缝量体裁衣颇为相似。不同患者对同一种药物的反应存在着量与质的差别，即使患者的年龄、性别和生活条件完全相同，对于同一剂量的同一种药也可有不同反应，这种个体与个体间的差异，称为药物的个体差异。例如抗高血压药利血平，不同患者的每日需要量为 0.125 ~ 1.0 毫克，相差 8 倍。

个体差异在临床上有 3 种表现形式，可根据个体差异决定是否采用某一种药物和用量大小。

（1）特异性：有些人对某种药物的反应超出该药物正常的药理反应。同一种药物有些人一接触就出现中毒反应，而对大部分人来说，即使使用最大剂量也不会出现这种反应，这就是特异性反应。典型的有器官移植抗排斥药物，如环孢素，有的肾移植患者服用量比较大，仍然出现慢性排斥反应；有的服用量比较小，却能有效地防止慢性排斥反应，因此，该药的个体特异性较为明显。

（2）高敏性：有些人对某些药物的作用比一般人敏感，使用少量就能产生明显的疗效，用量稍大，就会出现中毒反应，临床称之为高敏性。对高敏性的药物，应酌情减量使用。如有个别人对青霉素有高敏性，即使在做皮试时使用的微小剂量，有时也会引起过敏性休克，甚至死亡。

（3）耐受性：有些人对某些药物的敏感性较低，使用一般常用量时疗效不明显，甚至无效，也不出现副作用，直至用至最大量，甚至最小中毒量时才出现疗效，且机体能耐受。对于具有耐受性的患者，应酌情增量使用这种药物。

虽说年龄、性别和“病龄”长短不属于个体差异的范畴，但是在用药中也要顾及这些差异。年龄和性别，看似群体差异，但是，同是中老年人也有体壮体衰之个体差异，同是女性则有是否处于经、孕、产期之个体差异。某种疾病的“资深患者”与“资浅病例”之用药有所差别，也跟上述的按“官龄长短”而“论资裁衣”的例子相似。比如，曾经用过某种药物的“资深患者”，就可询问以往用该药的效应和有无过敏反应等情况大胆用药，而从未用过该药的“资浅病例”就要多加斟酌后再行使用，并在使用中进行观察或调整剂量。

有一则“姚御医论治两皇帝”的医案就能说明用药必须关顾年龄和体质差异。话说南朝梁武帝萧衍，自己曾经看过一些医书，他生病发热时，便自作主张地要服用大黄。太医姚僧垣劝他说：“皇上年事已高，不可轻率服用这种泻下的猛药。”萧衍却说：“张仲景治疗伤寒的许多方剂都用大黄，我怎么就不能用？”他不听姚僧垣劝说而服用了大黄，结果因峻泻而致虚脱，差一点丢了“龙命”。

且说萧衍的儿子萧绎，在萧衍当朝时他是湘东王，后来他平定了侯景的叛乱而继承了皇位，即梁元帝。萧绎常常心腹胀满，时时作痛。他召来诸太医献策，命拟出治疗药方。太医们都知道梁武帝萧衍曾服大黄而致病危的事故，于是皆说治疗皇上之疾宜谨慎投药，不可轻脱，宜用平药，可渐宣通。而姚僧垣诊脉后说：“脉洪而实，这是宿食不消，久患积聚，非用大黄不可。”萧绎听从他的意见，服了姚僧垣开的大黄汤药后，果然解除了宿食，久病告愈。元帝问姚僧垣道：“听说你以前不赞成先帝用大黄治病，为何你治我的病却投用大黄呢？”姚僧垣答道：“先帝当时年事已高，体质虚弱，又兼发热，故不宜用泻下药大黄；而皇上现在正是壮年，体质又好，宿食积郁在胸腹已成痼疾，惟有大黄才能攻克顽症。”从两朝皇帝用大黄治病的成败经历，说明治病不能照搬教条，而应根据患者的病情和体质差异来遣方用药，才能达到预期效果。作为患者，遵照医嘱用药也非常重要。

正是由于患者存在“三性”之差异，加上年龄、体质、性别和“病龄”上的某些差异，便给临床用药带来了很大的困难。一个有经验的医生就像一个技术超群的时装剪裁师，不仅要有丰富的医药科技知识，还要有“量体裁衣”的艺术技巧，能恰如其分地按照每个患者的个体差异，制订出完善而合适的用药方案。开处方前像老裁缝问“官龄”那样详细询问患者的用药史就很有必要。此外，对于那些作用强烈、反应大、安全范围小的药物应特别谨慎使用，一般应从小剂量开始，根据患者的反应逐步调整剂量。对于某些危重患者，必要时应在用药期间进行血药浓度监测，借以及时调整用药方案，这样既能保证疗效，又可避免中毒。

No.8　首剂用量的“加”“减”法

药物治疗的成效，不仅取决于正确选择药物，而且有赖于合理的用药方法。患者找医生看病，医生根据病情开了药方后，有时会特别叮嘱：“这种药第一次服用的剂量应当加倍”；或者交代说：“这种药第一次必须减量服用”。目前，世界上的化学药品有数万种，就大多数药物而言，均系采用一天几次、一次几片的服用方法。然而，有些药品因药理性质和作用机制的原因，往往需要采取“首剂加倍”或“首剂减量”的方案。兹举如下 2 例患者的治疗经过，就可以说明首剂“加”“减”法对治病成败的重要性。

【例一】

两个月前，张女士因喉咙痛到医院就诊，医生诊断为急性化脓性扁桃体炎，给她开了复方新诺明片，并向她交代服药方法：每日 2 次，每次 2 片，但第一次服复方新诺明片时要吃 4 片，也就是应当“首剂加倍”。她遵医嘱服药，不出几天就症解病除了。且说张女士上周不慎着凉而致感冒，流鼻涕、打喷嚏、浑身发冷，遂到药店买抗感冒药。她觉得上次服用复方新诺明片采取“首剂加倍”的方法很“灵”，说明书上并未注明的首次剂量加倍，她却自行加倍服用，岂料，首剂服用后不久，她感到头晕不适、恶心欲吐，家人急急将她送到医院急诊。医生询问了发病经过，认为她系服药过量引起的药物中毒。经过一番处理，方告缓解。

【例二】

近月来，年近花甲的厂办主任何先生时感头昏、眼花，到社区门诊就诊，医生诊断他患了原发性高血压，嘱他过两天再复查血压后便给他开降压药。由于临近年终工作繁忙，他就自己到药店买了降压药哌唑嗪，并服了 1 片（1 毫克）。1 小时后，老何突感一阵头晕而昏倒。家人急送他到医院抢救，被诊断为哌唑嗪引起的体位性低血压。医生告诉老何，哌唑嗪第一次只能服半片，以避免发生“首剂效应”……

下面就分别谈谈“首剂加倍”与“首剂减量”以及“首剂效应”等相关问题。首剂的“加”“减”，虽然都是为了达到治病的目的，但“加”是着重对付病原体，“减”是为了患者的用药安全。首剂“加”“减”法的应用必须根据具体药物而定，不能盲目“加”“减”。

1.“首剂加倍”——重拳出击，严惩不贷

“首剂加倍”最常用于服用某些抗菌药时，之所以要“首剂加倍”，是因为在病菌繁殖初期，加倍服用可使药物在血液中的浓度迅速达到有效值，增强杀菌、抑菌的作用。若首剂不加倍，则不能迅速达到有效浓度，会给病菌的快速繁殖留下时间，从而使病菌产生耐药性，延误疾病治疗。以磺胺异噁唑片为例，它的半衰期约为 6 小时，即如果首剂加倍，口服后 6 小时血药浓度趋于稳定，可有效杀灭病菌。如果首剂不加倍，则需 12 个小时才达到稳定的血药浓度，病菌可能在这几个小时内迅速繁殖。

需要提醒的是，有些人对“首剂加倍”的概念不太理解，认为是平生第一次服用某种药物时需加倍药量，其实并非如此。任何药物停药后，血液中的药物浓度都会慢慢降低直到没有药效，因此下次服用时，仍然要“首剂加倍”。另一种误解是以为任何药物都可采用“首剂加倍”的方案，张女士服抗感冒药盲目“首剂加倍”造成药物中毒的教训值得记取。

临床上采取“首剂加倍”的药物，以某些抗菌药为常用：①磺胺类的

抗菌药，如复方新诺明片、磺胺异噁唑片等；②阿奇霉素分散片或阿奇霉素注射液，一般用于治疗特定的感染时；③四环素类的米诺环素和多西环素，必要时首剂加倍；④广谱抗真菌药氟康唑，治疗念珠菌性口咽炎或食管炎、隐球菌性脑膜炎以及严重深部念珠菌感染时宜首剂加倍。

除了抗菌药，口服抗疟药氯喹治疗疟疾时，为迅速控制症状，必须加快血液中药物浓度的上升速度，以便及时抑制红细胞内的疟原虫，故需首剂加倍。此外，有些止泻药，如地衣芽孢杆菌、蒙脱石散剂（治疗急性腹泻时）、嗜酸性乳杆菌、盐酸洛哌丁胺、碳酸锂（在治疗急性菌痢时）均需首剂加倍。

2.“首剂减量”——稳扎稳打，步步为营

所谓“首剂减量”，乃是为患者对某种药物的耐受性着想。由于有些药物作用较强烈，首剂药物如按常规剂量给予，则容易导致患者不能耐受，即首剂效应或称首剂综合征。为避免首剂效应的发生，对某些药物就必须采取“首剂减量”法。

引起首剂效应的常见药物主要有治疗高血压的药物和治疗心力衰竭的药物，治疗高血压的药物如 α 受体阻滞剂（如哌唑嗪等），β 受体阻滞剂（如心得安、酒石酸美托洛尔等），钙拮抗剂（如硝苯吡啶等）；治疗心力衰竭的药物如洋地黄类正性肌力药物（如口服制剂地高辛、静脉制剂西地兰等），血管紧张素转化酶抑制剂（如卡托普利、依那普利等），血管紧张素Ⅱ受体阻滞剂等。首剂效应还可见于甲状腺激素（如左甲状腺素钠片），他汀类降血脂药（如阿托伐他汀）等。

首剂效应的发生率与用药的剂量有关，开始用药的剂量越大，首剂反应的发生率越高。因此，对于具有这种性质的药物，其用量应从小剂量开始，根据病情和耐受情况逐渐加大到一般治疗剂量较为安全。首剂减量的药物还有治疗类风湿性关节炎的药物柳氮磺吡啶等。

此外，老、幼、孕等特殊人群及肝肾功能不全者都应考虑酌减药物剂量。为了安全，服药前一定要仔细阅读药品说明书，必要时还要请教专业医生。

No.9 “连战”“一休”话“疗程”

王老患直肠癌做了根治术后还需进行化疗。医生给他的治疗方案是5-氟尿嘧啶（5-FU）/ 四氢叶酸（THF）连用5天为1个疗程，间隔1个月后再行第2个疗程，共用药6个疗程。王老不解地对医生说：“何必用药5天就要间隔1个月呢？还不如一次连续做完不更省时省事。”医生向他解释说：“抗癌药5-氟尿嘧啶的毒副作用很大，一次性连续用药，身体经受不住。”因此，疗程之间还要有一定时间的“休整”。疗程用药必须连续进行，这就叫作“连战”，疗程间的“休整”就叫作“一休”……

临床上对不少疾病的药物治疗都讲究用药疗程。那么，什么叫疗程？它是怎样确定和掌握的呢？作为患者，了解有关疗程的知识是很有必要的。

1. 何谓疗程？

所谓疗程，就是连续用药后使病情得以有效控制的特定时段。少于这个时间段，治疗无效；在这个完整的时间段内（完整的疗程内），如用药间断或随意停药，不但影响治疗效果，反而会使疾病产生耐药性而增加治疗上的困难，有时甚至延误治疗时机而导致病情恶化。从另一个角度来讲，在完整的1个疗程中，其治疗方案一般不做调整；1个疗程后，根据患者病情变化及治疗反应，调整下1个疗程用药方案。严格讲，每一种疾病的治疗都有相应的连续用药时段（疗程）。

2. 疗程长短由何确定？

疗程的持续时间有长有短，多数是以天、周计数的，但有些药物治疗慢性病的疗程则较长，往往按月或按年计数。用药疗程的确定，是通过大量临床患者应用该药的疗效和毒副作用的观察和分析而确定的。如抗生素的疗程是针对细菌的繁殖周期来设定的，也就是说，是根据抗生素在体内存留时间来定的。通常细菌感染病程是3 ~ 5天，所以抗生素的疗程通常定为5 ~ 7天，因为它还有一个消灭残余细菌的问题，所以要比病程多出2天时间。除非是特别严重的细菌感染，可能会延长抗生素使用时间，一般的感染通常都在5 ~ 7天，所以，抗生素用一个疗程就可以了。

用年计数的常见于结核病、乙肝等。如使用异烟肼、利福平治疗肺结核，用拉米夫定治疗乙肝等，其用药疗程常常以年计数。以天计数的，常简称为“几日疗法”。例如海群生治疗丝虫病，通常是0.3克，2次/日；疗程7日，也称为“7日疗法”。磷酸氯喹治疗疟疾首剂1克，隔8小时后再服0.5克，第二、三日，各服0.5克，3日为1个疗程（这是世界卫生组织推荐疗法，磷酸氯喹总量为2.5克）。而采用磷酸氯喹治疗阿米巴脓肿，则以0.5克/次，2次/日，连服2日；后改为0.5克/日，连服2～3周为1个疗程。

3. 随意缩短疗程易复发

不少患者服药后症状得到缓解，未完成整个疗程就提前结束用药，这样做乃是只以表面症状来判断已经治愈。其实，病变或致病菌尚未彻底解决，这就埋下了未被控制的病因或未被彻底歼灭的病菌“东山再起”的隐患，往往可导致病症的复发。有位患下尿路感染（急性膀胱炎）的女士，医生开出复方新诺明让其服用，交代她要服7日为1个疗程。当服药3日后，症状基本消失，她便自作主张地把药停了。岂料过了一段时间，她感到疲倦乏力，腰部也有一些隐痛，后来竟发起了高热。再到医院去复诊，诊断为急性肾盂肾炎。原来服药3日后虽然症状得到缓解，但是膀胱内的细菌尚未完全杀灭而逆行而上，于是炎症蔓延到了肾盂。

4. 不可忽视的“维持用药”

有的疾病使用某种药物，当疗程结束后还需维持治疗以巩固疗效、以防复发。例如，采用法莫替丁、氢氧化铝凝胶等药物治疗消化性溃疡，通常用药1个疗程后，还要服小剂量法莫替丁一段时间，以巩固疗效。然而有的患者对此后续治疗并不在乎，而未行“续疗”，结果留下复发的隐患。由于消化性溃疡是一种慢性疾病，它具有诊治容易，但易反复发作的特点。文献报告十二指肠溃疡3个月的复发率为35%～40%，1年的复发率为50%～90%；胃溃疡的1年复发率为45%～85%。鉴于这么高的复发率，预防其复发，就具有十分重要的意义。掌握用药疗程后的后继用药，就是为了预防溃疡复发。大量的临床实践证明，对溃疡已愈合的患者采用维持治疗，可降低复发率，例如给予小剂量 H_2 受体拮抗剂维持治疗1年，复发率下降到 13%，维持 4 年可下降到 9%。

5. 任意延长疗程也不可取

有的患者使用某种药物后病情得到改善，健康明显恢复，于是觉得此药“特别灵验”。当完成1个疗程后，不请示医生而自作主张地继续服用该药，擅自延长疗程。结果往往药物过量而发生蓄积中毒。

有的疾病采用某种药物治疗，医生交代用药一个疗程后需做相关检测后再确定是否继续用药。然而有的患者使用该药后，不遵医嘱前来复查，自行继续用药，结果矫枉过正而出现新的麻烦。据报载，W 市一位女士因患甲亢就诊，医生为她开了他巴唑治疗，并嘱 1 个月后务必到医院复诊。该女士在服药 1 个月后，各种不适症状基本消失，她见这药如此有效，为巩固疗效，于是就自行到药店购来他巴唑，又服了 1 个月。结果出现怕冷、心跳过慢和面部水肿等症状，此时才去医院复查。医生告诉她，甲亢虽已控制了，但却出现了甲减，必须立即将他巴唑逐渐减量，然后再对甲减进行治疗。

延长疗程还容易产生药物依赖性。长时间滥用广谱抗生素口服，可造成消化道菌群失调，引起二重感染，而致抗生素相关性肠炎。

No.10　副作用≠不良反应

“文革”期间，某制药厂副厂长任职多年而没有转正，心里非常纠结，进而十分忌讳“副”字，不仅不愿意下属叫“× 副厂长”，凡秘书起草的文件或报告中的“副”字均被他删除。某日，他审阅一份新药说明书，其中有“本品无任何副作用”，他照例将“副”字删去，结果印出来的说明书便是“本品无任何作用”。

据说有一研究所因未完成任务而受到上级批评，所长推卸责任反而埋怨副所长没有很好配合他的工作，副所长觉得委屈，遂在职工大会上检讨说：“所里的工作搞不好应该由我负主要责任，咱们的正所长起正作用，而我这个副所长却起了副作用……”听众哗然。

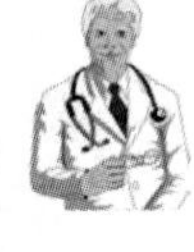

显然，这位副所长把副作用与反作用或不良反应画了等号。其实，药品的副作用不完全等于药品的不良反应。多数患者均以为副作用 = 不良反应。而且把药品的各种不良反应均称为副作用。医生为了让患者知道某种药物会出现某些不良反应，往往也用通俗的说法告诉患者，这种药有 ×× 副作用，或更准确地说这种药有 ×× 毒副作用。然而，我们去药店购药，或从医院药房取来的药，打开说明书，往往就看不到“副作用”一项，只有“不良反应”，这就往往使患者不明就里了。下面就说说何谓副作用？何谓不良反应。

1. 何谓副作用

所谓药品的副作用，也叫副反应，是指药品按正常剂量服用时，所出现的与用药目的无关的其他作用。其本身也是药理作用的一部分。例如，阿托品具有解除胃肠道平滑肌痉挛的作用，同时也具有扩大瞳孔的作用；当患者服用阿托品治疗胃肠痉挛的腹痛时，容易产生视物不清的副作用。然而，药品的治疗作用与副作用又具有两重性，它们会出现角色转换。例如，抗组胺药物扑尔敏、苯海拉明用于抗过敏治疗时，有嗜睡的副作用；当作为催眠药的活性成分时，它的催眠作用就成为一种有益的治疗作用。再如麻黄碱具有兴奋中枢神经系统和收缩血管、升高血压的作用，如用于治疗低血压，升高血压的作用便是该药的治疗作用，而其兴奋中枢神经系统引起的失眠就是副作用；反之，如果将其用于治疗精神抑郁性疾病，其兴奋中枢神经系统的作用乃是治疗作用，而引起血压升高便是副作用了。一般说来，副作用虽然较常发生，但其表现比较轻微，且停药后通常可以很快消退。

2. 何谓不良反应

药物不良反应是合格药品在正常用法用量下出现的与用药目的无关或意外的有害反应。根据药品不良反应与药理作用的关系，药品不良反应一般分为两种类型：A 型反应和 B 型反应。A 型反应为药品本身药理作用的加强或延长，一般发生率较高、容易预测、死亡率低，如阿托品治疗胃肠痉挛之腹痛引起的口干、麻黄素治疗哮喘引起心跳加快等。而 B 型反应与药品本身的药理作用无关，一般发生率较低但死亡率较高，如青霉素的过敏反应等。A 型反应包括副作用、毒性作用、后遗反应；B 型反应包括过敏反应、致癌、致畸和致突变作用等。①副作用：已如上述，即在按治疗剂量服用时出现与治疗无关的不适反应，一般都较轻微和可逆。②毒性反应：由于用药剂量过大或用药时间过长而引起，一般是在超过极量时才会发生。如阿霉素治疗癌症时可致骨髓抑制等。③变态反应：药物过敏反应是一种严重的对药物产生的变态反应。其发生主要见于某些体质特殊的高敏性患者，用药后产生剧烈的反应，严重的可出现休克及死亡。④继发性反应：主要表现在长期、大剂量使用广谱抗菌药后，敏感的细菌被杀灭了，不敏感的细菌、真菌大量繁殖，从而引起新的感染。如霉菌引起的鹅口疮，艰难梭菌、葡萄球菌引起的抗生素相关性肠炎等。⑤后遗效应：停药后血液浓度已降至最低有效浓度以下时残存的效应。如链霉素可引起永久性耳聋。⑥致畸作用：有些药物能影响胚胎的正常发育而引起畸胎，如反应停致海豹型婴儿。

为了提高治疗作用而减少或避免不良反应，必须注意如下几点：①避免滥用药物，特别是抗生素、激素等处方药，一定要按医生的处方和医嘱使用。②治疗某种疾病，应以药效相似而不良反应较少者为首选。③既往用药曾经发生过的不良反应，应向医生诉述，供医生处方、遣药时参考。特别是对青霉素有过敏反应史的患者，必须向医生护士交代清楚。④自行到药店购用非处方药，一定要仔细阅读药品说明书，按上面提出的用法、用量使用。

No.11　副作用也有正效应

我们在上文已经提到，所谓副作用并非指的是不良反应，而是指在使用治疗剂量的药物时，伴随出现的与治疗疾病目的无关而又必然发生的其他作用。一种药物往往具有多种作用，当人们利用其中一种作用时，其余的作用便称为副作用。治疗作用和副作用是相对而言的。然而，通常提及的副作用多系不利于疾病治疗的，需要人们在用药时注意防范。但在长期的医疗实践中，医生发现有些药物的副作用同样可以用来治病，甚至“歪打正着”，原来的副作用成了治疗疾病的主要作用，笔者将其称为副作用的正效应。兹将几种药物的副作用正效应介绍如下。

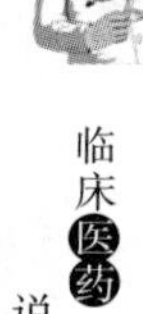

1.“治心药”用于治阳痿

鼎鼎大名的“伟哥”本来名叫枸橼酸西地那非。此药原本是某制药公司研发的通过扩张血管而发挥心血管的舒张作用的药物。然而，试验的结果却对心血管无明显的预期作用。而发现参与试药者中患有阳痿者却“雄风”大振。于是便改弦更张作为治疗阳痿的药物而“横空出世”，顿时轰动世界。枸橼酸西地那非“改行”，也可说是它的副作用给阳痿患者治病。

2.“驱梅药”用于利尿

1920 年在维也纳的一家医院病房正式试用一种有机汞化合物梅巴酚治疗梅毒。然而梅巴酚治疗梅毒的效果并不满意，而护士在测定 24 小时尿量中发现试用此药者均尿量大增，于是转而给许多水肿患者应用。不久该药便改名汞撒利（mersaly）作为利尿剂而应用于临床。当然，由于安全高效的利尿剂的相继问世，如今汞撒利已经“退休”。

3. 阿司匹林转身抗血栓

阿司匹林是资格最老的解热镇痛药，1898 年由某制药厂首先合成，最早用于风湿热及风湿性关节炎的治疗。可是，由于它对胃肠道的副作用而被后来上市的其他解热镇痛药所取代，渐渐退出第一线。在长达几十年的临床应用中，阿司匹林可致出血的副作用也比较突出。经过研究发现其之所以引起出血，乃因其对血小板聚集有抑制作用所致，于是便利用它的这种副作用来阻止血栓形成。这位药坛上的“百岁寿星”也就华丽转身，成为短暂性脑缺血发作、心肌梗死、心房颤动等的血栓形成的防治药物。

4. 长压定治疗脱发

长压定即米诺地尔，又名敏乐啶。是治疗高血压的药物，后因该药降压作用不持久等原因而逐渐被新上市的药物所代替。但长压定初期的临床使用中却发现其有导致毛发增多的副作用，于是被制成外用制剂（2% ~ 3%

的软膏或溶液患处涂搽）用于脱发（斑秃或全秃）的治疗，效果相当不错，是目前治疗脱发的常用药物，其治疗脱发的作用机制，可能与其扩张小动脉、增加皮肤的血供有关。

5. 螺内酯“兼职”生发

螺内酯是作用于远曲小管和集合管的利尿药，它还有竞争性抑制醛固酮的作用而起排钠保钾作用，常用于肝硬化腹水的治疗。在临床使用中同样发现它有促进毛发生长的副作用，遂也被用于治疗脱发。有人用螺内酯治疗男性秃发 121 例，每日口服 40 ~ 60 毫克，用药疗程 1 ~ 6 个月，结果显效 42.1%，总有效率达 81%。

6. 氯喹治疗心律失常

氯喹在上世纪是很有效的抗疟药。目前临床发现有相当一部分恶性疟原虫对其产生耐药性，使本品疗效降低。由于氯喹有抑制窦房结而引起心律失常的副作用，故临床上便有利用其副作用来治疗期前收缩和房颤。研究发现氯喹对心肌的作用类似奎尼丁，遂试用其治疗某些心律失常。国内有用氯喹每次 0.25 克，1 日 3 次口服，10 天为 1 个疗程，治疗顽固性心律失常 3 例（室性期前收缩 2 例，房颤 1 例）均告痊愈。另有一组报告应用氯喹治疗顽固性心律失常 79 例，方法同上，结果治愈 70 例，有效 6 例，无效 3 例。应当提醒的是由于氯喹可引起阿 – 斯综合征甚至引起死亡，故用药时应严格掌握剂量和密切观察病情。鉴于目前有不少疗效确切而又安全的抗心律失常的药物，故一般不提倡使用氯喹来抗心律失常。

7. 异丙嗪止咳

异丙嗪具有较好的抗过敏作用，常用于皮肤黏膜过敏、荨麻疹、血管神经性水肿等，对药疹、接触性皮炎、过敏性鼻炎均有效，并用于抗晕动及止吐。而其有抑制中枢的副作用，于是利用它能抑制延髓咳嗽中枢的反射这种作用特点，将其用于止咳。

8. 米索前列醇用作“药流”

米索前列醇人工合成的前列腺素 E_1 的衍生物，是一种胃黏膜保护药，后来发现其具有抗排卵、抗着床、扩张和软化宫颈的副作用，故孕妇忌用。

但是计划生育门诊却将其作为一种抗孕激素药而用于流产。

9. 天花粉引产

天花粉为葫芦科植物栝蒌的根，是一种中药，为清热泻火类药物，其具体功效是清热泻火、生津止渴、排脓消肿。鉴于其可致流产和抗早孕，故孕妇忌用。妇产科便利用上述副作用进行中期妊娠引产，凡妊娠12 ~ 24 周要求终止妊娠而无禁忌证者均可施行。方法是向肌肉或羊膜腔注射天花粉蛋白。当天花粉蛋白进入羊水中能迅速作用于胎盘合体滋养细胞，破坏其内分泌功能，使血清绒毛膜促性腺激素水平下降，胎盘形态功能严重损害后破坏母子之间的内分泌和代谢交换，可能引起内源性前列腺素增加，导致流产，还能引起化学性炎症反应，刺激宫壁引起宫缩，使引产时间缩短。

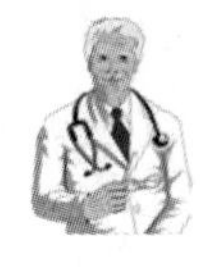

No.12 何谓“是药三分毒”

人们常说“是药三分毒”。要理解这句话，先从两个服用无毒的“滋补营养药”而发生中毒的例子说起。

【例一】

某市消防队长老曾，平素身强体健。今春他带队参加抗洪抢险，夜以继日，顶风冒雨；数天后出现发热、咳嗽，诊断为肺炎。经住院用抗生素治疗而愈。病后精神和食欲欠佳。有位战士见队长病后体虚，遂将老家寄来的一支东北人参送给队长，让他补补身体加快康复。老曾勉强收下遂将人参炖服，岂料服后导致胃部胀满疼痛、头晕、面部潮红、血压升高、大汗淋漓。急赴医院就诊，医生确认系滥用人参所致，诊断为“人参滥用综合征”。

【例二】

今年 2 岁的小强，出生比较瘦小，为让他赶上同龄小孩的个头，家长采用补充维生素以壮其骨骼。满周岁后，就开始每天让孩子服用鱼肝油。爷爷担心仅用普通用量未必能取得预期的效果，心想鱼肝油主要是含维生素 A 和维生素 D，多吃一些并无害处，便给孩子服用双倍剂量。一年多来，小强的身体发育是有长进，可近来小强常说身上很痒，哭闹较前频繁，饭量渐减，且有脱发现象。近两日喂食，食物也吐了出来。即将小强抱到医院就诊，医生听取孩子喂养和服药经过，检查孩子的囟门膨起，说明颅内压升高而致呕吐。遂诊断为维生素 A 中毒。嘱咐家长马上停止给小强服用鱼肝油，并进行了相应的治疗。

从以上两例经过来看，无毒的“滋补营养药”竟然引起中毒，例一是药不对症，例二是用量过大。这就是属于“是药三分毒”的例证。当然，所谓“是药三分毒”不只如此。

“是药三分毒”的说法，自古至今似乎已经得到公认。但对此论之理解还得从其根本去进行认识。这句话的本质含义应当从 3 个方面去加以说明：其一是不少药物本身就含有一定的毒性，使用中要严格掌握其剂量并注意药物的毒性反应并及时进行处理。其二是即使投用无毒的药物也不宜过量，否则亦会发生中毒。其三是用药必须对症，对症下药可治病，否则就会起反作用而中毒。

“是药三分毒”这说法始于古人之言，《内经》的《素问》中也有将中药分为“大毒、常毒、小毒、无毒”的论述，乍看似乎此说专指中药。然而，实践证明，西药也属于“是药三分毒”之物。我们可以从如下几方面来加以解说。

1. 从汉字的“药”与“毒”的含义说起

（1）汉字“药”的繁体为“藥”。中药以草本植物占多数，故其部首均为“艹”，繁体“藥”字，是“艹”+“樂”（乐），含有解除痛苦恢复快乐的意思。简体“药”字是“艹”+“约”，乃提醒药物皆有“三分毒”，使用中应有所“约束”。《素问·五常政大论》说：“大毒治病，十去其六；常毒治病，十去其七；小毒治病，十去其八；无毒治病，十去其九。谷肉果菜，食养尽之，无使过之，伤其正也。”意思是用药治病，要掌握适当的度，要至约而止，不可过度，有伤正气。其余的要靠饮食养扶正气，使之康复。

（2）汉字的“药”与“毒”。药可治病，人所共知，不必赘言。而“药”字也含有对人或动物的“毒害”和“杀伤”的意思。比如火药、炸药、弹药、杀虫药、灭鼠药等就包括毒杀生灵和杀灭害虫之物。毒死老鼠、蟑螂叫作“药老鼠”“药蟑螂”。人服毒自杀叫作“仰药”或“仰药自尽”。可见，“药”便含有“毒物”（名词）和“毒死”（动词）的含义。

2. 不少药物是以其毒性来发挥药效的

不少中药和西药是采用其毒性来治病的。治疗心绞痛的硝酸甘油乃系炸药；治疗心力衰竭的洋地黄是利用其“毒苷”来强心，“毒性”即“药性”。中药乌头是古代的箭毒，关公就是中了乌头箭毒而施行了刮骨疗毒手术的。然而，乌头却是一味治病的良药，乌头及其根旁的附子，乃回阳救逆的佳品。还有一种箭毒制剂是毒毛旋花子毒素，它也是以其毒素来救治急性左心衰竭之良药。

中西药物中，采用以毒攻毒治疗顽症的药品甚多，如不少采用抗癌的化学制剂攻克癌症，蛇毒溶栓治疗脑梗、心梗，氮芥治疗恶性肿瘤，砒霜雄黄治疗血癌等。

3. 药不对症或药量过大乃药物中毒之主因

应用有毒的药物治病，一般应以《中国药典》中的规定为限，其中注明常用剂量和极量，超过极量即会发生中毒。有的含毒药物，其治疗量与中毒量非常接近，如洋地黄最为典型，故容易发生中毒。而低毒、微毒甚至无毒的药物若盲目加量，也会发生中毒。比如滥用维生素就可发生中毒，维生素 A、D、E、B_1、C 中毒的症例时有发生，维生素成为“危生素”。甘草在中药中属于无毒之品，且系中药方剂中的“和事老”，被尊称为“国老”，但是若大量服用也会中毒而引起高血压和糖尿病，因其有皮质激素样作用。

用药不对症而发生药物的毒副作用的例子甚多，在此就不赘述。还有一种情况应当提醒：即两种药物联用，可使本来各自没有毒性之药发生毒副作用，在选择联用的“搭档”时需倍加注意。

由此可见，强调“是药三分毒”就必须注意四点：①用药治病必须对症下药。②切忌盲目加量。③联合用药要找对“合作伙伴”。④使用有毒之药品必须严格控制剂量，时时观察毒性反应，出现毒性反应要及时停药并即可采取有效的解毒措施。

No.13　话说“以毒攻毒”

“以毒攻毒”一词，出自明代陶宗仪的《辍耕录》，其中有“骨咄犀，蛇角也，其性至毒，而能解毒，盖以毒攻毒也”的论述。所谓“以毒攻毒”乃指用有毒的药物来治疗毒疮等因毒物而起的疾病。唐代的张鷟在他的笔记小说集《朝野佥载》中记录了一则毒蛇治病的故事，说是陕西商县有人患麻风病，被家人所逼，搬到山里筑茅屋而离群独居。有乌蛇坠酒罐中，其不知晓，但饮酒后病情逐渐改善，喝到酒罐底见有蛇骨，方知是毒蛇之蛇毒之治疗作用。这可能是我国历史上以毒攻毒疗法取效的较早“病例报告”。其实，我国古代采用某些毒物治疗顽症的例子不少；近代国外采用世界上最毒的毒物——肉毒素 A 用作面部除皱的“毒针”而风行世界。“毒针”除了除皱，还可用于治疗面肌痉挛及顽固性偏头痛。最近美国科学家还从毒蝎中提炼药物治疗“脑癌”（脑神经胶质瘤）初见成效。

当前，临床上采用以毒攻毒的方法治疗各种顽症并取得较好的效果。兹举有代表性的几种现代以毒攻毒疗法如下。

1. 阿托品治疗有机磷中毒

阿托品（atropin）乃大家熟悉的药物，而“阿托品”之名乃是因其有致命毒性而起的。中世纪的谋杀者就有用其原植物颠茄作为毒药而使人致死的。在希腊神话故事中 Atropos、Clotho 和 Lachesis 是掌管命运的三位女神，Atropos 是长者，她的两位妹妹昼夜不停在纺织生命之网，而 Atropos 却专司用剪刀剪断由她妹妹织就的网，以致人于死地。于是这个老大的名字 Atropos，将词尾 -os 改为 -in 就成了 atropin（阿托品）这一药名。

有机磷农药的中毒机制是通过抑制胆碱酯酶活性，导致体内乙酰胆碱聚积，从而引起一系列临床症状。阿托品为节后抗胆碱药，能阻断节后胆碱能神经支配的效应器中的乙酰胆碱毒蕈碱型受体，从而抑制胆碱能神经过度兴奋，消除和减轻毒蕈碱样症状，兴奋呼吸中枢，抑制多种腺体分泌，松弛平滑肌，使心跳加快。它能有效对抗急性有机磷农药的中毒所致的呼吸中枢抑制、支气管痉挛、肺水肿、循环衰竭及其他毒蕈碱样症状，从而抢救患者生命，发挥以毒攻毒的效应。

2. 氮芥治疗恶性肿瘤

氮芥是目前用来治疗恶性肿瘤的药物，它的开发和应用是从杀人的毒气——芥子气而来的。芥子气乃“毒剂之王”，是“一战”期间德国首先使用的化学武器。这种气体因具有芥末味而得名。它能引起皮肤红肿、起疱，以至溃烂，如侵入人体也可引起全身中毒。1917 年，德军将其制成炮弹，于当年 7 月 12 日夜间用这种炮弹轰击英军阵地，造成英军大量伤亡。尸检发现，死者的皮肤、黏膜和呼吸道有糜烂坏死，还有全身中毒现象。伤者造血系统抑制、淋巴组织溶解，这一现象引起医学家们的注意，并据此推测这种毒气能以毒攻毒，可用于治疗造血系统和淋巴组织的肿瘤。

1935 年，美国科学家终于合成了一种毒性较低，但作用与芥子气相似的氮芥。经过动物实验证明其对淋巴肉瘤及白血病均有疗效。自此，各种氮芥制剂相继问世，用其治疗慢性粒细胞性白血病、霍奇金病、淋巴肉瘤及头颈部的肿瘤都取得肯定的疗效。

3. 箭毒治疗心衰

治疗急性心力衰竭特别是急性左心衰竭，往往首选毒毛旋花子苷 K（Strophanthin K），简称“毒 K”，其后的“K”源于地名 Kombe（音译为康毗或孔贝），系非洲喀麦隆的一个地名，为昔时毒毛旋花这一植物之产地，当地土著将此植物浆汁涂于箭头射取猎物，中箭的动物往往因毒力攻心而致死或倒地被擒，故以往称“毒 K”为“康毗箭毒”。作为强心苷，“毒 K”的作用与洋地黄类毒苷相似，这种毒苷只要掌握适当的剂量就有强心作用，因此“毒 K”和洋地黄是治疗心衰的首选药物。

中药中也有一种具有类似洋地黄作用的箭毒——乌头，《三国演义》中关公刮骨疗毒，就是他在攻打樊城时，右臂中了乌头箭毒之故，因乌头致其心律失常而使他中箭落马。乌头主根之侧而生的稚根称为附子；若主根不附生稚根者称为天雄，这些“乌头家族”的成员，均含大毒。在中药方剂中附子常以其强心作用而被配伍而发挥回阳救逆作用。

4. 砒霜雄黄治疗白血病

砒霜是家喻户晓的毒药，其化学名称为三氧化二砷。砒霜中毒可引起胃肠道、神经、循环及泌尿等系统的症状。一般认为其致死量约为每公斤体重 2 毫克。应用砷剂“攻毒”早有先例，在普遍应用青霉素之前，治疗梅毒主要就用砷剂。20 世纪末，国内外就开始研究用砒霜治疗白血病。我国在运用砷剂治疗急性粒细胞白血病开展较早，且成绩显著。近年来国内专家采用另一种砷剂——雄黄治疗白血病，其效果比砒霜更佳。国内一项经历 6 年之久的研究成果显示，采用中药雄黄的主要成分四硫化四砷可成功治疗急性早幼粒细胞白血病。目前，110 位接受治疗的患者已全部生存了 5 年以上，实际无病生存率达到 95.8%。

5. 蛇毒溶栓治脑梗死

从 20 世纪中叶就研制的蛇毒溶栓，如今已在临床上广泛应用。蛇毒主要有神经毒、心脏毒、出血毒及溶血毒等，由于蛇的毒液中含有丰富的酶，其中有些酶与蛇毒的毒性关系较大。毒蛇咬伤如不及时处理和治疗往往会因此而致命。

蛇毒毒液的主要成分为蛋白水解酶、精氨酸酯酶、激肽释放酶、蛋白质、毒素和各种氨基酸。目前比较常用的蝮蛇抗酸酶就是从蝮蛇蛇毒中分离出来的以精氨酸酯酶为主要成分的一种酶制剂，它能降低血液黏度，降低血浆中的纤维蛋白原、血脂，并能减少血小板数量及抑制其黏附和聚集功能。对脑血栓形成（脑梗死）、脉管炎和高黏血症均有显著的疗效。国外有人用蛇毒治疗癌症，发现它具有很强的止痛作用。

No.14 中药中毒西药救命

中医和西医都能治病救人，前者是“古为今用”，后者是“洋为中用”。

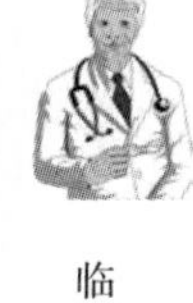

然而，人们常说：中医治病，西医救命。此话虽然有些片面，但是也有一定的道理。比如，对于各种药物中毒的抢救，采用西医方法和西药制剂进行救治，即能迅速起效，药效也很确实，往往能够起死回生。

中药中毒，虽然也有解救的中药，但是，多系口服药剂，使用最广的解毒方剂为甘草煎剂、绿豆汤、生姜汁和蜂蜜之类，这似乎属于“广谱”解毒药，不但起效慢，而且针对性不强，对重度中毒则因不甚“给力”而难于解毒和救命。

有些人发生了中药中毒，往往单纯服用甘草、绿豆、姜汁、蜂蜜之类进行自治，或用道听途说的偏方自制自救，而不上医院急诊就医，结果耽误了病情而酿成恶果。

1. 中药减毒，西药抗毒

中药中毒几乎均系误服，包括吃错药或吃过量所致，药物经口进入胃肠，吸收入血而发挥毒性作用。

当发生中药中毒时，中西医均同样会采取催吐和导泻的方法让误服的药物排出体外以避免或减少其吸收入血而使人中毒。然而，西医采用洗胃、灌肠却更胜一筹。为使已吸收入血的药物从尿中排出体外，中西医均会采取大量饮水的办法，而西医采用静脉输液则更高一招。

中药的解毒方剂，其作用主要在胃肠。口服的解毒方药，其实只是对付尚未吸收入血的药物，对于已吸收入血的药毒却不起作用。如甘草、绿豆、姜汁、蜂蜜等，其实都是炮制中药时使用的药材。比如有些有毒或药性猛烈的中药，往往使用蜜炙或姜制而起减毒之效。因此说，中药的解毒方剂在于缓和药性。

西药的解毒药物则是跟中药中毒后发生的药理作用相对抗，乃是起到抗毒作用，从而消除中毒症状。这些药物常用肌注或静注的方法输入体内，能够迅速入血而起效。

2. 用于中药中毒的常见西药解毒剂

1）乌头类中毒。

乌头类中药，是指来自毛茛科植物附子、川乌、草乌等中药材，其主要毒性成分为乌头碱。

不少汤头或中成药中也含有乌头类药物，如大活络丹、小活络丸、玉真散、三七伤药片、祛风舒筋丸、虎骨木瓜丸、附子理中丸等。汤头中乌头类药物配药过量或中成药服用过量，均可发生乌头中毒。民间有不少人用乌头泡酒治病强身，由于没有掌握适当用量而发生中毒者甚多。

乌头碱中毒主要殃及心脏和神经系统。过量的乌头碱可使感觉和运动神经麻痹、迷走神经兴奋，可造成心动过缓、心律失常乃至心博骤停。作为乌头类中药的解药，肌内或静脉注射（或输注）阿托品以对抗乌头碱引起的心动过缓和心律失常，经阿托品治疗后心律失常仍不能纠正者可用抗心律失常药物（如利多卡因）。

2）蟾酥类中毒。

蟾酥是蟾蜍表皮腺体的分泌物，白色乳状液体，有毒。干燥后可以入药。有的汤头或中成药中含有蟾酥，如六神丸、六应丸、喉症丸、蟾酥锭、蟾酥丸等。蟾酥中毒有不少是滥用六神丸所致，小儿服用过量六神丸中毒的报道时见报端。另一种情况是不少癌症患者偏信民间偏方，采用蟾蜍炖服，取以毒攻毒之作用来治疗癌症，结果发生中毒。

蟾酥的药性和毒性类似西药洋地黄，小剂量具有强心作用，大剂量则可减慢心率甚至导致心脏停止收缩。蟾酥可引起的迷走神经的兴奋，遂可引起心动过缓、房室传导阻滞和心律失常，因此，对付蟾酥中毒的解药亦是阿托品。若出现室性心动过速时可加用利多卡因，以防止发生室性颤动。

3）马钱子中毒。

马钱子又名番木鳖，含番木鳖碱（西药称此为士的宁），它既是有效成分，也是有毒成分。其功用主要是祛风湿，入药汤头，中成药如九分散、舒筋丸、疏风定痛丸等也含马钱子。

马钱子的主要毒理作用是对中枢神经有兴奋作用。由于脊髓反射性显著亢进，引起肌肉强直性痉挛，对延脑的呼吸中枢和血管舒缩中枢也有兴奋作用，但中毒剂量则抑制呼吸中枢。中毒后可出现阵发性、强直性惊厥、角弓反张、牙关紧闭、苦笑貌、两手握拳、呼吸肌强直收缩而发生窒息，以上症状可因光、声刺激而加剧，极似破伤风患者。兴奋过后，继而麻痹，可因呼吸麻痹而死亡。

其解药主要是安眠镇静剂如静注戊巴比妥钠或阿米妥钠或给水合氯醛等，以制止痉挛。有的还应吸入乙醚作轻度麻醉。中毒症状可因二氧化碳增高而加剧，应予氧气吸入。

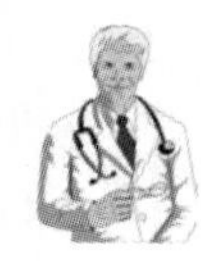

4）雄黄中毒。

雄黄是一种含硫和砷的矿石，加热到一定温度后在空气中可以被氧化为剧毒成分三氧化二砷，即砒霜。雄黄中毒的表现即出现砷中毒的症状，主要是神经系统刺激症状和肾、肝、心等脏器功能障碍。含雄黄的中成药甚多，较为常用者有牛黄解毒丸（片）、六神丸、安宫牛黄丸、牛黄清心丸、牛黄镇惊丸等。

雄黄中毒（即砷中毒）的特效解毒药：二巯基丙醇或二巯基丁二酸钠，它们进入人体后能与毒物（包括锑、汞、铅、砷等）结合形成无毒物质而起到解毒作用。

5）朱砂中毒。

朱砂是硫化汞（化学式：HgS）的天然矿石，主要成分为硫化汞。中医主要用于清心镇惊和安神解毒之用。

含朱砂的中成药有如朱砂安神丸、磁朱丸、安神定志丸、朱黄镇惊丸等。朱砂中毒（即汞中毒）可出现神经系统、消化系统、泌尿系统和心血管系统的毒性症状。其解药亦为二巯基丙醇或二巯基丁二酸钠。

3. 综合救治也不可忽视

虽然中药中毒应以西药进行解毒为主，但是对于急性中毒的综合措施也不可忽视，包括催吐、洗胃、导泻、灌肠、补液、吸氧，以及不同药物中毒出现的中毒症状的对症治疗等。中药方剂也可作为辅助措施加以使用。

No.15　画龙点睛话“药引”

中成药疗效确切，服用方便，易于贮存，受人欢迎，但其组方已固定，不能像汤药那样随症加减。然而，若能辨证地选用药引则不仅有引药归经，增强疗效之功，而且还兼有调和、保护、制约、矫味之效，从而弥补了它的不足，同时，减少了毒、副作用。现将常用药引简介如下：

1. 米汤

能保护胃气，减少苦寒药对胃肠的刺激。故常用于补气、健脾、利膈、止渴、利尿及滋补性中成药。如以小米汤送服香连丸，大米汤送服八珍丸、人参养荣丸、十全大补丸等。用时可不拘浓淡及用量。

2. 藕汁

有清热止血等作用。如用它送服十灰散等，效果颇佳。用时取鲜藕洗净、切碎，另加入凉开水少许捣烂，用纱布包裹挤压取汁，每次半杯，约100毫升即可。

3. 黄酒

酒性辛热，有舒筋活络、发散风寒等作用，可用于腰腿、肩臂的疼痛、血寒经闭及产后诸疾，多与跌打损伤、疮痈初起等症的中成药同用。如活络丸、追风丸、木瓜丸、通经丸、妇女养血丸与七厘散、云南白药等。一般每次用温热的黄酒 15 ~ 20 毫升送服。

4. 姜汤

有散风寒、暖肠胃、止呕逆等功用。取其 3 ~ 5 片（9 ~ 15 克），水煎取汁，送服治疗风寒外感、胃寒呕吐、腹痛腹泻及健脾和胃等症的中成药，如附子理中丸与通宣理肺丸等。

5. 盐汤

有引药入肾、软坚散结、清热凉血之效。故宜用淡盐汤送服补肾药，如大补阴丸、六味地黄丸、七宝美髯丹；以及固肾涩精药，如金锁固精丸、安肾丸等。用时取食盐 2 克，加温开水半杯搅拌溶化即可。

6. 葱白汤

能发散风寒、发汗解表。可用于风寒感冒冲剂、荆防败毒丸等。用时取新鲜葱白 2 ~ 3 根切碎，煎水送服。

7. 大枣汤

有补中益气、补脾胃与缓和药性等功用。一般用大枣 5 ~ 10 枚加水煎汤，送服归脾丸。

8. 蜂蜜水

有润肺止咳、润肠通便及矫味等效能。用时取蜂蜜 1 ~ 2 汤匙，加入温开水中搅匀，送服蛤蚧定喘丸、百合固金丸及麻仁丸、润肠丸等。

此外，用竹沥汁送服治疗风热咳嗽的中成药，用茶叶汁送服治疗心血管疾病的中成药，以及用鲜竹叶、竹茹、桑枝、薄荷叶与鲜荷叶、鲜柳叶、侧柏汁、灯芯草等作为相应中成药的药引，也有一定的作用。

药引大多具有药源丰富、容易寻觅、质地新鲜等特点，而中药店不便保存，故须病家自备，但用量不可太小，也不可太大，应遵照医嘱使用，才能达到预期的效果。

由此可见，尽管药引仅是处方中的配角，但它却是特殊的组成部分，且具有画龙点睛之妙，以适应辨证施治、灵活用药的需要，从而提高疗效，有利于患者恢复健康。

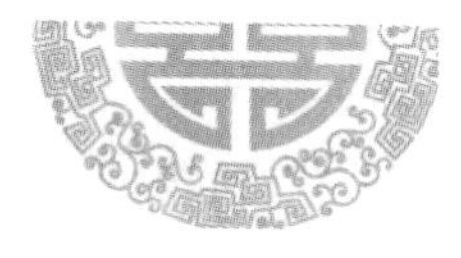

第十四集　诊余茶座

No.1　古代医生的别称

1. 大夫

北方民间多叫医生为大夫，如民谚："交了九月九，省了大夫的手。家家吃萝卜，病从何处有。""大夫"在古代是一种较高的官职，春秋时大夫有上、中、下之分，到了秦汉，又有谏议大夫，唐代有御史大夫。宋代在医官中设大夫、郎、医效、祇候等。清代文官阶自正一品至五品，亦称大夫。旧时，太医院专称大夫。加之唐末五代以后官衔泛滥，以官名称呼逐渐形成社会风气，所以，北方人尊称医生为大夫。为了区别于官名，将称医生为"大夫"的"大"读成（dài），而不读（dà）。

2. 郎中

郎中是南方人对医生的尊称。郎中本是官名，即帝王侍从官的通称。其职责原为护卫、陪从、随时建议，备顾问及差遣。战国始有，秦汉始置。后世遂以侍郎、郎中、员外郎为各部要职。郎中作为医生的称呼始自宋代。宋代在医官中设有"郎"这一级，民间就开始称医生为郎中。如宋代洪迈《夷坚志·刘师道医》："伸手求脉……妇在旁，忽鼓常笑曰：刘郎中细审此病，不可医也。"周密《武林旧事·诸色伎艺人·说药》有"杨郎中""徐郎中"。直到现在江西、湖南方言和吴方言中仍称中医医生为郎中。如《吴歌乙集》："十字街口有高明郎中来一个，看好奴情郎，头上金钗拔一双。"《吴组缃小说散文集》："请郎中开了许多药方，吃了并不见效。"郎中之称多见于南方，北方则多称大夫。

3. 医生

医生的称呼最早起源于唐代。《唐六典·十四》：“医生四十人。”注：“后周医正有医生三百人，隋太医有生一百二十八，皇朝置四十人。”这里的“医生”就是学医的生员，后来就演变成从事医疗工作的人的通称。如宋代范成大《书事》诗：“门外虽无车辙，医生卜叟犹来。”到了近代，医生成了较文雅的称呼，农村则多叫郎中、大夫、先生等。

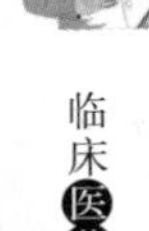

又一说：据《新唐书·百官志》载，唐代太医署中普设“医生”一职，位在医工之下，典药之上。后衍为对医家的统称。

4. 医士

医士，今天已成为医药界的一种职称，在古代则是医生的别称。如元方回《次韵仇仁近有怀见寄》诗：“但苦老身多疾痛，时呼医士问方书。”

5. 医师

医师，古代为掌医事的官员。《周礼·天官·医师》：“医师掌医之政令。”后就用作对医生的敬称。今天泛指在医疗单位负责临床医疗工作的医务人员，又是一种业务技术职称，如主任医师、主治医师等。

6. 先生

先生本意为父兄。如《论语·为政》：“有酒食，先生馔。”何晏集解引马融曰：“先生，谓父兄。”又指老师或年老有学问的人，或妇女称自己的丈夫。方言中出于敬重，常称医生为先生。如《简明吴语方言词典》“先生”条下举例说：“勿适意，请先生看过（口伐）？”北方乡间亦把医生称为先生。

7. 儒医

旧时称原来业儒而习医的人叫“儒医”。古人认为，儒者不可不知医。俗谚说：“秀才习医，快刀杀鸡。”意思是秀才习医学得快学得精。又有“不为良相，便为良医”之说。据考此称始于宋代。宋洪迈《夷坚甲志·谢与权医》：“有蕲人谢与权，世为儒医。”清王士禛《池北偶谈·谈异五》：“文登生员刘大成以儒医耆德，为乡党所推。”

再如《山东中医药志》载："明代著名医家黄元御出身于诗书门第，少有奇才，且负大志，初攻儒术，后因目病误治，遂弃儒学医。以医术精湛，治多奇验，而名闻乡邑。曾行医北京、江浙，颇负盛名。"虽然不幸早亡，仍有《伤寒说意》等 8 种医学著作留传于世。中医药界，像黄元御这样在科举或仕途上受挫后改攻医学而成名者不胜枚举。

此外，还有疾医（周代医官名，相当于后世的内科医生）；太常（医官名，秦置奉常。公元前 2 世纪中期，汉景帝改称太常。西汉时设太常、少府官职，属于太常的为百官治病，属于少府的在宫廷里治病）；太医令（东汉曹魏时设置，隋唐改称太医署令。此系掌管医疗机构的职官）；太医博士（北魏置太医博士以教弟子）等。

No.2　俚医歪打正着诊例

1. 歪打正着，俚医走红

据《清朝野史大观》载：从前，有一个绍兴人携家眷上任。行至常州地界，其妾突然腹痛临产。胎儿久久不能娩出，情势十分危险。绍兴人遂把船停在奔牛镇，派仆人上岸去请医生，此时已经将近半夜。仆人上岸到了镇上，多数店铺都已经关门，只见一家旅店还没有关门，遂入店中询问店主能不能找到医生。店主答道："在吕城镇就有位医术高明的名医，不过离这里有十多里路。"（1 里 =500 米）仆人说，如今情况紧急，赶去吕城镇是来不及了，可怎么办呢？店主说："要不，我镇上也有一位邻居，他稍微懂点医术，就住在从我这里往东十多家处。"仆人按照他的话走去那里叩其门。这位医生是住在临街的楼上，听见有人敲门，问是何事，仆人把船中有一产妇难产的情况告诉他。医生起床对妻子说："取冷水来洗脸，我马上就去！"本来他是叫妻子打盆冷水给他洗了脸就去出诊。可仆人以为是医生交代他先回去用冷水给产妇洗面，医生随后就会来处理。于是，急忙跑回船上告诉主人。主人按照这个方法给产妇冷水洗脸。产妇正处于昏眩状态，突然受到冷水刺激，顿时大口呼吸。随着一呼一吸，子宫口亦随之大开，婴儿终顺利娩出。此时医生赶到，主人高兴万分地感谢医生，并请医生开几副产后的处方。然后以重金酬谢。冷水洗面解救难产的事情传了出去，从此，这个医生“一夜走红”，名声大振。

2. 病家膈食，桐油宽膈

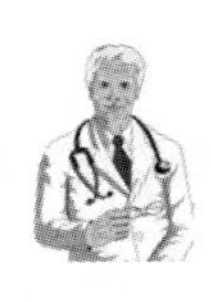

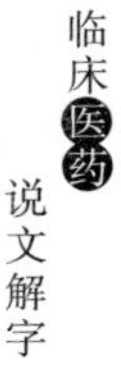

有位姓童的医生住在仁和县（今属浙江省杭州市）独山村。有一天，谢村有人请他出诊看病。他坐船前往。到了患者家里，患者自诉一月来胸中饱闷而腹中甚饥，食之即吐，米食不能下。童医生诊为膈症，遂开了处方，用开膈调胃之剂治疗。诊毕，患者家人留童医生吃饭饮酒。酒甚香洌，而童某平素嗜酒，遂开怀畅饮，不久一瓶都喝光了，童某已有醉意。此时太阳已经落山，他被众人送至河边。登船时，船工对他说：“我刚才买了一瓶桐油，放在头舱，您要小心，切勿绊翻。”童医生闻听，一边用手将油瓶提起，放到隐蔽处，一边念叨着“桐油、桐油”。此时，前来送行的患者家人恰好正要询问用何药作药引，见童医生醉念“桐油”，以为作答。童医生睡后酒醒，船工提起刚才之事，他才知贪杯酿祸，心想：这个患者因病不能进食已久，现身体虚弱，若再用催吐之桐油，势必耗散元气，加重病情。他本想返回去告知患者，而船已走远，又想时候已久，恐患者已将药服下，只能听天由命。

次日天刚亮，患者家人即来告知，说患者服药后大吐，吐出浓痰无数，胸膈渐宽，并能食粥，再请童医生复诊。童医生之妻恐是诓骗之辞，怕丈夫到谢村后被他们追究和羞辱，于是谎称童医生不在家，说他早上出去了，过一会他回来就去谢村。然后差人尾随来人前往谢村打探，当得知患者果真渐好，童医生才放心去复诊，再投清理之药，药尽病愈。

原来患者积痰于上膈，诸药不能取效，非峻猛之药不能祛除。因得桐油催吐使积痰吐出而久病得解。童医生治好久病膈症患者的事很快传开了，于是，慕名前来找他看病的人络绎不绝。

3. 名医改悟，“凉方”转温

福建有位叫王琢章的名医，诊疗工作非常耐心，对患者很是谦和。患者来就诊，他总是不厌其烦地向患者认真交代注意事项，对待患者就像对待自己的儿女一般。遇到疑难病例，在拟方遣药时更加慎重，往往再三推究，有所增减。为了患者能够按医嘱服药，有时放心不下，便在深夜敲开患者的家门，再三嘱咐。或者觉得自己开的方子还有某些不当之处而把处方加以改动，从不掩饰自己。

有一天，他应邀到一个患者家中诊病，他给患者开了寒凉的方剂。然后便回家，快到家门，他忽然觉得这个患者应该投用温药，于是马上折回患者家去，准备更改处方。到了患者家门，患者的妻子便出来道谢，说："吃了你开的药后，患者显得安静，病情明显减轻了。"王琢章觉得十分奇怪，便叫人拿药罐子来看一看。患者的妻子把药罐拿来，但见这药罐子积满灰尘和蜘蛛网，患者家人煎药时不留心没有盖好盖子，积尘和陈旧的蜘蛛网也掉进药罐与药一块煎了，而家人也没有发觉。王琢章顿时知道患者的病情好转主要是积尘和陈旧的蜘蛛网在起作用。于是，他再开处方，特别加用蜘蛛网和积尘共煎，结果患者很快就痊愈了。

以上三则歪打正着的诊例，患者之所以能够药到病除，纯属偶然。两位俚医竟然能使急症与痼疾治愈，实乃"瞎猫逮住死老鼠"。而名医改方，乃受积尘药罐之启发，于是将错就错，将积尘和陈旧的蜘蛛网加入方中，使方剂转为温药，结果也是歪打正着而取效。笔者介绍此三则诊例，乃是说明医生在诊疗疾病中往往会有意外奇趣的案例，决非提倡医生靠碰运气来应诊施治。认真学习，在实践中不断提高，才是掌握高超的诊疗本领的根本。

No.3　新药问世：无心插柳柳成荫

有意栽花花不发，无心插柳柳成荫——歪打正着，发明新药。

1."伟哥"——种豆得瓜

某制药公司的药学专家历时多年，在研究具备扩张血管作用的心血管新药过程中，发现其中一种代谢产物枸橼酸西地那非，其虽可能具备扩张血管的作用，但经多次降压作用的筛选试验后，却确认其心血管的舒张作用并不明显，遂对志愿试验者停止枸橼酸西地那非的试用。然而，有些参与试药的老汉却表示不满，并主动要求继续服用该药，这让主持研究的专家纳闷。研究人员经过试验发现服用此药后，阴茎海绵体在半小时至 1 小时内充血，达到完全勃起，并能完成性交，总有效率为 60% ~ 80%。这一意外收获让某制药公司如获至宝，干脆名正言顺地将其作为治疗阳痿的药物。由于疗效确切，推向市场后引起了世界性的轰动。这种歪打正着，种豆得瓜的药物，也可说是利用枸橼酸西地那非副作用给阳痿患者治病。

2. 酚酞——喝酒致泻

18 世纪中叶，匈牙利假酒盛行，真假难辨，酒厂老板非常头疼，但又苦于没有办法。有人向老板建议向真酒内加入酚酞，以辨真伪。因为加入酚酞的真酒遇到碱便会变红，若酒内没有酚酞，遇到碱则不会变红，老板欣然同意。但麻烦事发生了，因为凡是喝了老板加了酚酞的真酒的人全都拉肚子，原来酚酞有致泻作用。经研究，它进入肠道内与碱性肠液及胆汁形成可溶性钠盐，刺激肠壁促进肠蠕动而起缓泻作用。这种缓泻剂问世百年仍然名声依旧。

3.“654-2”——“苦餐”意外

20 世纪五六十年代，我国时兴忆苦思甜吃“忆苦餐”。一次，解放军骑兵某分队到青藏高原西部途中，在一个河滩上挖些野菜烹煮“忆苦餐”。岂料，吃过之后，马匹忽然醉倒，官兵像醉酒一样。有的战士跑到河中砸开薄冰在水中跳舞，一时令人不知所措。于是找到当地的藏族老者询问这是何故？老者答道：“贵军可过醉马滩？倘若吃了‘跳舞草’，就会马醉人癫！”于是急向上级报告。上级急派飞机送来医生。经过观察，原来是食用了用“野菠菜”（即山莨菪）做的饭团。当地人称这种“野菠菜”为“跳舞草”，后来对山莨菪进行研究，发现引起“马醉人癫”的现象是山莨菪碱的作用。1965 年 4 月从山莨菪碱中提取了一种生物碱，故以研制成功的年月而取代号为“654”，其天然制品称为“654-1”；因药源有限，提取工艺也很烦琐，成本又高，后来采用了人工合成的方法生产出合成制品，取名为“654-2”。

4. 氨来呫诺——错中得益

20 世纪 90 年代初的某夜，一位年近 70 岁的日本老太太，由于视力不好，本想拿口腔清新剂的她，却拿到了氨来呫诺的鼻腔喷雾剂，喷进了嘴里。第二天早上，她才发现昨晚用错了药，心里一阵不安，但却感到口腔溃疡竟然比平常好多了。她干脆一不做二不休，又连续喷了口腔 2 天，长期不好的口腔溃疡居然痊愈了。位于日本京都的福田药物研究所知道了这个消息。随即进行了实验，发现氨来呫诺能明显促进兔口腔黏膜损伤的愈合。并把此研究结果发表在了医学杂志上。

很快，位于太平洋彼岸的某制药公司得到了这个信息。他们知道此项发现的重大价值。他们重金从日本购买了氨来呫诺的技术资料和专利，又进行了 5 年的毒理、药理和临床实验研究，取得了圆满的结果。1996 年美国 FDA 批准了氨来呫诺糊剂（5%）用于治疗口腔溃疡。

5. 金刚胺——意外效应

一位澳大利亚老太太患有中度帕金森病，这病又叫震颤麻痹症，手和腿不由自主地抖动，当时无药可医。1968 年 1 月老太太患了严重流感，遂服用金刚胺片治疗，结果非但治愈了流感，而且她发现自己的僵硬、震颤、运动障碍的症状得到控制。同年 4 月，她向医生描述 3 个月前，她天天用 100 毫克的金刚胺出现的奇迹。此后，金刚胺片便摇身一变，竟成为主治帕金森病的特效药。

6. 溶菌酶——鼻涕“制”药

人体内存在一种自然的溶菌物质，叫溶菌霉，它是人体防卫系统成员之一。溶菌霉的发现说来也是很偶然的。1928 年，弗莱明发现青霉素后不久，又废寝忘食地进行新的研究。当时正值冷冬，弗莱明得了感冒，不断流清鼻涕，但他不愿休息，坚持做实验。忽然，一滴清鼻涕落在培养细菌的琼脂平板上，他当时没在意。翌日，他发现清鼻涕四周出现了抑菌环。弗莱明立即想到这可能是鼻涕中含有一种未知的杀菌物质。接着他进行了一系列的研究工作，最后发现了人体的分泌物，如唾液、泪液、呼吸道和消化道的分泌物中都含有这种抑菌物质，他把它命名为溶菌酶。

7. 苯海拉明 ——发现抗晕

1947 年，盖伊（Gay）和卡利纳（Carliner）医生将具有抗过敏作用的苯海拉明送到约翰斯霍普金斯大学的变态反应门诊部，观察它对荨麻疹的作用。有一位患荨麻疹同时又伴有晕车症的孕妇用药后，晕车和荨麻疹的症状都好转。Gay 和 Carliner 得知此情况后，遂在 485 个士兵身上试验。1948 年 11 月，这些士兵乘船从纽约出发横渡大西洋，证实了苯海拉明的抗晕作用。于是，苯海拉明便作为抗晕车、晕船的药物而被应用。

No.4 解读冯梦龙的“老人八反”

冯梦龙（1574—1646），明代文学家，思想家，戏曲家。他的著名作品是“三言”——《喻世明言》《醒世恒言》和《警世通言》。他的“三言”与凌濛初的《初刻拍案惊奇》和《二刻拍案惊奇》合称为“三言二拍”，系古今众多读者所喜爱的短篇故事。冯梦龙还著有不少诙谐讽世的歌谣，他将世间一些反常的现象编撰了通俗的段子，既便于传诵又充满哲理。他编著的《古今笑史》曾载有《老人八反》《贵人八反》《妇人八反》《世事八反》等，都是罗列世上反常之事。如《贵人八反》曰：“夜宜卧而饮宴，早当起而高卧；心当逸而劳，身当劳而逸；当使钱处不使，不当使处却使；无病常服药，有病却不肯服药；人未做时争做，人皆做时却不做；请人必欲人来，人请却不肯去；买贱物不嫌贵，买贵物必要贱；美妻妾不甚爱，平常侍儿却爱。此贵人八反也。”冯梦龙还收集了一些描绘社会的荒谬不合理的“反常诗”。如“泥瓦匠，住草房；纺织娘，没衣裳。卖盐的，喝淡汤，种田的，吃米糠。编凉席的睡光床，当奶妈的卖儿郎。”

《老人八反》：“夜不卧而昼睡；子不爱而爱孙；近事不记而记远事；哭无泪而笑有泪；近不见而远见；打却不痛，不打却痛；面白却黑，发黑却白；如厕不能蹲，作揖却蹲；此老人‘八反’也。”这些虽属笑话，但从医学角度分析，却不无科学道理。我们可用老年人的生理和病理方面的变化，对“老人八反”现象进行解读。

1. 夜不卧而昼睡

老年人容易失眠，其原因主要有四：①老年人多有脑动脉硬化，故导致脑部的血流量会相应地减少，从而引起脑代谢失调，继而出现失眠症状。②老年人神经细胞减少，于是就可引起老年人睡眠障碍。③老年人往往患有一种或几种老年病，如冠心病、肺心病、糖尿病、颈椎病等，这些疾病都可严重影响睡眠。④老年人逼尿肌功能紊乱以及前列腺肥大，膀胱内残余尿多，会导致夜尿次数增多，从而扰乱睡眠。由于夜间失眠或未能熟睡，因此白天萎靡不振，因此用昼睡以平衡大脑的生物钟。

2. 子不爱而爱孙

人步入老年，儿子已进入中青年，在社会行为和经济地位上将或已经取代自己，因而不免发生“老矣”“儿大不由爹”的兴叹！对儿子逐渐由亲而近之变为敬而远之。一旦有孙子，正好填补了失落感，因而倍感亲爱。又因年龄上孙子与自己相差甚远，于是便有隔代亲的感情，故“子不爱而爱孙”。我国自古即有含饴弄孙来形容天伦之乐。（“饴”即麦芽糖。指含着饴糖，逗弄孙子；形容老年人晚年生活悠闲，充满家庭乐趣）

3. 近事不记而记远事

老年人的大脑萎缩，其重量可减少 30 ~ 50 克，神经细胞也相应减少，脑动脉硬化致供血不足，遂导致记忆力下降，往往出现老年健忘。老年健忘可分为生理性和病理性两种，生理性健忘程度较轻，与年龄相符，发展到一定程度后不会进一步发展；病理性健忘则相反，多见于阿尔茨海默病。一般来说，老年人生理性健忘较为多见，其特点为记忆力衰退，特别近期记忆明显变差。生活上丢三落四，丢东忘西，戴着帽子寻帽子，拿着钥匙找钥匙的现象不断发生；对陈年老事却记忆犹新，连祖孙三代人的生辰八字也能数出来。能够讲述几十年前经历过的重大事件。这是过去的记忆在脑中的反映，是长期积累反复强化的结果。

4. 哭无泪而笑有泪

泪由泪腺分泌而来，精神刺激如悲哀、哭泣、激动时分泌增加。老人泪腺萎缩，对精神刺激反应迟钝，虽哭而泪腺分泌不多，故处于干哭无泪的状态。泪之排出，靠结膜的毛细血管作用，泪囊的弹性扩大与吸引力将泪液引入泪囊，然后经鼻泪管排出体外。老人的上述功能减弱，一旦笑逐颜开，眼睑收缩，大量泪液短时间挤入结膜囊内，而上述流通渠道排出不及，因而笑出泪来。

5. 近不见而远见

老年人多出现老花眼，“老花”即老视，是一种生理现象，不是病理状态也不属于屈光不正，是人们步入中老年后必然出现的视觉问题。老年人晶状体硬化、角膜变扁、屈光能力减弱、睫状体萎缩、睫状肌收缩力下降，从而失去调节作用，使近距离的物象不能聚集在视网膜上，从而近处视物困难；但从远方来的物像，则可聚集在视网膜上清楚成像，故而“近不见而远见”。

6. 打却不痛，不打却痛

老人大脑皮质萎缩，对疼痛冲动的传导速度减慢或消失，感觉迟钝，故“打不痛”；老人的骨与关节随年龄增加而发生退行性改变，骨刺增生压迫神经产生症状，即或没有外界刺激，也常自发疼痛。如“五十肩”（50岁以后产生的肩痛，即肩周炎）、颈椎病等都是有明显年龄特征的老年性疾病。

7. 面白却黑，发黑却白

老年人常在面部、头颈及手背等处出现褐色斑块，谓之老年斑，小者数毫米，大者数厘米，随年龄增加，同时皮肤变灰，失去光泽。那是进入老年以后，细胞代谢功能减退，体内脂肪容易发生氧化，产生老年色素，这种色素不能排出体外，于是沉积在细胞体上，从而形成老年斑。此外老年人常在冬季有皮肤瘙痒现象，故洗澡时喜欢搓澡，殊不知用力过大或反复进行揉搓会导致皮肤变黑，这常被称为摩擦黑变病。一般老年人都患有一种乃至几种老年病，于是常常服用多种药物，有些药物（如氯丙嗪）就可能引起皮肤色素沉着，长期服用甚至在面、颈部出现蝴蝶斑，因此出现“面白却黑”现象。老年人雅称为“银发一族”，老人之所以白发苍苍，乃系因为头发缺乏黑色素之故。决定头发颜色的重要因素是毛干内含黑色素颗粒的多少，而这些颗粒是由毛发根部膨大的毛球内的毛母色素细胞所制造的。老年人由于毛母色素细胞活力减低，而丧失了分泌黑色素的功能，于是重新长出的头发内因为缺乏黑色素颗粒而呈白发，因此出现“发黑却白”。

8. 如厕不能蹲，作揖却蹲

老人的大关节退行性变性，间隙变窄，骨质增生，使伸曲活动受限，故“如厕不能蹲”；而脊柱的退行性变性，椎间盘的变性或脱出，椎间隙变窄，椎体骨质增生，互相靠近，甚至形成骨桥而互相连环，动弹不得，不能弯腰作揖，故而“作揖却蹲”了。作揖是古时的见面礼仪，现代的见面礼是握手，那老年人就不存在蹲下作揖了

No.5　蒲松龄医诗

清代著名文学家蒲松龄到济南府科举应试，年年科考，年年落第。因家境并不富裕，为了筹集科考费用，蒲松龄只得自谋生路。他懂得一些医术，便在济南府当起了郎中。

蒲松龄行医不久，就治好了一名当地豪绅的多年顽疾。豪绅大喜，便送他一块写有“圣手时医”的牌匾表示感谢。可豪绅大意，错把“时”字写成了“诗”字。蒲松龄见了也不在意，仍将此匾挂在门前。

匾一挂起，触怒了当地一班儒生，纷纷前来发难。只见人群中走出一位秀才，拱手对蒲松龄说道：“先生号称诗医，学生觅得小诗四句，请圣手医治。”说罢递上一张纸。蒲松龄接过一看，原来是一首五言绝句：“久旱逢甘雨，他乡遇故知；洞房花烛夜，金榜题名时。”他略一思索，当即提笔批下“此诗宜补，方有起色”八个字。众儒生一看，哄笑起来：“诗文哪有吃补药的？”蒲松龄哈哈一笑，道：“首句补‘十年’，二句补‘千里’，三句补‘和尚’，末句补‘老童’，诸位意下如何？”吃了“补药”的诗变为“十年久旱逢甘雨，千里他乡遇故知；和尚洞房花烛夜，老童金榜题名时。”众儒生仔细一想，补得有理，一时无言以对。

另一个秀才走出人群，从袖中取出一纸道：“学生姓杜，这首诗是老

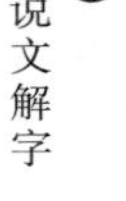

祖宗遗墨，请圣手医治。”蒲松龄一看，是杜牧名诗《清明》：“清明时节雨纷纷，路上行人欲断魂。借问酒家何处有，牧童遥指杏花村。”蒲松龄看罢，灵机一动，写下了“泻药一剂，脚轻手快”八个字。众儒生不解。蒲松龄提笔边删边说：“清明就是时节，还要‘时节’何用？行人自然在‘路上’，此二字应泻去；何处就是问路，不必‘借问’；‘牧童’更是多余，应该泻去。”如此一“泻”，此诗成为“清明雨纷纷，行人欲断魂。酒家何处有，遥指杏花村。”杜秀才笑着作难道：“前三句泻得好，末句却万万不可泻，否则有谁来指路呢？”蒲松龄笑道：“除去牧童，路上岂无他人乎？可见你从来不回家祭祖扫墓的。”杜秀才羞得面红耳赤，怏怏而退。

No.6　谐趣的病症诗词

前些年，有位朋友患眼病，两眼屈光不正（散光），而且患有溢泪症。看了几位医生，既吃西药又服中药，但是效果都不明显。只得找我瞧瞧。一到诊室，他二话没说，拿了一张处方笺，在背面写了几行字：“两眼不见不散，泪水没完没了；甲方乙方无效，一声叹息算了！”当时正是冯小刚的几部贺岁片热映，四句主诉的病情，每句都有一部电影片名——《不见不散》《没完没了》《甲方乙方》《一声叹息》。

看到这位仁兄调侃自己疾病的乐观态度，不由得想起20世纪二三十年代之交，在北平（今北京）燕京大学有这样一副流传甚广的对联：“只眼观天下，独脚跳龙门。”对联反映了当时在燕京大学就读、同住一寝室的两位杰出大学生的特点。上联指一目失明的吴世昌，下联指一腿残疾的翁独健。他们二人身残志坚，品学兼优；胸怀世界，忧国忧民。有一位文才出众的学友以幽默的笔调写成此联，给予热情赞扬。从此，吴、翁二人的事迹随着对联的传播，为燕园更多的人所了解。吴、翁两位也赢得了全校师生的敬佩。日后，吴世昌、翁独健或去牛津大学讲学，或去哈佛大学深造。他们都成为学贯中西的大学者。昔日流传于燕园的对联，至今仍被不少人津津乐道（详见本集 No.7）。

对待病症或残疾，采取乐观的态度往往能够减轻病情，促进早日康复。古代有一些诗联词曲对某些病症"幽它一默"，有的是患者自嘲式的表达，有的则是友人的善意调侃。兹录述几首与读者共赏。

1. 李调元巧对疥疮联

清代才子李调元是乾隆年间的进士，他在童年上私塾时患了疥疮，课间不断用手在身上挠痒。教书先生有意逗他，也借此来试试他的才智，便出了一上联要他对出下联。上联是：

痒痒挠挠，挠挠痒痒；不痒不挠，不挠不痒；越痒越挠，越挠越痒。

年少的李调元才思敏捷，接着就对出了下联：

生生死死，死死生生；有生有死，有死有生；先生先死，先死先生。

教书先生本想戏谑一下学生，岂料李调元的反嘲而提出"先生先死"论而使老师只得哑然失笑。

2. 戏题七律谑近视

近视是眼科常见病，古时未有眼镜，因此，近视患者常常会在生活中闹出一些笑话。有一首戏谑近视的七律很有趣：

笑君两眼忒稀奇，
子立身边问是谁。
屋漏日光当蛋捡，
月移花影拾柴枝。
因看壁画磨穿鼻，
为锁书橱夹住眉。
更有一般堪笑处，
吹灯烧了嘴唇皮。

这首调侃近视的七律虽然写得有些夸张，但是把高度近视者的"奇遇"都作了"录像"，吟之颇为有趣。看来，此君近视度数不浅，两眼如雾里看花。若是现在，当然应去验光配副眼镜了。

3. 酒徒醉中吟

有一酒徒，醉酒后睡在路边，适逢一条黄狗路过，闻及酒味，便伸舌头去舐醉汉的嘴巴。酒徒在蒙胧中吟诗一首曰：

青山为我团团转，
大路睡在我身边；
衣衫鞋袜不随我，
我舔黄狗嘴边边。

醉酒，医学上称为急性酒精中毒。醉汉往往感觉出错，躺在马路上，连狗舔他的嘴唇还以为是自己跟黄狗亲嘴呢。

No.7 异相病残取名号

古今名人中，有不少名字、乳名、笔名或外号是跟其疾病或伤残有关的。国人历来都祈望健康长寿，于是便有霍去病、辛弃疾、蒲松龄、毛延寿等名字。

20 世纪 20 年代末，学术氛围甚浓的燕京大学，流传着这样一副对联："只眼观天下，独脚跳龙门"，其中"独脚"指的便是翁独健。当时与翁独健同住一个宿舍的，是后来成为著名红学家的吴世昌教授。吴世昌一目失明，翁独健则左脚瘸跛，二人都因学业出类拔萃而倍受师生赞誉。他们的同学邓嗣禹以其两人的情况戏作了上述对联，还取《左传》中的"盲跛相助"当作横批。这幅对联，对仗工整，寓意深长，一时传为佳话。翁独健的名字跟他的残疾有关。他原名翁贤华，为了激励自己，将名字改为翁独健，表示自己尽管只有一只健康的脚，也有翱翔四海的凌云壮志。他在燕京大学毕业后，赴美留学获哈佛大学博士学位，同年入巴黎大学深造，于 1939 年回国，先后担任云南大学、北平中国大学、燕京大学等校教授。并曾任燕京大学代校长。

郭沫若一生使用过的名、号、别名与笔名多达 50 余个。其中曾经用过易坎人为笔名。原来郭沫若少年时得过重症伤寒，留下听觉半聋的后遗症。《易经》上的“坎”卦，说其“于人也为聋”，“易坎人”即为聋子之意。郭沫若1928年起翻译美国作家辛克莱的《石炭王》《屠场》（*The Jungle*）和《煤油》三部巨著，用的都是易坎人的笔名。

古代名人中由于病残特征而取名者大致有如下五种情况：①因为难产或出生后发现新生儿有胎记等异常而取的乳名。②因为天生“异相”而授名，某些“异相”古代认为是“吉相”，如“重瞳”等。③因为躯体某个部位的畸形，如多指畸形等。④体表的肿物，如颈部的瘤或瘿等。⑤因遭受肉刑而致残。

在古代名人的乳名中，有的是与难产或胎记等异常有关，如郑庄公的乳名叫“寤生”，乃因出生时难产，“寤”通抵牾之“牾”，逆也。所谓寤生，实际上是逆产，即难产。晋成公，小名“黑臀”；楚公子子晳，乳名“黑肱”；卫侯弟卫子叔，小名“黑背”；可能均以胎记而取的乳名。

所谓天生“异相”，其实多数是属于病态畸形。孔圣人的名字是“丘”（孔丘），乃是他的头部异常之故。有记载称，孔子的头顶畸形，中间低，四周高，如山丘，故名丘。这种“异相”显然是颅骨发育异常的表现，不知孔圣人是否幼时罹患佝偻病而出现“鞍状头”。

一眼两个瞳孔或两眼均有两个瞳孔者称为重瞳，重瞳亦称重华，古人认为重瞳是一种异相、吉相，象征着吉利和富贵，往往是帝王的象征。中国史书上记载的重瞳者有八位：仓颉、虞舜、重耳、项羽、吕光、高洋、鱼俱罗、李煜。他们都是帝王将相或圣人。在这八人中，虞舜名曰“重华”，李煜是一只眼有重瞳，他取字为“重光”。

其实重瞳是病态，可能有2个原因：①是先天性的异常。②虹膜睫状体炎引起虹膜粘连，续发双瞳孔。也就是说：一个圆的瞳孔由于炎症造成瞳孔边缘发生粘连，将一个圆形瞳孔粘连起来成为两个。由于瞳孔发生了粘连畸变，从“O”形变成“∞”形，但并不影响光束进来，就像把照相机镜头分成两半，一样可以用。若是先天性的重瞳大概属于返祖现象——眼睛有向低等昆虫的复眼回归的趋势。视觉基本没多大区别。

因为身体某一部分有畸形而取名者，最为人知的是明朝江南四大才子中的祝枝山，他系多指畸形，他的右手长出6个指头而取名“枝山”。据史载，祝允明字希哲，号枝山，因右手有六指，自号“枝指生”，又署枝山老樵、枝指山人等。

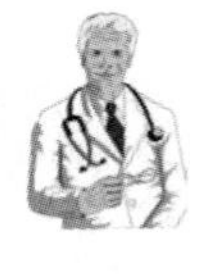

有史记载因为颈部长瘤或瘿而得绰号者，有齐国的“宿瘤女”和宋代的“瘿相”。战国时期齐国东郭有位女子，因脖颈处长一肉瘤，所以人称“宿瘤女”，她以采桑为业，亦称“采桑女”。“宿瘤女”连姓甚名谁人皆不知，人们都叫她“宿瘤女”或“宿瘤”这个绰号。其实，“宿瘤女”脖颈上的肉瘤乃系甲状腺肿大或颈部的脂肪瘤。宋代有位名叫王钦若的宰相，其外号叫作“瘿相”，也是颈部长有一个瘿瘤而来。

因为膑刑、墨刑而得名者有孙膑和黥布。孙膑是孙武的后代，他曾与庞涓为同窗，因受庞涓迫害遭受膑刑，而改名为孙膑。膑刑又称刖刑，乃割除膝盖骨令不能行走。有人不知“膑”乃系肉刑，也取“膑”字为名，明世宗时有裨将名叫孙继膑，又有名叫孙希膑者，让人觉得可笑。黥布姓英，原名英布，汉族，六县（今安徽六安）人，因受秦律被黥，又称黥布。黥，古代的一种肉刑，又称墨刑，是用刀在额颊等处刺刻再涂上墨。后来，英布归顺刘邦，汉初被封为淮南王。有人以为黥布姓“黥”，误矣。

某些名人与病残相关的外号往往不是自取，而是别人或众人戏“封”的。三国的魏将夏侯惇曾经在一次鏖战中被流箭射中左眼，后来军中称其为“盲夏侯”；五代后唐之祖李克用，因一目失明，外号“独眼龙”。古代“独眼龙”为褒称，现代已当作贬称。曾经6次赴东瀛传经的高僧鉴真和尚，在第5次东渡后双目失明，第6次才成功到达日本，他被冠以“天下第一盲僧”的称号。清代的宰相刘墉绰号叫作“刘罗锅”，却是脊椎疾病导致驼背而来。民间音乐家《二泉映月》作者阿炳，本名华彦钧，生于清光绪十九年，后双目失明，人称“瞎子阿炳”。中国台湾地区围棋手周俊勋在2007年3月第11届“LG杯”世界棋王战中获得世界冠军。他天生右半边脸有大片红色胎记，故得“红面棋王”之称。

No.8　三句话不离本行

明·江盈科《雪涛谐史》载有《止风药》一节。说是一个和尚、一个道士和一个医生，三人同船过河。船到中流，忽然遇风，船有倾覆的危险。船家拜求和尚、道士说："请两位老师，各祈祷神灵保佑，让风停息了吧！"和尚便念咒道："念彼观音力，风浪尽消息。"道士念咒道："风伯雨师，各安方位，急急如律令。"医生也念咒道："荆芥、薄荷、金银花、苦楝子。"船家说："您这是念的什么咒？"医生说："我这几味药，都是止风药。"噫！庸医给人治病，往往如此。

No.9　研究生与研究死

有两位新分配到医院实习的医学院毕业生，二人到医院医教科报到，科长问甲说："你是哪方面的研究生？"甲答道："我是研究生的研究生！"科长斥之："来医院报到是严肃的问题，可别胡说八道！"学生甲解释道："我们学院分配我研究的专题是'如何提高试管婴儿的成功率？'所以我是研究'生'的'研究生'。"科长又问乙："那你又是哪方面的研究生呢？"乙答道："我是研究死的研究生！"科长质问道："到医院实习是掌握治病救人的本领，而你却打算研究死，居心何在？"乙赶忙说明道："学院分配本人到贵院实习，是分配到病理科，而且特别要求本人在实习过程中，要写出10篇'各类疾病的尸检记录及分析'，所以说我是研究'死'的'研究生'！"

No.10　药名奇文《桑寄生传》

《桑寄生传》是内嵌中药药名写成的一篇文章，见于明·李诩《戒庵老人漫笔卷四·药名传文》一篇。据戒庵老人说："该文作者为常熟人萧观澜，其遗集一册由戒庵少时业师校录，《桑寄生传》一篇在其中，因其工巧，殊可资玩，所以录了下来。"戒庵老人说："萧观澜只活了30余岁，这是他年轻时写的，如果假其年，成就便不可估量。”他还说：“同县有桑姓者，‘行多不谨’，故特为此传，讥讽其人，只是时间久了，猜测而已。”我认为萧先生用一百多味中药名串连成一篇文章是极不容易的，至少他对中药药名包括别名是烂熟胸中的，所以我臆测萧先生或是一名中医，或是药店老倌，闲来无事，面对药书或药柜，游戏文字，游戏中药，否则此文不可能如此熨贴，如此恰当，如此有趣！现将原文抄录于下，供有兴趣者、识货者们把玩。

《桑寄生传》

明·萧观澜（韶）

桑寄生者，常山人也，为人厚朴，少有远志，读书数百部。长而益智不凡，雌黄今古，谈辞如玉屑。状貌瑰异，龙骨而虎睛，膂力绝人，运大戟八十斤走及千里马。与刘寄奴为布衣交，刘即位，拜为将军，日含鸡舌侍左右，恩幸无比。荐秦艽、周升、杜仲、马勃，上召见之，曰：“公等所谓参、苓、芝、术，不可一日无者也，何相见之晚耶！”生即进曰：“士以类合，犹磁石取针，琥珀拾芥，若用小人而望其进贤，是犹求柴胡、桔梗于泽泻也。”然颇好佛，与天竺黄道人、密陀僧交最善，从容言于上，上恶其异端，弗之用。

木贼反，自号威灵仙，与辛夷、前胡相结连，犯天雄军。上谓生曰：“豺狼毒吾民，奈何？”生曰：“此小草寇，臣请折箠笞之。”上大喜，赐穿山甲、犀角带，问：“何时当归？”曰：“不过半夏。”遂帅兵往，乘海马攻贼，大战百合，流血余数里。令士卒挽川弓，发赤箭，贼不能当，遂走，绊于铁蒺藜，或践滑石而踬，悉追斩之。惟先降者独活，以延胡索系之而归，获无名异宝不可胜计。或曰：“马援以薏苡兴谤，不可留也。”俱籍献之。上迎劳生曰：“卿平贼如翦草，孙吴不能过也。”因呼为国老而不名。

生益贵，赏赐日积，钟乳三千两，胡椒八百斛。以真珠买红娘子为妾。红娘子有美色，发如蜀漆，颜如丹砂，体白而乳香。生绝爱之，以为牡丹、芍药不能与之争妍也。上闻，赐以金银花、玳瑁簪，月给胭脂胡粉之费。一日，上见生体羸，谓曰：“卿大腹顿减，非以好色故耶？宜戒淫慾，节五味以自养。”且令放远其妾。生不得已，赠以青箱子而遣之。然思之不置，遇秋风起，因取破故纸题诗以寄焉。其诗曰："牵牛织女别经年，安得鸾胶续断弦。云母帐空人不见，水沉香冷月娟娟，泽兰憔悴渚蒲黄，寒露初凝百草霜。不共玉人倾竹叶，茱萸甘菊自重阳。"答之曰："菟丝曾附女罗枝，分手车前又几时，羞折红花簪凤髻，懒得青黛扫蛾眉。丁香谩比愁肠结，豆蔻长含别泪垂。愿学云中双石燕，庭乌头白竟何迟。天门冬日晓苍凉，落叶愁惊满地黄。清泪暗消轻粉面，凝尘闲锁郁金裳。石莲未嚼心先苦，红豆相看恨更长。镜里孤鸾甘遂死，引年何用觅昌阳。"生得诗，情不自胜，乃言于上，召之使返。

然生既溺於欲，又不能防风寒所侵，寝以成疾。面生青皮，两手如干姜，皤然白头翁也。上疏乞骸骨。上曰："吾曩者预知子之有今日矣。"赐神曲酒百斛，以皂角巾归第，养疾而卒。

作史君子曰："桑氏出于秦大夫子，桑生盖桑白皮之后也。有名螵蛸者，亦其远族。生少孤茕，仅知母而不识父，卒能以才见于时，非所谓郄林之桂枝，沅江之鳖甲也。与其后耽于女色，甘之如石蜜，而忘其苦于熊胆；美之如琅玕，而不知其毒甚于乌蛇也。迷而不悟，卒以伤生，惜哉！"

传文中的中药名共115味，其中鸡舌香与丁香重复，故为114味，依次为——桑寄生、常山、厚朴、远志、百部、益智、雌黄、玉屑、龙骨、虎睛、大戟、刘寄奴、将军（大黄的雅称）、鸡舌香（丁香）、秦艽、周升、杜仲、马勃、人参、茯苓、灵芝、白术、磁石、琥珀、柴胡、桔梗、泽泻、天竺黄、密陀僧、木贼、威灵仙、辛夷、前胡、天雄、狼毒、草寇、穿山甲、犀角、当归、半夏、海马、百合、血余炭、川弓（川芎——本来"弓"与"芎"的发音不同）、赤箭、铁蒺藜、滑石、独活、延胡索、无名异、薏苡仁、蒴草、国老、钟乳、胡椒、真珠、红娘子、蜀漆、丹砂、乳香、牡丹、芍药、金银花、玳瑁、胭脂、胡粉、大腹皮、五味子、青箱子（青葙子）、破故纸、牵牛子、鸾胶、续断、云母、沉香、泽兰、蒲黄、百草霜、竹叶、茱萸、甘菊、菟丝子、女罗、车前子、红花、青黛、丁香、豆蔻、石燕、乌头、天门冬、地黄、轻粉、郁金、石莲、红豆、甘遂、昌阳、防风、青皮、干姜、白头翁、预知子、神曲、皂角、使君子、桑白皮、桑螵蛸、海螵蛸（乌贼骨）、知母、桂枝、鳖甲、石蜜、熊胆、乌蛇。

No.11 “臂”“臀”官司

民国时期的报纸，经常有人刊登个人广告，内容包罗万象。诸如某位小手工业主承袭了家业，登报宣告自己开始主理门户，顺带介绍一番业务范围；抑或某位新派青年留洋数载，学成归来，家人感觉脸上有光，于是在报纸上广而告之，炫耀的同时，也为谋职提供些许便利。这在当时属于很流行的做法。

《民国文献》里记载有一则因为登载个人广告而引发的官司。民国年间，扬州的一家报纸登载了一条个人广告，洋洋洒洒数百言，详细介绍了一位刚毕业于上海产科专门医院的赵女士，为世家望族之女，学习成绩优异，持有毕业院校的保证书。广告说，本来毕业以后，赵女士是准备返校任职的，当地的乡亲考虑到扬州没有好的妇科医生，就联名恳求赵女士留在扬州造福乡梓。盛意拳拳，赵女士难以推却，遂于扬州城内开设了一家私人诊所，专治产育及内外各症，希望这一类的患者不要错过云云。

问题出就出在广告的最末一句“幸勿交臂失之”，“臂”字被印成了“臀”字，成为了“幸勿交臀失之”。虽然只是一字之谬，意思却是相去千里。“交臂失之”一词出自于《庄子·田子方》：“吾终身与汝交一臂而失之，可不哀与？”乃是指错失机会的意思。而“交臀”从字面上看，难免会令人望文生义，联想到性的行为，再切合上下语境，“幸勿交臀失之”更像是一句“卖春”的广告词。因而，犹如一锅鲜美的汤里被混入了一粒老鼠屎，好端端的一条广告，因为字形相似的一字谬误，顿然变得恶俗不堪。对于一个年轻女子来说，也已经形成了人格上的侮辱。

赵女士看到这条广告后，勃然大怒，携人前往报馆理论。报馆的经理推托说，是排字的工人一时疏漏造成，乃无心之失，请赵女士诸人不要过于苛责。然而，排字工人却不愿代人受过，主动站出来作证，把未付印前的样张与原稿对比，发现样张上面最初是“臂”字，后来被人用红墨水改为了"臀"字。而最后校对的人正是经理汪某。于是，汪某再也无法推诿责任，他故意戏弄毁訾、想要赵女士当众出丑的意图大白于人前。

赵女士愤而向法院起诉，控告汪某故意污蔑毁谤他人名誉，要求赔偿损失。后来，汪某借赵女士的生日送了一大笔钱作为礼物，对方才撤诉平息了此事。原来，汪某也是一个容貌俊秀、风度翩翩的青年才俊，加上又是报馆的主笔，富有文才，平时受人称道赞美多了，虚荣心不免膨胀。他曾对赵女士情有意属，且以为自己一开口求爱，对方必定应承自己，没承想却遭到了赵女士的拒绝，这令自信满满的他感到下不来台。于是他趁赵女士刊登广告的机会，玩了一个文字游戏实施报复。没想到偷鸡不成蚀把米，自己反而成为了笑话中的主角人物。

No.12　刘三姐智斗盐商

晚清时苏州有一歌女名叫素秋，工弹唱，有姿容，盛传一时。这位歌女名字当中有一个素字，平日装束也十分淡雅，喜穿浅红色衣裙。后来，素秋嫁给了一位盐商，金陵（今南京）有一名士寄《咸淡诗》一首以调侃。诗曰："淡红衫子淡红裙，淡扫娥眉淡点唇，可怜一身都是淡，缘何嫁与卖盐人。"素秋本也好写诗文，于是也写了一首诗回应，反嘲写《咸淡诗》的名士是"吃不到葡萄说葡萄酸"。诗曰："金钱买得西施去，底事干卿梦不安？亦咸亦淡风味好，惹人都为一身酸。"

这段趣事有诸多记载，尤以《咸淡诗》怪名奇趣引人传说，大概也是真有其事。但下面的文字纯属笔者演绎，聊博读者朋友一哂——

话说盐商虽然终日忙于贩盐赚钱，但也喜欢吟诗赋词。某年，他带素秋南下到广西旅游，一边游玩一边用诗歌的形式推销他的海盐。他来到"山水甲天下"的桂林，见人就扬言多多吃盐能够健康长寿云云。适逢山歌大王刘三姐刚把当地的莫秀才斗跑，如今碰到只顾赚钱吹嘘"大量吃盐好处多"的盐商。三姐为了揭穿盐商多吃盐能够健身益寿的谬论，于是跟盐商摆起擂台对山歌。

三姐首先上场质问盐商，唱道："苏州盐商到桂林，不是游玩是'坑蒙'。吹嘘吃咸能益寿，究竟安的什么心？"（白：自古以来，都是粗茶淡饭才能健康长寿，咱们的巴马人就是常年少吃咸而长寿的，你可说说，多吃咸盐究竟有何好处？）

盐商唱："自古礼多人不怪，都说盐多菜不坏。做菜多多放咸盐，菜放三天也不败！"（白：我国有句俗语——'礼多人不怪，盐多菜不坏'，如果煮菜放一大把盐，就是盛夏三伏天菜也不会发霉长虫，三姐你不妨试一试。）

三姐唱："高盐做菜过三伏，引用俗语谁信服？如果吃了隔夜菜，亚硝酸盐会中毒！"（白：我听医生说过，炒熟后的菜里有油、盐，由于部分绿叶类蔬菜中含有较多的硝酸盐类，煮熟后如果放置的时间过久，在细菌的分解作用下，硝酸盐便会还原成亚硝酸盐，尤其是在天气热的时候，隔夜的饭菜受到细菌污染，会大量繁殖，而亚硝酸盐的含量也会大大增加，这就很容易引发胃肠炎或食物中毒。）

素秋看到盐商丈夫斗不过刘三姐，于是也上前"帮腔"，唱道："三姐的确有见地，但是对盐太轻视。生理盐水能救命，菜不放盐便无味。"

三姐唱："三姐不是歧视盐，而是反对吃太咸。生理盐水浓度淡，菜少放盐味更鲜。"（白：我听医生介绍过，所谓生理盐水，乃浓度为0.9%的食盐水，可见是很淡的盐溶液。做菜放盐也不宜放过多，放盐太多就会败胃口。而且世间许多疾病都是吃得太咸所造成的。有人还说吃得过咸等于服毒呢！"）

这是对他贩盐生意的挑战，于是盐商马上唱道："三姐可别瞎说话，咸盐究竟多可怕？吃咸得病系谣言，妹子成心想讹诈。"（白：我得问问三姐，吃得过咸究竟会得什么病？）

三姐唱："三姐从来不造谣，吃得过咸血压高。我国患者一亿六，多系'过咸'而'中招'。"（白：根据近年的调查，我国现在患高血压的人已达1.6亿。引起高血压的最重要原因便是吃得过咸。我国北方人群每日平均摄盐量在14克以上，中部地区在10克左右，南方为7～8克。）

盐商害怕他的海盐滞销，马上进行狡辩，唱道：“就算咸盐会升压，自有药物能降压。咸盐多吃何足惧，吃药吃盐可‘相搭’。”（白：有降压药保驾，照样吃咸，岂不两全其美。”）

三姐反驳唱道：“只吃药来不减盐，降压效果就莫谈。吃药减盐两不误，血压才能往下行。”（白：据世界卫生组织推荐，健康成年人每日吃盐总量不宜超过6克，高血压患者每日吃盐总量不宜超过5克。单纯服用降压药而不减盐，往往血压不能降下来。）

素秋见丈夫被驳得哑口无言，于是又出来圆场，唱道：“还是三姐见识广，血压话题暂不讲。吃咸除了会升压，抹杀好处也冤枉。”（白：看在三姐是山歌歌王，有很多粉丝，小妹我也不跟三姐争执过多。不过，还望您嘴下留情，别再提起吃咸会得病这档子事了……）

三姐唱道：“还是素秋通人情，自知理亏难做人。三姐有理走天下，‘盐害’还是要说清。”（白：既然这场山歌我是赢了，但是吃咸致病一事还得一一讲清楚。下面我就把医生告诉我有关吃得太咸可以引发几种病的知识念给你们听听。）

三姐从衣兜里掏出小本本念道：“吃得太咸除了易患高血压，还会引起或加重多种疾病。①糖尿病：吃得过咸可使血糖增高。实验发现，食物中的钠含量与淀粉的消化、吸收速度和血糖反应有着直接的关系。食盐可以通过刺激淀粉酶的活性而加速淀粉的消化，或加速小肠对淀粉被消化后生成的葡萄糖的吸收，使进食含盐食物者的血糖浓度高于进食不含盐食物者。②感冒：现代医学研究发现，人体内氯化钠浓度过高时，钠离子可抑制呼吸道细胞的活性，使细胞免疫能力降低，同时由于口腔内唾液分泌减少，使口腔内溶菌酶减少，这样病原体便易于侵入呼吸道。③胃病：吃得过咸可损伤胃黏膜，因食盐的渗透压高，对胃黏膜会造成直接损害。④哮喘：支气管哮喘的发生与患者自幼过多食用咸的食物有关。而现代医学研究证实，高钠盐饮食能增加支气管的反应性，从而导致支气管对致病原的刺激反应过度。⑤缺钙：饮食中钠盐过多，在肾小管吸收方面，过多的钠离子与钙离子相竞争，使钙的排泄增加……”

三姐还想继续念下去，却见盐商带着素秋已落荒而逃，围观众人纷纷鼓掌，感谢三姐让他们知道了限盐的好处。很快，山谷中又飘荡起三姐悠扬的歌声了。

（这出“山歌剧”乃本书作者署名发表于《家庭医药》杂志。）

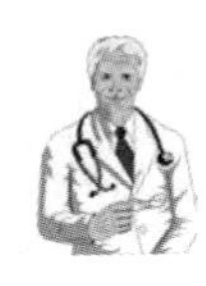

No.13 儿子·孙子·老子

近代，传统的孝子已经“减员”。特别是当前，“啃老族”“扩编”，儿孙与父祖打官司的事件亦非“个案”，笔者收录三则事例，题曰：儿子·孙子·老子。

1. 你打我儿子，我也打你儿子

小孙子因顽皮而把爷爷的金鱼缸打破了。老爷子很生气，伸手往孙子的屁股上打了几下，孙子哭了起来。正好孩子的爸爸回来了，看见儿子在哭，问儿子是怎么一回事，孩子边哭边向爸爸告状：“爷爷打我！”当爸爸的一听，没有问清原因，马上就在自己脸上掴掌。爷爷觉得奇怪，问儿子：“你怎么自己打自己呢？”答曰：“你打我儿子，我也打你儿子！”

2.《叹逆子》

隔窗望见儿喂儿，

想起当年我喂儿。

今日我儿来饿我，

明日他儿饿我儿。

这是一首责备和哀叹不孝子的诗。《叹逆子》诗还有一个版本，据《随园诗话》载：宋代有一个不识字的瓦匠因为儿子不孝，口吟了一首打油诗：“曾记当年我养儿，我儿今又养孙儿。我儿饿我凭他饿，莫遣孙儿饿我儿。”读了这首诗，虽然觉得此诗构思奇特，别具风趣。但吟之不觉令人心酸：“我儿饿我凭他饿，莫遣孙儿饿我儿”之诗句，真乃“可怜天下父母心”的写照。

3. 砍价超度

有一则嘲笑不孝子的笑话，说是有位小气鬼，父亲刚过世，想找个道士超度亡魂。道士索价一千元，他非要砍价到八百，道士也同意了。于是道士诵曰："请魂上东天啊，上东天。"小气鬼道："为何不是上西天？"道士说："一千元上西天，八百元只能到东天！"无奈，只好同意付一千元。道士便改口："请魂上西天啊，上西天。"这时棺材里传来他父亲的骂声："你这不孝子，为了区区两百块，害我跑来跑去。"

No.14 救 生 圈

W 市年终举行医师协会年会，各医院的科主任均应邀参加。主任们交谈甚欢，适逢三院内科邓主任收到一则朋友圈发来的微信，他边看边叨咕，说："如今各行各业都有这'圈'那'圈'，演艺界有'演艺圈'，文友有'写作圈'，记者有'传媒圈'，艺人有'娱乐圈'；此外还有影视圈、美食圈、瘦身圈等，就是医务界没有'医务圈'。现在比较要好的朋友也形成'朋友圈'互通信息，我倒希望咱们同行也应取个'医务圈'或'医药圈'的称谓！"一院外科孙主任很赞成邓老的意见，他接着邓老的话说："咱们的确也要叫个专业圈子，不过把医务界称为'医务圈'或'医药圈'太直白，没有特色。我们是救死扶伤的队伍，白衣战士能让垂危的患者起死回生，因此，把医务界称为'救生圈'最合适！"周围一些同行闻之尽皆鼓掌称善。